ꓱV reinhardt

Reinhardts Gerontologische Reihe
Band 48

Ursula von Kieckebusch

Psychologische Demenzdiagnostik

Mit 9 Abbildungen und 33 Tabellen

Ernst Reinhardt Verlag München Basel

Dipl.-Psych. *Ursula von Kieckebusch* ist Psychologische Psychotherapeutin an der Vitos Klinik Kurhessen, Abteilung Gerontopsychiatrie, Kassel, Bad Emstal.

Bibliografische Information der Deutschen Nationalbibliothek

Die Deutsche Nationalbibliothek verzeichnet diese Publikation in der Deutschen Nationalbibliografie; detaillierte bibliografische Daten sind im Internet über <http://dnb.d-nb.de> abrufbar.

ISBN 978-3-497-02173-4

ISSN 0939-558X

Printed in Germany
Reihenkonzeption Umschlag: Oliver Linke, Augsburg
Covermotiv: © PantherMedia.net / Paul S.
Satz: ew print & medien service gmbh, Würzburg

Ernst Reinhardt Verlag, Kemnatenstr. 46, D-80639 München
Net: www.reinhardt-verlag.de E-Mail: info@reinhardt-verlag.de

Inhalt

Vorwort und Dank

„Vergessen & Verloren

Vergessen ist der Traum ...
Verloren ist die Zeit ...
Ich glaub es kaum ...
Dass die Zeit die Wunden heilt ...
Vergessen ist der Ort ...
Verloren ist das Glück ...
War plötzlich niemals dort ...
Geh auch nie zurück ...
Vergessen ist die Nacht ...
Verloren sind die Sterne ...
Sie haben uns ausgelacht ...
Weit in der Ferne ...
Vergessen ist der Moment ...
Verloren ist die Ewigkeit ...
Doch wer erkennt ..."

(adaptiert von Anonymus, www.paperboy.de, 30.4.10)

Psychologische Diagnostik von Demenzen steht nie allein für sich, sondern ist immer im *Rahmen einer integrierten klinischen Demenzdiagnostik in enger Zusammenarbeit mit Ärzten* und deren Untersuchung und Befundung zu sehen.

Warum untersucht man überhaupt psychologisch? Es gibt doch eine klare hirnorganische Bildgebung (MRT o. ä.) und biologisch eindeutige Demenzmarker. Dabei hat sich herausgestellt, dass diese Untersuchungen zwar Anhaltspunkte für eine Erklärung liefern, jedoch können Patienten mit nahezu gleichen Bildern oder Werten schwer dement oder aber auch nahezu symptomfrei sein. Wichtig für eine fundierte Einschätzung sind das Alltagsverhalten, die kognitiven Verarbeitungsmöglichkeiten, die psychischen Funktionen und Resilienzfaktoren.

Mit meinen Ausführungen vertrete ich nicht die vorderste Front der gerontopsychologischen Forschung, sondern die Sicht aus der klinischen Praxis.

Das Buch entstand eher unbeabsichtigt. Ich sollte meine Arbeit in der Demenzdiagnostik darstellen. Also tat ich, was ich dann immer mache: Ich schrieb ein Mind Map. „Interessant“, sagte mein Vorgesetzter. Und: „Formulieren Sie das doch bitte etwas aus.“

Beim Schreiben wurde mir klar, dass die Begrifflichkeiten in der Demenzuntersuchung von Psychologen und Ärzten unterschiedlich gehandhabt werden. Also: darstellen und erklären. – Und dann gab es eine Patientin. Pflegemitarbeiter meinten: „Sie müssen die Frau untersuchen. Die ist doch gar nicht dement.“ Es gab aber zwei Gutachten, auch ein psychologisches. Demnach sei die Patientin „schwer dement“. Ein Psychiater diagnostizierte „vom Aspekt her“, das bedeute, die Patientin wurde „angesehen“, so wurde mir erläutert. Mehr als ein Eindruck kann es kaum gewesen sein. Ein Psychologe führte ein Screeningverfahren durch: Normalbefund. Das Screening war nicht zur Abgrenzung zum Normalbereich geeignet. Also ein zweites Screening: Der Wert war auffällig. Dass aber hinter der Kategorie „Demenzverdacht“ auf dem Auswertungsbogen steht: „weitere diagnostische Abklärung notwendig“, wurde nicht beachtet. Bei einer Rücksprache wurde betont: „Die Zahlen sprechen doch wohl für sich!“

Die Patientin hatte eine Betreuerin bekommen und sollte nun gegen ihren Willen ins Heim. Eine ausführlichere Untersuchung brachte andere Ergebnisse, die Patientin war depressiv und verängstigt, bei mnestischen Funktionen im altersgemäßen Normbereich. Sie erklärte mir später: „Ich wollte das nicht. Da habe ich nicht mitgemacht.“

Also, dachte ich, du musst auch die Tests und ihre Einschränkungen vorstellen. Und wie man das diagnostisch einbindet. Man könnte eine Fortbildung anbieten. Aber, würde die Kollegen das interessieren?

Beim Schreiben stieß ich auf Besonderheiten der Testkonstruktion bei sehr vielen Tests. Diese finden Sie genauer in den folgenden Kapiteln. So wende ich mich nicht nur an die psychologischen Kollegen in der klinischen Praxis, um mit ihnen das Fachgebiet und mögliche Qualitätsanforderungen im psychodiagnostischen Prozess zu diskutieren, sondern auch an Wissenschaftler und Testkonstrukteure, um das Augenmerk auf alltagstaugliche Demenzkriterien und auf Mindestansprüche zu richten, denen Tests und Screenings im Bereich der Demenzdiagnostik genügen sollten. Neuropsychologen kennen die meisten Tests aus ihrer Praxis und sind in der Sichtweise geschult. Für die Besonderheiten der Normierung und Validierung mancher Tests für den gerontologischen Bereich werden sich neuropsychologische Kollegen sicher interessieren.

Insbesondere Screenings sind ein häufiger Bestandteil der ärztlichen Demenzdiagnostik. Für Ärzte ist es nützlich, für einen fundierten Gebrauch dieser Screenings den konstruktiven Hintergrund und fachliche Anwendungskriterien kennenzulernen. Die differenziellen Sichtweisen von Psychologen in der Demenzdiagnostik sind für Psychiater, Neurologen bzw. Gerontologen in der Zusammenarbeit interessant. Für Hausärzte sind die psychologischen Gesichtspunkte in dieser Übersicht eher gewöhnungsbedürftig. Dennoch ist es gerade für sie mit dem jetzt breit geplanten Einsatz von Screeningverfahren wichtig, die Beschränkungen und Grenzen dieser Verfahren zu verstehen, weil im ärztlichen Fachbereich sonst kaum über diese Problematik berichtet wird. Für ärztliche Gutachter ist sicher von Belang, inwiefern die von ihnen benutzten Verfahren zur Demenzobjektivierung wissenschaftlichen Kriterien standhalten und wie weit die numerischen Werte zur Objektivierung von ärztlichen Beobachtungsdaten dienen können.

Richtern im Bereich des Betreuungsrechts wird hiermit Hintergrundwissen zur Beurteilung von ärztlichen wie psychologischen Betreuungsgutachten bei älteren Menschen geboten.

Bei der Entwicklung dieses Buches haben mich einige Kollegen unterstützt: Dipl.-Psych. Sigrun Löffler-Dombo, Psychotherapeutin in eigener Praxis, las immer wieder, was ich fabrizierte, und diskutierte unermüdlich. Dipl.-Psych. Corinna Henn-Kolter las das Manuskript, korrigierte und ermutigte mich zu einem anspruchsvolleren, dafür emotionsärmeren Stil. Dr. med. Christoph Schmid, der leitende Arzt unserer gerontopsychiatrischen Abteilung, regte mich zum Schreiben an und gab mir Raum dafür. Gottfried Helms (Universität Kassel) diskutierte mit mir den statistischen und messtheoretischen Hintergrund und bewirkte durch sein beständiges Nachfragen, dass ich das Beabsichtigte in klarere Aussagen fassen konnte. Der Leiterin der Neuropsychologischen Abteilung der Neurologischen Klinik Westend in Bad Wildungen Dr. rer. nat. Dipl. Psych. Karin Schoof-Tams, Psychologische Psychotherapeutin, Neuropsychologin danke ich für ihre Stellungnahmezu einem Fallbericht aus neuropsychologischer Sicht. Kurt Quaschner, Doris Börger, Corlin Leimer und Andrea Maurer haben als damalige Praktikanten in den Jahrzehnten meiner Berufstätigkeit die praktische Arbeit hinterfragt und bereichert. Dem Dipl.-Psych. Benjamin Schörner, Firma Psytest, und Dr. Hartmut Lehfeld, Klinik für Psychiatrie und Psychotherapie am Klinikum Nürnberg, danke ich für ihre Unterstützung bei meinen Recherchen zu den Normen und Testentwicklungen der TAP und des NAI.

Im Sinne von betroffenen Menschen ist eine frühzeitige fundierte und konsequente Demenzabklärung notwendig, um eine verbesserte Lebensqualität bei frühzeitiger Behandlung oder Betreuung in einem geeigneten Umfeld zu erreichen. Und für die aktuell nicht von Demenz Betroffenen ist ein klares Ergebnis zwar keine Gewissheit auf Lebenszeit, aber doch eine immense Entlastung, wenn ein Verdacht auf Demenz im Raum stand.

Mein Dank gilt vor allem den Menschen, die ich in unserer Klinik und Ambulanz begleiten konnte und die mir einen Einblick in ihr Leben erlaubten. Sie haben mich vieles gelehrt, vor allem den achtungsvollen Umgang miteinander, die Wichtigkeit der Entwicklung von tragfähigen Beziehungen im therapeutischen Prozess und die Einzigartigkeit ihres jeweiligen Seins. Diesen Menschen verdanke ich sehr viel.

Kassel, August 2010 Ursula von Kieckebusch

Einleitung

Demenz im Alter mit zunehmender Vergesslichkeit, verblassender Erinnerung und dem allmählichen Verlieren der bisherigen Kontakte in Verbindung zu bringen, einem Abschied, bei dem der Körper bleibt, die bekannte Person aber zunehmend entschwindet – das kommt vielen in den Sinn. Fachlich jedoch wird das Wort vielfältig und in unterschiedlichen Zusammenhängen benutzt.

Demenz tritt praktisch ab dem Alter von 60 Jahren auf, vorher nur sehr selten, siehe dazu die Veröffentlichungen von Bickel (2001 und 2003). Dennoch sind manche Demenztests nur bis zu 60 oder 65 Jahren normiert. Als ich aus der Neuropsychologie in das Arbeitsfeld der Gerontopsychologie wechselte, waren mir diese Beschränkungen zunächst auch nicht ersichtlich, obwohl ich immer wieder die Normen einsah.

Während im Bereich der Intelligenzforschung meist mit korrekten randomisierten Stichproben gearbeitet wird, sind bei den Demenztests Verfahren in Gebrauch, die eine wirklich valide Bewertung der Ergebnisse nicht gewährleisten können. Man sucht zur Normierung Probanden im persönlichen oder beruflichen Umfeld, unterscheidet Patientengruppen in Kliniken ad hoc nach „normal“ und „amnestisch“ und – untersucht diese. Weil ältere Probanden schlechter erreichbar oder vermehrt nicht mitarbeitsbereit sind, normiert man deshalb nicht bis 85, sondern dann nur bis 60 Jahre. Man ändert eben das Untersuchungsdesign. Dass „die Bereitschaft zur Teilnahme ... mit steigendem Alter (sank)“ (BAT-Handanweisung, 29) und dies schon ab ca. 50 Jahren, wurde nur in einem Fall offen berichtet.

Auch ist erstaunlich, was die Tester meinen, alles zu untersuchen. Sich Validität über den Untersuchungsbereich hinaus selbst zu bescheinigen, wurde vereinzelt überzeugt, aber nicht seriös vorgetragen. Wenn man selektive Aufmerksamkeit misst, aber einen „Demenzscore“ angibt, geht dies deutlich zu weit. Bei all den Merkwürdigkeiten würde ich gern einen Qualitäts-TÜV mit Mindestkriterien für Tests fordern.

1 Was ist Demenz?

> „Guten Abend, mein lieber Herr ... Ach! Mir entfallen doch immer wieder die Namen ... Mein Doktor diagnostizierte unlängst, ... es sei gar nicht schlimm, ... etwas wie H...? ... Ja! ... Hildesheimer."

Das Wort ist weitläufig bekannt und doch ist Demenz komplexer als der bekannte Witz vom Hildesheimer und handelt nicht nur von Vergesslichkeit. Insgesamt geht es im engeren Sinne nicht um eine Krankheit, eher um eine zunehmende Beeinträchtigung mentaler Leistungen bzw. um einen hirnorganisch bedingten pathologischen Abbau. Störungen

- des Gedächtnisses,
- der Denkfähigkeit,
- der Aufmerksamkeit,
- der Sprachfähigkeit,
- der visuell-räumlichen Wahrnehmung",
- der exekutiven Funktionen sowie
- der „Orientierung" (nach Poeck/Hartje 2002, 434)

können vorliegen und werden beachtet, wenn der Abbau deutlich über die altersgemäße Norm hinausgeht. Daher sind Demenzen i. d. R. komplexer als eine reine Störung der Merkfähigkeit. V. a. bei den degenerativen Demenzen entwickelt sich das Erscheinungsbild progredient, wobei einzelne Bereiche besonders betroffen sein können, andere wiederum nicht oder weniger. Andere Störungsmuster können mit „aphasischen, visuell-agnostischen, räumlich konstruktiven oder apraktischen Störungen beginnen" (Poeck/Hartje 2002, 434). Man unterscheidet primäre (v. a. degenerative) und sekundäre Demenzformen, die vor allem infolge internistischer und neurologischer Erkrankungen und Hirnveränderungen auftreten.

1.1 Demenz ist komplexer als eine reine Störung der Merkfähigkeit

Demenzen werden infolge einer meist chronisch fortschreitenden Hirnerkrankung beobachtet. Nach **DSM-IV** muss neben der

- Gedächtnisstörung
- die Entwicklung multipler kognitiver Defizite mit mindestens einem weiteren Störungsbereich vorliegen: Aphasie, Apraxie, Agnosie, Minderung der exekutiven Funktionen.
- Sie müssen schwerwiegend sein, eine Beeinträchtigung im beruflichen oder sozialen Leistungsbereich verursachen und
- eine erhebliche Verschlechterung gegenüber der früheren Leistungsfähigkeit der Betroffenen darstellen.

Die Diagnosesysteme DSM-IV, ICD-10

DSM-IV ist das US-amerikanische Diagnostische und Statistische Handbuch Psychischer Störungen, ein Klassifikationssystem der Amerikanischen Psychiatrischen Vereinigung. Es wird seit 1952 herausgegeben, die aktuelle Version ist aus dem Jahr 2007.

Die **ICD-10** ist das internationale Klassifikationssystem für medizinische Diagnosen der WHO (Weltgesundheitsorganisation).

Beide Diagnosesysteme dienen der Standardisierung und Regelung des diagnostischen Sprachgebrauchs nach international anerkannten Regeln.

Nach **ICD-10** steht im Mittelpunkt „die Abnahme der kognitiven Leistungsfähigkeit". Hier wird die Minderung der „Bewältigung sozialer Aufgaben in der Familie oder am Arbeitsplatz" nicht als diagnostisches Material verwendet, sie „ist aber dennoch oft ein hilfreicher Indikator für den Schweregrad der entsprechenden Störung" (ICD-10, 22). In der Leitlinie des Kapitels ist „wesentliche Voraussetzung der Nachweis einer Abnahme des Gedächtnisses und des Denkvermögens mit beträchtlicher Beeinträchtigung der Aktivitäten des täglichen Lebens". „Die Demenz kann Folge jeder anderen organisch bedingten psychischen Störung aus diesem Abschnitt sein." Betroffen bezüglich des Gedächtnisses sind nach ICD-10 „typischerweise Aufnahme, Speicherung und Wiedergabe neuer Informationen" … „Früher gelerntes und vertrautes Material kann besonders in den späteren Stadien ebenfalls verloren gehen (ICD-10, 55). Daneben wird

- das Denkvermögen,
- die Fähigkeit zu vernünftigem Urteilen und
- eine Verminderung des Ideenflusses,
- die geminderte Informationsverarbeitung,
- die Schwierigkeit, sich mehr als einem Stimulus gleichzeitig aufmerksam zuzuwenden, bzw. der Wechsel der Aufmerksamkeit von einem Thema zum anderen

angesprochen.

Wichtig: Die erwähnten Symptome müssen für eine Diagnosestellung „mindestens sechs Monate bestanden haben“ (ICD-10, 55). Auszuschließen sind vorübergehende Verwirrtheitszustände, z. B. ein Delir und andere neurologische oder internistische Erkrankungen bzw. Intoxikationen, die meist mit Verwirrtheit einhergehen. Unterteilt werden die Demenzgrade meist nach leichten, mittelgradigen bzw. schweren Demenzen. Prodromal wird eine zunehmende, aber geringfügige Leistungseinbuße angenommen, die in Studien statistisch nachweisbar ist und u. a. als leichte kognitive Störung (Mild Cognitive Impairment) beschrieben wird.

Seit November 2009 ist die **S3-Leitlinie Demenz** (DGPPN, DGN 2009)ein fachübergreifender Standard zur Diagnostik und Therapie aller Demenztypen. Sie beruht auf einem Konsens von insgesamt 28 Fachgesellschaften, Berufsverbänden und Patientenvereinigungen, jedoch hat die Hausärztevereinigung DEGAM die Leitlinie kritisiert. Man verfährt nach einer eigenen Richtlinie aus dem Jahr 2008.

1.2 Rahmen der ärztlichen Demenzdiagnostik

Psychologische Demenzdiagnostik ist ein möglicher Baustein der ärztlichen Diagnostik in diesem Gebiet. Das ärztliche Vorgehen wird griffig von Förstl (2009a, 223–232) beschrieben mit der Erfassung der

- Syndromdiagnostik im Verlauf: Abgrenzung einer Demenz von einer reinen Amnesie, einer Depression, einem Verwirrtheitszustand oder einer Minderbegabung;
- Symptommuster mit neuropsychologischen Defiziten, Störungen im Affekt und Verhalten sowie etwaiger neurologischer Symptomatik; Feststellung der Verlaufsform;
- somatischen und psychischen Vorerkrankungen und aktuellen weiteren Erkrankungen (Komorbidität); bei einigen Grunderkrankungen erhöht sich das Risiko, an Demenz zu erkranken;
- familiär gehäuft auftretenden Demenzen, die schon in frühen Jahren beginnen können;

- Abgrenzung von reversiblen Demenzen und anderen Erkrankungen;
- Differentialdiagnostik der verschiedenen Demenzformen.

Die Untersuchungen sollen dabei nach der S3-Leitlinie Demenz umfassen:

- die Anamnese, Fremdanamnese und Sozialanamnese,
- körperliche Untersuchung,
- Screeningverfahren bzw. neuropsychologische Testverfahren (v. a. in der Abgrenzung zum Normalbefund),
- basale und spezifische Labordiagnostik mit Blutbild, Blutsenkung, Elektrolyte, Nüchtern-Blutzucker, TSH, Leberwerte, Kreatinin, Harnstoff, Vitamin B-12; gegebenenfalls mit TPHA (bei Verdacht auf z. B. entzündliche Prozesse, genetisch bedingte Erkrankungen, Neubildungen, Normaldruckhydrocephalus, Aids-Demenz-Komplex),
- eine demenzspezifische Liquordiagnostik wird in der Erstdiagnostik in unklaren Fällen empfohlen (beta-Amyloid-1-42 und Kombination mit Gesamt-Tau bzw. Phospho-Tau),
- cerebrale Bildgebung zur Differentialdiagnostik (CT bzw. MRT),
- Abklärung von metabolisch bzw. pharmakogen bedingten Störungen.

1.3 Wann ist eine Gedächtnisstörung klinisch bedeutsam?

Vor einigen Jahren wurde in einem von mir besuchten Symposium die Ansicht vertreten, dass mit 80 Jahren eigentlich nahezu alle Menschen dement seien. Ist da etwas dran? Neuropsychologen sprechen „von dem natürlichen altersgebundenen kognitiven Funktionsverlust". „Alterskorrelierte Gedächtniseinbußen … liegen bei … 65-75-Jährigen bei 11% und … bei über 85-Jährigen bei 25%". Reischies spricht von einer „kognitiven Grauzone" mit einer „sehr hohen interindividuellen Varianz neuropsychologischer Leistungen in der Bevölkerung" (Reischies 2003, 312).

Wichtig bei all den Zahlen ist, wie das Kriterium Demenz erhoben wurde. Manche Forscher beziehen sich auf Diagnosen, die bei den Krankenkassen eingingen. Andere nutzen den nur eingeschränkt aussagekräftigen MMST

Tab. 1: Mittlere Prävalenzrate für Demenzen in % (Bickel (2001/2003, 17)

Alter in J.	65–69	70–74	75–79	80–84	85–89	über 90	Gesamt
Prävalenz	1.2	2.8	6.0	13.3	23.9	34.6	7.22

oder ähnliche Verfahren, andere benutzten ausführlichere Diagnosesysteme wie SIDAM oder CDR.

Fazit

Valide erscheint mir zusammen mit den grundlegenden Diagnosekriterien das Außenkriterium der Alltagsbewältigung. Die überwiegende Anzahl älterer Menschen lebt auch im höheren Alter weitgehend selbstständig, versorgt sich selbst und kommt im Alltag zurecht (manchmal mit Unterstützung).

1.4 „Der Demente bemerkt seine Erkrankung selbst zuletzt …"

Was ist von diesem Spruch zu halten? – Die nicht unerhebliche Zahl der Menschen mit Befürchtungen einer Demenz, die in Gedächtnissprechstunden keine Diagnose erhalten, sowie diejenigen mit beginnenden Gedächtnisstörungen, die eine Abklärung wünschen, sprechen dagegen. Werden Menschen zu einer Abklärung gedrängt, weisen sie gern solche Hypothesen weit von sich. Wie so oft im Leben sind auch hier die Selbsteinschätzungen heterogen. Menschen der Kriegsgenerationen haben gelernt, über persönliche Befindlichkeiten oder Einschränkungen hinwegzugehen. Die Erledigung der notwendigen Aufgaben stand und steht für sie im Vordergrund. Die Reaktionen sind sehr verschieden, Abwehr und Verdrängung spielen – je nach Persönlichkeit – gelegentlich eine Rolle, „es wird schon nicht so schlimm sein". Die Besorgnis dagegen wird oft mit sich allein ausgemacht. Depressionen sind ein Hinweis, aber sie treten oft unspezifisch auf, sodass sie eher mit den „normalen" Verlusten im Alter (Arbeit, Freunde, Status, Umgebungswechsel) in Verbindung gebracht werden. Oder die Depression ist so larviert, dass sie von den Mitmenschen kaum registriert wird. Gerade Männer neigen bei einer beginnenden Einsicht zu radikalen Lösungen, da das befürchtete Siechtum überhaupt nicht in ihr Selbstkonzept passt. Erst, wenn die Eigenständigkeit ernstlich in Gefahr ist oder die sich sorgenden Kinder auf eine Abklärung drängen, kommen manche zur Untersuchung. Aber: Bemerkt haben sie die beginnenden Defizite meist schon länger. Sie sprechen darüber auch, aber nicht über die Generationengrenzen hinweg. Die Behandler werden bestenfalls der Generation der Kinder zugerechnet und fallen damit unter ein „Schweigegebot".

Dazu sind die von Älteren erwarteten Anpassungsleistungen enorm. Verluste Nahestehender treten immer häufiger ein („vor uns ist jetzt keiner mehr“ oder „sind wir die nächsten ...?“). Auch die Rollenwechsel und gesundheitlichen Komplikationen verweisen auf zunehmende Einschränkungen, jedoch auch an hohe Anforderungen an die Verarbeitungskompetenz Älterer. Die Belastungen, die manche tragen, würden etliche Jüngere umwerfen.

1.5 Ergebnisse im „Graubereich“ von Mild Cognitive Impairment (MCI)

Definition

Unterschwellige Defizite werden als „Mild Cognitve Impairment (MCI)“ oder als **leichte kognitive Beeinträchtigung** beschrieben, wenn die Beeinträchtigungen „deutlich von der Altersnorm abweichen, jedoch in ihrer Schwere sowie ihren Begleitumständen nicht ausreichend“ für eine klinische Diagnose sind (hierzu: Markowitsch/Calabrese 2003, 83). Zaudig (2009, 26) führt 17 weitere Benennungen dieses Phänomens an. Dabei treten keine Probleme in den Aktivitäten des alltäglichen Lebens auf.

Stoppe (2006, 53) führt an, dass die Werte vor allem in verbalen Gedächtnistests niedriger lägen. Sie weist auch auf beginnende atrophische Veränderungen des Hippokampus hin. Zwischen 12% und 70% der Menschen mit MCI entwickeln nach Markowitsch/Calabrese (2003, 84) in den folgenden drei Jahren eine Demenz. Reischies (2003, 316) führt verschiedene Verlaufsuntersuchungen mit ähnlich heterogenen Ergebnissen an. Paulsen (2009, 8) erwähnt jedoch auch Untersuchungen, wonach es bei 30–40% der Betroffenen zu einer Rückbildung der kognitiven Minderleistungen kommt. Man kann daher nicht von einem einheitlichen Verlauf und einem Prodromalstadium zu Demenzen sprechen.

Die Gratwanderung der Einschätzung von normalem Funktionsverlust und der Einschätzung einer leichten kognitiven Beeinträchtigung (MCI) ist subtil, vor allem, weil die Altersnormierung von Tests oft nur grob („über 60“) oder nicht vorhanden ist. Eher positive Beispiele sind die zur Untersuchung vorgeschlagene WMS-R (von 65 bis 74 Jahre normiert) oder der AVLT (deutschsprachig VLMT), er umfasst eine Altersgruppe der Älteren bis 79 Jahre. Inhaltlich kann man das sicher begründen, in der gerontologisch-klinischen Praxis sorgt die nicht vorhandene Untergliederung in Altersnormen für Unschärfe. In der Regel wird trotzdem getestet und verglichen; die dann gegebenenfalls vage Aussagekraft ist unbefriedigend. „Teilweise wird bezweifelt, dass die klinische Frühdiagnose im

Wie wirken sich MCI-Beeinträchtigungen im Alltag aus?

Lautenschläger/Kurz (2009, 318) geben an: „Schwierigkeiten

- beim Lernen und Speichern neuer Information,
- bei der Ausführung gewohnter Tätigkeiten,
- bei der räumlichen Orientierung, besonders in unvertrauter Umgebung,
- beim Finden von Wörtern im Gespräch."

Mielke/Kessler (1997) geben an: Schwierigkeiten beim

- Namenmerken,
- Behalten von Nachrichten und Zeitungsartikel,
- Verlegen oder Suchen von Objekten (z. B. Schlüssel),
- Erledigen von mehreren Dingen gleichzeitig (Multitasking),
- Erinnern von Telefonnummern u. ä.

Allerdings: Manche Menschen berichten schon ab mittleren Altersstufen „Probleme" damit, sind mnestisch aber als „normal" einzustufen. Zudem werden bestimmte Informationen anders gewertet (als „nicht so wichtig" betrachtet). Manchmal spielt die Aufmerksamkeit bzw. Ablenkung eine Rolle. Kann man jedoch durch Medikation in der Frühphase die Ausprägung einer Demenz verzögern, haben die Betroffenen eine Zeitspanne mit besserer Lebensqualität gewonnen.

Querschnitt möglich ist" (Reischies 2003, 316). Die Trennschärfe zwischen gesunden Älteren und Patienten mit einer leichten kognitiven Beeinträchtigung (MCI) sei nicht gegeben. Die meist geringfügigen Veränderungen bewegen sich im Bereich des Standardmessfehlers. *Erst in Verlaufsuntersuchungen* können die verschiedenen Verlaufsformen besser unterschieden werden und eine Abgrenzung zum Normalbefund erscheint eher möglich. Bläsi et al. (2009, 190) berichten von falsch negativen Ergebnissen in der Testung durch Übungs- bzw. Gewöhnungseffekte im Verlauf (auch bei der Nutzung von Parallelformen) und die Nutzung mäßig normierter Testverfahren (Bläsi et al. 2009, 190).

Zu berücksichtigen sind u. a. die Bildungsabhängigkeit der Ergebnisse und die Auswirkungen im Alltagsleben. Erreichen Menschen mit einem hohen Bildungsabschluss oder entsprechender beruflicher Stellung bei bislang hoher „Performanz" nur knapp durchschnittliche Ergebnisse, ist dies kritischer zu betrachten, als ähnliche Ergebnisse im „Graubereich" bei Otto-Normal-„Performern" zu bewerten wären. Bei Menschen niedrigerer Bildungsgrade wären solche Ergebnisse eher positiv einzuschätzen. Menschen niedrigerer Intelligenzgrade werden eher zu häufig als dement eingestuft. Ebenso ist die Altersstufe bei der Einschätzung der Testergebnisse zu berücksichtigen.

Die Diagnostik im Bereich grenzwertiger Ergebnisse, wie sie bei Mild Cognitive Impairment vorkommen, wird für möglich erachtet, ist aber schwierig. Auch sind offenbar die Operationalisierungen nicht einheitlich, sonst wären Ergebnisberichte mit Übergängen zur Demenz vom Alzheimer-Typ nicht in einer so großen Bandbreite beschrieben (siehe oben). Stoppe beschreibt die schlechte Vergleichbarkeit der Studien (2006, 53), sie führt an, dass die Betroffenen einer Untergruppe mit amnestischem MCI mit einer Wahrscheinlichkeit von 10 bis 15% innerhalb eines Jahres das Bild einer Alzheimer-Demenz entwickeln (Studie von Grundman et al., zit. nach Stoppe 2006, 53).

Dazu kommt das Problem der signifikanten, jedoch im Normbereich eng beieinander liegenden Mittelwerte. Wissenschaftler betonen die Signifikanzen in den Testergebnissen, Diagnostiker warnen vor möglichen Überinterpretationen. Auch wenn ich das Standardnormalverteilungsmodell für oft nicht angemessen für die Beschreibung der Verteilung der Testergebnisse halte, möchte ich Ihnen mit der nebenstehenden Grafik (Abb. 1) das Problem für einen fiktiven Test veranschaulichen. Die obere Kurve symbolisiert die Verteilung der Testwerte in der Gruppe normal Gesunder, die untere Kurve die Werte bei MCI oder bei Depressionen, die sich manchmal auch nicht wesentlich von den MCI-Werten unterscheiden. Der linke Balken symbolisiert den Cut-off-Wert und zeigt anschaulich, dass über 50% der Probanden mit MCI falsch negativ, d. h. als normal eingestuft werden. Auch wird deutlich, dass bei einem hohen Cut-off-Wert relativ viele Menschen aus der Normalgruppe falsch der MCI Gruppe oder gar der Dementen-Gruppe zugeordnet werden. Werden deutlich mehr als die Hälfte der Getesteten falsch zugeordnet, wie es passiert, wäre es – etwas drastisch ausgedrückt – effizienter, einfach zu raten, statt einen hohen Testaufwand zu betreiben.

Beispiel: Wenn ein 84-jähriger Akademiker in einigen Tests Deckenwerte und dann in der WMS-R Durchschnittswerte erreicht, der Test aber nur bis 74 Jahre normiert ist, hätte man mit der WMS-R nicht testen sollen? Könnte man die Werte als durchschnittlich, als normal erachten? Hätte der Proband eigentlich überdurchschnittliche Leistungen zeigen sollen? Oder lägen die Werte eigentlich wegen der fehlenden Altersnormierung fiktiv höher? Um wie viel? Wie signifikant ist das? Die Unsicherheitsgrade bei einer Bewertung steigen in solchen Fällen. Wie weit kann man gehen? Wo ist die Interpretation überzogen? – Es gibt keine einfachen Antworten. Ich würde einen zurückhaltenden Umgang mit den Ergebnissen empfehlen und in einem halben Jahr erneut testen.

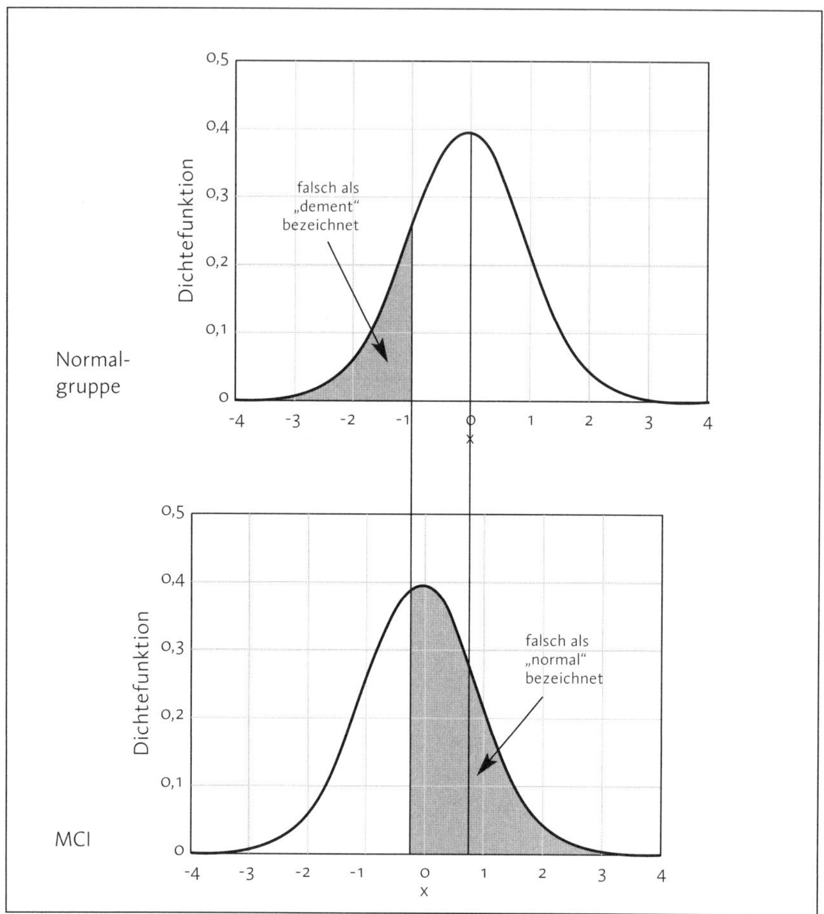

Abb. 1: Fiktiver Vergleich der Verteilungsfunktionen für gesunde Vergleichspersonen bzw. bei Mild Cognitive Impairment

Mein Fazit

Man kann also zwar die Gruppen wissenschaftlich statistisch unterscheiden, die klinische Zuordnung der einzelnen Personen zur Gruppe des Mild Cognitive Impairment derzeit aber nicht valide leisten. Testen? – Ja. Es ist immer richtig, empirisch abzugrenzen, im Einzelfall Leistungsspitzen oder Minderleistungen zu ermitteln. Interpretieren würde ich aber Ergebnisse, sofern sie sich in diesem Grenzbereich bewegen, nur unter engen Voraussetzungen. Liegen echte Minderleistungen vor, sind diese zu beachten und zu würdigen. Bei klar durchschnittlichen bzw. überdurchschnittlichen Leistungen ebenso. Ergebnisse im „Graubereich“ sind nicht per se interpretierbar.

Insgesamt ist klar definiert, dass auch eine Demenzeinstufung bei entsprechendem Befund *nur* bei der Wertung der Ergebnisse *im Verlauf*, d. h. nach mindestens einer zweiten Untersuchung in deutlichem zeitlichem Abstand erfolgen kann, Faustregel: nach einem halben Jahr. Diese Regel gilt auch für Mild Cognitive Impairment. Ausnahmefälle sind erstmalig gesehene weiter fortgeschrittene Demenzen, wenn die demenzielle Entwicklung aus der Vorgeschichte bekannt ist. Daher sollte man in diesen Fällen die Regel des Halbjahreszeitraums beachten und dann wieder testen.

Und: Normalbefunde sind Normalbefunde, wenn sie bildungs- und altersbezogen abgeklärt sind. Das heißt, es ist immer abzuwägen, von welchem Ausgangsniveau der früheren Leistungsfähigkeit aus man die Testleistungen betrachtet.

2 Demenzformen

Definition

„Demenz bezeichnet … einen hirnorganisch bedingten, pathologischen (nicht altersgemäßen) Abbau kognitiver Leistungen, der die Folge ätiologisch unterschiedlicher Krankheiten sein kann" (Poeck/Hartje 2002, 423). Dabei müssen die kognitiven Defizite eine Beeinträchtigung der beruflichen und sozialen Integration bewirken und das Leistungsniveau vor der Erkrankung muss erheblich unterschritten sein.

Das Erscheinungsbild kann stark variieren, vor allem zwischen den Demenzformen. Auch innerhalb einer Gruppe kann sich die Erkrankung jeweils individuell verschieden ausprägen. So differieren besonders bei beginnenden Demenzen die Symptome erheblich, je nachdem, welche hirnorganischen Läsionen im Beginn bemerkbar werden. Während einige Menschen zu Beginn z. B. Störungen der Benennfunktion aufweisen („das Dings da"), zeigen andere Störungen des episodischen Gedächtnisses (kennen die Namen der Enkel nicht) oder sie wissen nicht mehr, wann sie in Rente gingen. „Das war doch mal ein schönes Ereignis", meinte ein Proband, dem das Datum entfallen war.

Bezüglich der Systematik der Einteilung von Demenzen halte ich mich hier an die Zusammenfassung von Poeck/Hartje (2002), wenn nicht anders zitiert.

2.1 Primär degenerative Demenzen

Die erste und von der Zahl der Betroffenen größte Gruppe bezeichnet degenerative Hirnkrankheiten, die von den vaskulären und den sekundären Demenzen abzugrenzen sind.

2.1.1 Alzheimer-Krankheit

Die Demenz vom Alzheimer-Typ (DAT) ist die häufigste Demenzform, sie wird bei zwei Dritteln aller Demenz-Patienten diagnostiziert (Förstl et al. 2009, 44). Meist stehen beginnend diskrete Merkfähigkeitsstörungen im Vordergrund, während bei anderen Betroffenen zuerst Wortfindungsstörungen auftreten. Hier wird die Sprache allmählich vager, inhaltsärmer, dies kann sich bis zum Sprachzerfall steigern. Auch ein Beginn mit visuokonstruktiven bzw. visuospatialen Störungen wird beschrieben. Die neuropsychologischen Störungen betreffen

- das Gedächtnis, zunächst die Lern- oder Merkfähigkeit, dann zunehmend auch das Langzeit- bzw. Altgedächtnis, besonders die episodische Gedächtnisform,
- die Aufmerksamkeit gepaart mit Ablenkbarkeit – später hin bis zur Apathie,
- die Sprache, anfänglich mit Wortfindungsstörungen – bis hin zum Sprachzerfall führend,
- die exekutiven Funktionen mit z. B. Problemlösen, Konzeptbildung und logischem Denken, aber auch sozialem Verhalten. Anfänglich wird eine Vergröberung, später ein weitgehender Verlust der Funktionen beschrieben,
- visuospatiale Fähigkeiten: Einschränkungen in der räumlichen Orientierung führen u. a. dazu, dass sich diese Menschen schlechter bzw. nicht mehr zurechtfinden,
- die ideatorische und ideomotorische Apraxie (meist in fortgeschrittenen Stadien).
- Die Persönlichkeit erscheint zunächst ungestört, in der Phase des Erkennens der Einbußen reagieren viele Patienten jedoch (reaktiv) depressiv. Später wird eine „Verflachung" der Persönlichkeit konstatiert, Angehörige betonen, der Patient sei „nicht mehr der Alte" und trauern über den zunehmenden Verlust des Gegenübers, wenn dieser Prozess auch nicht einfach linear abwärts verläuft, wie z. B. Inge Jens (2009) dies eindrücklich beschrieben hat.
- Das Verhältnis zum Körper scheint dem einer zunehmenden Entfremdung gleichzukommen, „man spricht von der zunehmenden Dissoziation des körperlichen und psychischen Erlebens" (Heuft et al. 2006, 186). Zunächst gelingt die Lokalisation von körperlichen Beschwerden schlechter, dann zunehmend nicht mehr, später werden Körperteile z. B. nicht mehr als zugehörig betrachtet und schließlich werden Körperzustände nicht mehr bewusst registriert (Hunger, Durst, Schmerzen, Harn- und Stuhldrang). Es ist eine Herausforderung für Pflegekräfte, herauszufinden, was gerade der Bedarf eines schwerwiegend Betroffenen ist.
- Es werden auch Fälle mit frühen Einbußen im episodischen Gedächtnis berichtet. Wir sehen immer wieder Menschen, die sehr differenziert aus der Kindheit und dem frühen Erwachsenenalter berichten können, aber merkwürdig vage Angaben machen, wenn es um spätere Ereignisse, z. B. den Beruf, die Kinder, die Berentung oder schwere Erkrankungen geht.

- Differentialdiagnosen und andere Verursachungen einer Demenz sind auszuschließen.

Reisberg (1991) hat die Auflösung des Selbst in seinen sieben Stadien als (umstrittene, mit Einschränkungen zu wertende) Rückentwicklung in der Demenz beschrieben (siehe Reisberg-Skalen). Der Vergleich mit der kindlichen Entwicklung stößt auf Kritik.

Verursachungsfaktoren der Alzheimer-Erkrankung sind noch weitgehend unbekannt, die S3-Richtlinie „Demenzen" umschreibt dies mit dem Terminus „unbekannter Ätiologie". Unter anderem werden Theorien vom slow virus, einer genetischen Disposition, Aluminiumunverträglichkeit, zu immunologischen Defekten und die Rolle von Mikroglia diskutiert. Während post mortem der generelle und strukturelle Hirnabbau mit „senilen Plaques und neurofibrillären Einlagerungen" nachweisbar ist, werden auch Verursachungen in dem Verlust cholinerger Zellen durch Reduktion des Nerv Growth Factors (NGF) im Hippocampus und den Basalganglien diskutiert (Birbaumer/Schmidt 1996, 721).

Als Indikatoren für eine Demenz vom Alzheimer-Typ können inzwischen im **Liquor** typischerweise erniedrigte Werte des Aß1-42-Peptids neben dem Tau-Protein (Gesamt-Tau oder Phospho-Tau) bereits in frühen Krankheitsstadien nachgewiesen werden. In einer klinischen Erstdiagnostik wird die kombinierte Bestimmung nach der S3-Leitlinie zur Demenz (DGPPN/DGN 2009, 38) empfohlen. Eine frühe Erkennung dieser Demenzform (möglichst schon im vorklinischen Stadium) wird angestrebt, um mit den jetzt verfügbaren Medikamenten die als toxisch betrachteten Auswirkungen der Amyloidbelastung im Hirn zu verzögern bzw. zu vermindern (siehe hierzu v. a. Hartmann/Beyreuther 2003).

2.1.2 Lewy-Körperchen-Demenz

Nach Poeck/Hartje (2002, 426) wird bei circa 20% der Demenzkranken die langsam fortschreitende Lewy-Körperchen-Demenz diagnostiziert. Ransmeyr/McKeith (2003, 374) beschreiben „die 4 majoren klinischen Kriterien", bei denen ich die Beschreibung der kognitiven Veränderungen nach Poeck/Hartje (2002) eingearbeitet habe:

1. Pogrediente Demenz:
   - insbesondere Störungen der Wachheit und Aufmerksamkeit, frontale Störungen verbunden mit Fluktuationen der Hirnleistung
2. Neuropsychologische und neurologische Kriterien:
   - Kennzeichnend ist das Fluktuieren der Kognition mit häufigen luziden Intervallen.

- Die visuokonstruktiven Störungen stehen im Vordergrund, während
- Gedächtnisstörungen weniger ausgeprägt sind (Poeck/Hartje 2002, 426).
- „Komplexe, bedrohliche visuelle Halluzinationen" und
- „systematisierte Wahnideen ohne emotionale Beteiligung" werden beobachtet.
- Daneben treten neurologische Störungen mit parkinson-artiger Symptomatik auf.

3. Erhärtung der Verdachtsdiagnose:
   - Plötzlich einsetzende Phasen von Somnolenz oder Stupor bei orthostatischer Hypertonie mit Stürzen treten auf.
   - Eine starke Überempfindlichkeit gegenüber Neuroleptika wird beobachtet.
   - Halluzinationen verschiedener Sinnesmodalitäten,
   - Depressionen,
   - REM-Schlaf-Verhaltensstörungen.
4. Definitive Diagnose: „Demenz mit Lewy-Körperchen" (Ransmeyr/McKeith 2003, 374).

Bei dieser Erkrankung sind in der Hirnrinde histologisch (daneben „im entorhinalen und cingulären Cortex, Substantia nigra, Nucleus basalis Meynert, Mandelkern, frontalem und insulärem Kortex, Hippocampus", Ransmeyr/McKeith 2003, 373) Lewy-Körperchen posthum nachweisbar, die auch bei Parkinson auftreten (andere Verteilung), sowie ein „Substanzverlust in der Substantia nigra". Die Minderung des Hirnvolumens bei deutlicher Demenz erscheint geringer als bei anderen Demenzformen. Andere Autoren betonen die „Verwandtschaft" von Parkinson-Demenz und Demenz mit Lewy-Körperchen und rechnen sie zur „zweitgrößten neurodegenerativ bedingten Demenzgruppe" (Baumann 2008a, 11, siehe auch Weindl 2009).

2.1.3 Frontotemporale Demenzen

In einer Klassifikation des „Pick-Komplex" berichten Danek et al. (2009, 124) von einem Anteil von 20% bezüglich aller Demenzen. Hier werden die Subformen der Semantischen Demenz und Morbus Pick vorgestellt. Die frontotemporalen Demenzen, die kortikobasale Degeneration, die Erkrankungen des Parkinson-Formenkreises und weitere hyperkinetische Bewegungsstörungen wie Chorea Huntington oder Morbus Wilson werden von Weindl (2009) in seiner Systematisierung unter der Rubrik der subkortikalen Demenzen als hypo- bzw. hyperkinetische Basalganglienerkrankungen zusammengefasst.

2.1.3.1 Semantische Demenz

Beginnend mit lautsprachlichen Einschränkungen entwickeln sich Leistungsminderungen im Benennen, die Sprache wird inhaltsleerer. Eine typische Reaktion wird bei Poeck/Hartje (2002) beschrieben: „Könnte das eine Tasse sein?" – Reaktion: „Tasse, Tasse, was ist eine Tasse?" Nach den

- lautsprachlichen Einschränkungen und der Minderung der Benennfunktion wird auch die Schriftsprache einbezogen, schließlich können
- Objekte auch nicht mehr visuell oder taktil identifiziert werden.
- Das soziale Verhalten, das episodische Gedächtnis und räumlich-konstruktive Fähigkeiten bleiben lange erhalten" (Poeck/Hartje 2002, 427).

Das Endstadium wird als Mutismus beschrieben.

Neuropathologisch wird eine Verminderung der Glucoseutilisation und der Durchblutung diskutiert, eine (zunächst linksseitige) inferotemporale Atrophie ist zu beobachten.

Hiervon abzugrenzen ist die primäre progressive Aphasie.

2.1.3.2 Morbus Pick

Obwohl diese Erkrankung selten (2%) auftritt, imponiert sie durch meist plötzlich auftretende, beeindruckende Verhaltensänderungen der Patienten.

Der „Verfall des sozialen Verhaltens und eine fortschreitende emotionale Verarmung" wird beschrieben, während die weiteren kognitiven Funktionen zunächst kaum betroffen scheinen. Beginnend mit Schwierigkeiten bei Routineleistungen stellt sich rasch das volle Bild eines Dysexekutiven Syndroms ein, bei dem neben dem zunehmenden Verlust der Planungs- bzw. Problemlösefähigkeiten und Kontrollfunktionen vor allem das absolut unsoziale Agieren der Patienten ins Gewicht fällt und den Umgang mit ihnen erschwert. Angehörige berichten, die Persönlichkeit des Betroffenen nicht mehr wiederzuerkennen.

Neuropathologisch sind vor allem frontale und basale Hirnregionen betroffen. „Die Beteiligung limbischer Strukturen macht die emotionalen Veränderungen verständlich" (Poeck/Hartje 2002, 428).

Das klinische Bild ist nicht einheitlich. Manchmal werden u. a. differenziell ein **frontoorbitales Syndrom** mit einer „allgemeinen Enthemmung und Beeinträchtigung der Steuerbarkeit von Trieben und Affekten" und ein **frontales Konvexitätssyndrom** mit einer „allgemeinen Interessensverarmung und einer Reduktion des Eigenantriebs (Apathie)… mit einer Vernachlässigung des Äußeren bei affektiver Entdifferenzierung" (Wurzer 1992, 44) beschrieben.

- „Die kognitiven Defizite sind meist von emotionalen Störungen und Verhaltensänderungen überlagert" (Gustafson/Brun 2003, 364). Eine Verlangsamung vieler Denkprozesse ist zu beobachten.
- Die Einsichtsfähigkeit ist rasch reduziert bzw. verloren,
- eine Enthemmung wird bald beobachtet.
- Das Sozialverhalten kann vielfältig betroffen sein, planvolles strategisches Handeln, Kooperationsfähigkeit und die selbstkritische Betrachtung des eigenen Tuns sind oft kaum mehr möglich. Reizbarkeit und Bedrücktheit können zu immer wieder beobachteten aggressiven Impulsdurchbrüchen führen, die den Umgang und ein Zusammenleben erschweren bis unerträglich gestalten.

Beispiel

Das bekannte Beispiel passt zwar nicht in die Rubrik der primär degenerativen Demenzen, weil die Ursache ein Unfall war, es beschreibt jedoch den Symptomenkomplex klassisch: Die Berichte von *Phineas Gage*, einem Sprengmeister, dem bei einem Unfall ein Eisenstab durch sein Frontalhirn drang, sind Legende und füllen die Lehrbücher. Intelligenz, Gedächtnis, Sinnesfunktionen und Bewegungsabläufe schienen nach dem Unfall ungestört. Dennoch war Gage völlig verändert und nicht wiederzuerkennen. Während er zuvor hochgeschätzt und sehr verantwortungsvoll arbeitete und als Familienvater fungierte, wandelte sich sein Verhalten in der Folge vollkommen. Arbeit und Familie interessierten ihn nicht mehr, „er lebte in den Tag hinein, wurde unzuverlässig und vulgär" (Birbaumer/Schmidt 1996, 681). Er starb einige Jahre später, nachdem er wie ein Tramp durch viele amerikanische Länder gezogen war.

2.1.3.3 Primär progressive Aphasie

Sie ist durch eine nicht flüssige Sprachproduktion mit vielen phonematischen Paraphasien (nach Poeck/Hartje 2002, 428) (lautliche Veränderungen von Worten zu einem sinnlosen oder unpassenden Wort) durch Veränderung von Phonemen gekennzeichnet (z. B. Stuchbabe).

- Beobachtbar ist „zu Beginn eine flüssige Sprachproduktion mit semantischen Paraphasien" (fehlerhaftes Auftreten von Worten) bei agrammatischer Syntax. Dies führt meist zu einer Einschränkung der Testbarkeit.
- Das Sprachverständnis bleibt lange ungestört. Auch „das Problemlösen, das episodische Gedächtnis und die räumlich-konstruktiven Fähigkeiten bleiben lange erhalten". „Nach etwa 7 Jahren weist die Hälfte der an PPA Erkrankten Alltagsschwierigkeiten auf", die mit „ei-

ner frontotemporalen Demenz" bei jedoch „(dominierender) Sprachstörung" in Bezug gesetzt werden (Baumann et al. 2009, 647).
- Zuletzt besteht „ein Mutismus ohne erkennbares Sprachverständnis".

Neuropathologisch: perisylvische Großhirnatrophie rechts. Die Glucoseutilisation und die Durchblutung in den betroffenen Arealen sind vermindert. Neurologisch: akinetisches Parkinson-Syndrom kann auftreten.

2.1.3.4 Kortikobasale Degeneration

Diese seltene, progrediente Erkrankung mit schleichendem Beginn zeigt zunächst eine akinetisch rigide Bewegungsstörung mit nachfolgender neurologischer Symptomatik: „Sensibilitätsstörungen, Phänomen der ‚fremden Hand', Apraxie, Reflexmyoklonien, Haltungs- und Aktionstremor, supranukleäre Blickparese, dystone Bewegungsstörungen, Reflexsteigerung" (Poeck/Hartje 2002, 428–429).

Die daneben auftretende neuropsychologische Symptomatik mit kognitiven und mnestischen Störungen erscheint variabel.

Neuropathologisch: Degeneration in frontoparietalen kortikalen Arealen, der Substantia nigra. Keine Besserung bei dopaminerger Medikation.

2.2 Demenzen bei anderen degenerativen Erkrankungen

2.2.1 Parkinson-Erkrankungen

Der Formenkomplex (hierzu auch Meißner 2007) beschreibt eine aufgefächerte Krankheitsgruppe langsam fortschreitender neurodegenerativer Veränderungen des extrapyramidalmotorischen Systems. Weindl (2009) unterscheidet 32 Formen hypokinetischer Bewegungsstörungen aus dem Komplex der Parkinson- bzw. Motoneuron-Erkrankungen, bei 25 dieser Formen treten Demenzen auf. Daneben werden 16 Untergruppen des sekundären Parkinsonismus beschrieben. Die Lewy-Körperchen-Demenz wird teilweise als „unterschiedliche phänotypische Manifestation des gleichen Krankheitsprozesses" (Gerschlager 2006, 40) der Parkinson-Demenz gleichgestellt, teilweise deutlich unterschieden (siehe 3.1.2). Ich halte mich hier an die Systematik von Poeck/Hartje (2002), die die Lewy-Körperchen-Demenz zu den primär degenerativen Demenzen und Parkinson zu den Demenzen bei anderen degenerativen Krankheiten zählen.

Die Bewegungsstörungen Rigor (Muskelstarre), Tremor (Muskelzittern) und Bradykinese (verlangsamte Bewegungen), welche bis hin zu Akinese (Bewegungslosigkeit) führen kann, treten auf sowie posturale Instabilität (Haltungsinstabilität). Ausgelöst wird die Erkrankung meist unter genetischer Beteiligung durch das Absterben von dopaminergen Zellen in der Substantia nigra. Der Mangel an Dopamin wiederum führt zu einer Verminderung der aktivierenden Wirkung der Basalganglien auf den Kortex. Die **Multisystematrophie** und die **kortikobasale Degeneration** werden u. a. zu den atypischen Parkinson-Syndromen gezählt.

Die Demenzgefährdung bei Parkinson ist mit steigendem Alter „exponentiell erhöht" „um den Faktor 2 bis 6" im Vergleich zur „Normalpopulation" (Ransmeyr/McKeith 2003, 376). Die Gesamthäufigkeit wird mit 40% angegeben (Boldt 2008, 36; Baumann 2008, 11). Es wird dabei auf die GEPAD-Studie mit Ergebnissen aus dem Jahr 2007 verwiesen. Neuere Ausführungen zur GEPAD-Studie vom September 2009 (Dodel 2009, Symposium der DGN in Nürnberg) berichten andere Zahlen: „Am häufigsten sind eine komorbide Demenz oder Depression – allein (28 bzw. 24%) oder in Kombination (12%)." Die Symptome erscheinen zunächst sehr diskret, sind mit denen bei Alzheimer-Demenz nicht vergleichbar. Sie sind bei den begleitenden psychischen Veränderungen, den Nebenwirkungen der Medikation und anderen körperlichen Symptomen nur schwer frühzeitig zu erfassen. Ransmeyr/McKeith (2003) geben vor allem neurologische Indikatoren als Risikofaktoren für die Entwicklung einer Parkinson-Demenz an: „begleitende subkortikale vaskuläre Enzephalopathie, eine ausgeprägte Großhirnatrophie, das Überwiegen von Rigor, Akinese gegenüber Tremor, Gleichgewichts- sowie Gangstörungen, Dysarthrie, mangelndes ansprechen auf L-Dopa, medikamentös induzierte psychotische Episoden und isolierte dystone Dyskinesien" (376).

Einem „wesentlichen Teil der kognitiven Störungen (wird) ein subkortikaler Mechanismus zugeschrieben" (Ransmeyr/McKeith 2003, 376). Diagnostisch bedeutsam sei „das längere Intervall zwischen (dem) Beginn motorischer Symptome und (dem) Einsetzen der Demenz" (377).

Psychische Symptomatik:

- Eine gedrückte Stimmung kann z. T. schon lange vor der eigentlichen Erkrankung auftreten (40%), Depressivität, zeitweilig auch Manie, Persönlichkeitsveränderungen, Verhaltensstörungen sowie Apathie werden im Verlauf beschrieben.
- Reduzierte mnestische Leistungen treten zunächst bei komplexeren Lernsituationen auf. Dann werden gestörtes Lernen bei gut erhaltenem Wiedererkennen sowie ein gestörter Abruf von Informationen beschrieben. Gedächtnisstörungen treten im Verlauf erst spät auf. Parkinson-Demenz-Patienten speichern durchaus ab, die Lernfähigkeit ist noch erhalten. Der Zugriff ist jedoch erschwert und verzögert.

Hinweis: Im Unterschied zu Alzheimer-Patienten können Gedächtnishilfen (Merkzettel, Kalender) aus diesem Grund hilfreich sein (Csoti/Fornadi 2006, 3. Abschnitt).

- Aufmerksamkeit: Das Arbeitsgedächtnis scheint mit komplexerem Abgleich überfordert. Die in der Folge auftretende Verlangsamung der Denkabläufe (Bradyphrenie) wird im Rahmen der allgemeinen Antriebsstörung betrachtet. Das Denken ist verlangsamt, jedoch inhaltlich kognitiv nicht beeinträchtigt. Auch die Geschwindigkeit von Entscheidungsfindungen lässt deutlich nach.
- Die Wortflüssigkeit und die Sprache sind zunehmend betroffen.
- Exekutive Funktionen: Es fällt den Patienten zunehmend schwer, für Alltagsprobleme Lösungsstrategien zu entwickeln, Gesprächsthemen zu wechseln und zielgerichtet zu handeln (Planen, Organisieren, Einhalten einer Reihenfolge). Auch die Umstellungsfähigkeit nimmt ab.
- Visuospatiale Störungen: Komplexe Leistungen, die räumliches Denken oder eine gewisse Orientierungsfähigkeit verlangen, etwa im Straßenverkehr, sind rasch gemindert (prozedurales Gedächtnis).
- Bei Parkinson-Kranken fehlen meist Alzheimer-typische Symptome wie Aphasie, Apraxie oder Agnosie.
- Illusionäre Verkennungen und Halluzinationen werden beschrieben. Bei zusätzlicher subkortikaler Demenz kommt es zu einer Wahnsymptomatik mit z. T. quälendem szenischem Erleben.

„Erste Schwierigkeiten treten bei komplexen Aufgaben auf, zum Beispiel beim Autofahren“ (Csoti/Fornadi 2006, 2). Spezifische Frühdiagnostik: PANDA – Parkinson Neuropsychometric Dementia Assessment

2.2.2 Chorea Huntington

Diese autosomal dominant bedingte genetische Erkrankung wird als neurodegenerativ bezeichnet. Die klinische Symptomatik beginnt meist zwischen dem 30. und 40. Lebensjahr, klinische Fallstudien berichten von einem Beginn im Einzelfall zwischen drei und 75 Jahren.

Auffällig erscheint im Kontakt zunächst die zunehmend mangelnde Kontrolle über die Muskulatur (unwillkürlich ausfahrende Bewegungen oder Grimassieren des Gesichts).

Die psychische Symptomatik umfasst:

- Beginnende Störungen des Affektes und des Antriebes werden manchmal übersehen. Gerade zu Beginn der Erkrankung sei die Suizidrate erhöht, einerseits wegen der frühen Stimmungs- und Persönlichkeitsänderungen, andererseits, weil die Patienten den Verlauf der Erkrankung meist aus der eigenen Anschauung kennen (Eltern, Großeltern, Geschwister). Psychotische Symptome, z. B. Wahnvorstellungen, können hinzutreten. In der mir zugänglichen Literatur war regelmäßig von erhöhtem Suizidrisiko die Rede, Zahlen waren schwer zu ermitteln. Die einzigen Zahlen zu „Suizid als Todesursache bei Chorea Huntington 1–5% (nach Lanska)" fand ich bei Rehm (2004, 10).

- Später können ein unbedachtes und impulsives Verhalten sowie eine Enthemmung in zwischenmenschlichen Beziehungen auftreten.
- Die kognitive Leistungsfähigkeit lässt immer mehr nach.
- Die Sprache wird zunehmend verwaschener, unverständlicher, Wortfindungsstörungen werden immer wieder berichtet. Durch die rasch zunehmenden Sprechprobleme, die sich zunächst in einer verwaschenen Sprache zeigen, können sich die Patienten bei großem Bemühen immer weniger verständlich ausdrücken.

Grenzen der Testbarkeit ergeben sich, wenn die Bewegungsstörung grobe Formen annimmt, die Sprache unverständlich wird, die stetige Abgelenktheit die Untersuchung behindert, eine Konzentration auf die Aufgaben nicht mehr ermöglicht bzw. die sozialen Fähigkeiten sich so verändern, dass die Mitarbeitsfähigkeit nicht mehr hinreichend gegeben ist oder auffällige motorische Reaktionen die Untersuchung limitieren.

Das neurologische Bild ist gekennzeichnet durch eine zunehmende, plötzlich einsetzende unwillkürliche Bewegungsunruhe der Extremitäten, des Gesichtes, später auch des Kopfes und des gesamten Körpers (choreatische Hyperkinesien). Die Patienten verlieren immer mehr die Kontrolle über diese Bewegungen, die schließlich in Dystonien münden. Die Dysarthrie erschwert zunehmend das Sprechen, Schluckstörungen können die Nahrungsaufnahme schließlich unmöglich machen (parenterale Ernährung). Durch die Bewegungsunruhe ist der Energiebedarf sehr stark erhöht.

Neuropathologisch wird der Zellverlust im Putamen, einem Teil des Corpus striatum betont, daneben kommt es zu einer präfrontal betonten kortikalen Atrophie mit degenerativen Zellveränderungen (GABA/Enkephalin-erge Neurone degenerieren). Durch eine verstärkte Hemmung des Globus pallidus internus über den direkten Weg wird die normale Inhibition des Thalamus reduziert, wodurch es zu einer Übererregung im Thalamus und Kortex kommt.

Es gibt weitere degenerative Erkrankungen mit demenzieller Symptomatik wie z. B. die bereits erwähnte Gruppe der **Motoneuronerkrankungen**. Die durch Prionen verursachte **Creutzfeldt-Jakob-Krankheit** tritt selten auf. Der Verlauf der Demenz – wie der gesamten Degeneration – bei der Creutzfeldt-Jakob-Krankheit erfolgt meist so rasch, dass nur anfänglich, wenn überhaupt, eine Testung möglich ist. Andere Untersuchungsverfahren stehen hier im Vordergrund; eine effiziente Therapie gibt es nicht. Wichtig ist hier die Beachtung der Aussagen von Angehörigen zum dramatisch raschen Verfall.

2.3 Vaskuläre und sekundäre Demenzen

2.3.1 Vaskuläre Demenzen

In diesem Abschnitt beziehe ich mich v. a. auf die Ausführungen von Mielke/Heiss (2003) zur vaskulären Demenz. Binswanger beschrieb schon 1894 die jetzt als subkortikale arteriosklerotische Enzephalopathie (SAE) bezeichnete Erkrankung, die früher u. a. Morbus Binswanger genannt wurde. Schon Binswanger berichtete die Marklagerveränderungen. Zwischenzeitlich wurde die Diagnosegruppe immer wieder infrage gestellt. Heute wird mit vaskulärer Demenz (VD) eine heterogene Gruppe von Erkrankungen beschrieben, zu der u. a. auch die **Multiinfarktdemenz** und **Zustände nach lakunären Infarkten** gehören. Die Gemeinsamkeiten sind die im Vordergrund stehenden gefäßbedingten Läsionen im Gehirn (Durchblutungsstörungen; Folgen des Bluthochdrucks). Es gehören jedoch auch genetisch verursachte Erkrankungen wie die seltene CADASIL (Leukenzephalopathie) oder cerebrale Amyloidangiopathien dazu. Kontrovers wird diskutiert, ob einmalige **Hirninfarkte** zu einer demenziellen Symptomatik führen können. Meist wird dies verneint. Haberl/Schreiber (2009) erwähnen jedoch die „strategische Einzelinfarktdemenz“ mit verschiedenen Lokalisationen (70). Zu differenzieren sind hier auch reine, meist spezifische amnestische Störungen von einer Demenz.

Die Diagnostik ist bei vaskulären Erkrankungen und Demenzen aus Gründen der Behandlung und Sekundärprophylaxe von besonderer Bedeutung. Da jedoch vielfältige neuropsychologische Funktionen betroffen sein können und durch beispielsweise Lähmungen, Sprachstörungen oder Neglect die Testungen erschwert sein können, ist die Untersuchung bei manchen Betroffenen eine Herausforderung. Im Fallbericht B. können Sie sehen, wie unterschiedlich Bewertungen sein können, wenn man die Testleistungen vor dem Hintergrund eines zurückliegenden Hirninfarktes betrachtet oder wenn man einfach nichts davon erfahren hat.

Neuropsychologisch zeigt sich ein *heterogenes Profil kognitiver Einbußen* („vascular cognitive impairment“ von Hachinski 1995 vorgeschlagen) mit sehr verschiedenartigen Störungen in jedem Einzelfall. Dies ist nicht verwunderlich, da die Störungsorte und das Ausmaß der verursachenden Schädigungen unterschiedlich sein können. Es gibt jedoch einen nicht linearen Zusammenhang zwischen den jeweiligen Ischämien und kognitiven Einbußen.

- „Patienten mit vaskulärer Demenz zeigten schlechtere Leistungen in *Exekutivfunktionen*,
- *Aufmerksamkeit*,
- Wortflüssigkeitsaufgaben und motorischer Geschwindigkeit." (Mielke/Heiss 2003, 354)
- Die Ergebnisse bezüglich der kurzfristigen *Lernleistungen* und mittelfristigen verbalen Erinnerungen sind deutlich besser als bei Patienten mit Alzheimer-Erkrankung. Da die mnestischen Leistungsminderungen oft nicht im Mittelpunkt der beobachteten Symptome stehen, wird eine Vaskuläre Demenz manchmal übersehen.
- Während klinisch oft von erhaltener *Persönlichkeit* gesprochen wird (Mielke/Heiss 2003, 352), wird in den AWMF-Leitlinien zu den vaskulären Demenzen (470) eine „häufige Wesensänderung mit Nivellierung der Persönlichkeit, Kritikschwäche und Verminderung des Eigenantriebs" konstatiert.

Hachinski et al. (2006, s. Leitlinien) empfehlen zur neuropsychologischen Untersuchung als klinisch-diagnostisches Instrument für eine etwa 30-minütige Untersuchung:

- Prüfung der semantischen Wortflüssigkeit (Tiernamen) sowie
- der phonematischen Wortflüssigkeit (Wörter eines Anfangsbuchstabens),
- den Zahlen-Symbol-Test des Wechsler-Intelligenztests,
- einen Test zum Wortlistenlernen, z. B. den California Verbal Learning Test,
- eine Depressionsskala, die auch Fremdbeurteilung erlaubt, und
- die Fragebogenversion des Neuropsychiatric Inventory (Kaufer et al. 2000).

Als 5-Minuten-Test zum Screening auf eine beginnende kognitive Beeinträchtigung im Sinne einer vaskulären MCI (Mild Cognitive Impairment): einen 5-Wort-Erinnerungstest, einen 6-Item-Orientierungstest und einen Abschnitt Leseflüssigkeit. Damit dürfte MCI in der Praxis jedoch kaum zu erfassen sein.

2.3.2 Sekundäre Demenzen

„Störungsbilder, die der Definition einer Demenz entsprechen, können die Folge verschiedener neurologischer oder systemischer Erkrankungen sein … Insbesondere im Hinblick auf die therapeutischen Möglichkeiten muss … daher in jedem Fall geprüft werden, ob es sich um eine sekundäre Form der Demenz handelt. (…)

Praktische Bedeutung haben die **Demenzen beim Normaldruckhydroce-**

phalus (H. communicans), beim chronischen Alkoholmissbrauch **(Morbus Korsakow)**, beim **AIDS-Demenz-Komplex**. Auch ein chronischer **Medikamentenmissbrauch** kann zum Bild einer Demenz führen." (Poeck/Hartje 2002, 431). Besonders Arzneimittelabusus oder Medikamentenwirkungen werden bei älteren Menschen leicht übersehen, die reduzierten Bereiche therapeutischer Wirksamkeit und Verträglichkeit nicht immer hinreichend bedacht.

Morbus Korsakow bzw. Wernicke-Korsakow-Enzephalopathie: Dieses amnestische Psychosyndrom ist eine Folgeerkrankung des Hirns meist nach langjährigem Alkohol-, Medikamenten-oder auch Drogenabusus mit Gedächtnis- und Orientierungsstörungen. Selten wird es durch andere Ursachen hervorgerufen.

Bei anhaltendem Alkoholabusus bewirken vor allem Stoffwechselstörungen (Thiaminaufnahmestörung = Vitamin B1-Mangel) Läsionen im limbischen System, im hinteren orbitofrontalen Kortex, im Hippocampus u. den Mamillarkörpern. Auch Hirntraumata v.a. bei Stürzen, Vergiftungsfolgen durch den Missbrauch und Enzephalitis wirken verursachend mit. Beobachtet werden

- Einschränkungen höherer kognitiver Funktionen,
- zunehmende anterograde Amnesien sowie retrograde Altgedächtnisstörungen,
- zeitliche und situative Desorientiertheit.
- Kennzeichnend und auffällig ist das Konfabulieren in Gedächtnislücken. Diese treten im Bereich der autobiografischen Erinnerungen (episodisches Gedächtnis) auf. Die Lücken werden mit der Phantasie entspringenden scheinbaren Erlebnissen gefüllt, von deren Realitätsgehalt die Betroffenen aber überzeugt scheinen (Aufrechterhaltung des Selbstkonzeptes, siehe Hartje/Sturm 2002, 266). Auch die mit der Erkrankung oft verbundene Frontalhirnschädigung wird mit dieser Symptomatik in Verbindung gebracht.
- Neuropsychologisch wird eine „Schwäche der automatischen Informationsencodierung und Interferenzanfälligkeit" sowie in der „Verarbeitung zeitlicher Kontextinformationen" (Hartje/Sturm 2002, 266) beobachtet und mit einer Frontalhirnatrophie in Verbindung gebracht.

Die hirnorganischen Veränderungen sind nicht reversibel, auch wenn es im Verlauf den Betroffenen nach einem anhaltenden Entzug zunächst erheblich besser zu gehen scheint.

2.4 Abgrenzung von Demenzen zu anderen Beschwerden

2.4.1 Reine Gedächtnisstörungen

Diese sind bei **Amnesien** zu beobachten, die nicht zu den Demenzen gerechnet werden. Sie treten z. B. nach Schädel-Hirn-Traumata, toxischen oder anoxischen Schädigungen, zum Teil auch bei Tumorerkrankungen auf. Dabei werden grob anterograde (fehlende Neugedächtnisbildung) und retrograde Gedächtnisstörungen (Verlust von Langzeit- bzw. Altgedächtnis) unterschieden. Dabei ist das Kurzzeitgedächtnis intakt, die nicht deklarativen Gedächtnisfunktionen sowie die intellektuellen (kognitiven) Leistungsbereiche sind erhalten, es liegt keine Bewusstseinseintrübung vor (Markowitsch/Calabrese 2003, 75). Manchmal gibt es Amnesien für eingegrenzte Gedächtnisfunktionen.

2.4.2 Pseudodemenzen

Dieses Erscheinungsbild tritt immer wieder vor allem bei **Depressionen** auf. Bei chronischen Verläufen und larvierten bzw. somatisierten Depressionen werden manchmal Fehldiagnosen im Sinne einer Demenz gestellt. Manche Autoren vertreten zwar die Ansicht, man könne die Leistungsminderungen qualifiziert unterscheiden. Die Fehldiagnosen und deren meist gravierende Folgen bewegen mich dazu, ausdrücklich vor einer Leistungstestung bei akut depressiven Menschen zu warnen. Die Patienten deprimiert ihr subjektiv sehr stark wahrgenommenes Leistungsdefizit noch dazu. Daneben sagen die Testergebnisse in einer schwerwiegenden depressiven Phase oft nur wenig über die Leistungsfähigkeit dieser Patienten nach Abklingen der depressiven Phase aus. Die Differenzierung ist insgesamt diffizil und nur im Verlauf möglich.

Allerdings können Menschen mit Depressionen später zusätzlich an einer Demenz leiden. Eine Demenz tritt bei Menschen mit einer langjährig bekannten Depression häufiger auf als in der Durchschnittsbevölkerung. Aha!, heißt es dann. Hätte man das vorhersehen können? Auch wenn in den aktuellen Testbefunden keine Zusammenhänge zur Demenz zu sehen sind? Dazu kommt, dass sich beide Krankheitsbilder auch mischen können, oder – wie meine erste Oberärztin dies bezeichnete: „Man kann auch Läuse und Flöhe haben."

Sehr seltene **Münchhausensyndrome** orientieren sich meines Wissens eher an körperlichen bzw. neurologischen Krankheitsbildern, zeigen kaum jemals Merkmale einer Demenz. Hierbei handelt es sich nicht um Simulation, sondern um eine echte Erkrankung.

2.4.3 Artefakte und Simulation

Artefakte sind immer wieder bei sehr *ängstlichen* oder aber *nicht* hinreichend *motivierten* Patienten zu beobachten. Sie werden auch „gemessen", wenn eine Sprachverständnisstörung (aufgrund unterschiedlichster Ursachen) vorliegt.

Aufgrund der ausgesprochen negativen Konsequenzen in der Folge von Demenzen dürften *Simulationen* ausgesprochen selten vorkommen, es sei denn, es geht um die Exkulpation bezüglich einer schwerwiegenden Straftat. In einem mir bekannten Fall suchte sich ein gefährlicher Straftäter in unserer Klinik zu verstecken. Es fiel zwar auf, dass etwas nicht stimmte. Jedoch zogen wir nicht die richtigen Schlussfolgerungen.

2.4.5 Befürchtungen einer subjektiven kognitiven Beeinträchtigung

Aus Gedächtnissprechstunden wird über eine Patientengruppe mit Befürchtungen einer subjektiven kognitiven Beeinträchtigung berichtet. Meist lassen sich diese Befürchtungen in Untersuchungen nicht bestätigen. Diese Menschen berichten über (befürchtete) Leistungsminderungen, während im Unterschied dazu Patienten mit beginnenden Demenzen ihre Beschwerden eher kaschieren oder zu verdecken suchen. Immer wieder sind die Beschwerden bei Symptomverstärkung mit einer depressiven Symptomatik verquickt.

Die sogenannte **Grauzone** zwischen altersgemäßen Einbußen der allgemeinen Leistungsfähigkeit und einer demenziellen Symptomatik bzw. einer leichten kognitiven Störung ist fließend, unter anderem auch von der Tagesform abhängig. Jedoch spielt auch der Bildungsgrad eine erhebliche Rolle. Menschen mit mangelnder schulischer Bildung werden ebenso wie Menschen mit einer vorexistierenden Minderbegabung rascher – und nicht immer zu Recht – als dement klassifiziert, während bei manchen „Gebildeten" die beginnende oder vorhandene demenzielle Entwicklung über lange Strecken übersehen wird. So können diese nicht von der erforderlichen Frühbehandlung profitieren. In Verlaufsuntersuchungen kann man (neben der Beachtung der zuvor gegebenen Leistungsfähigkeit z. B. im Berufsleben) in der Bewertung der Progredienz eine erste Einschätzung treffen. Reischies spricht in diesem Zusammenhang vom „Problem der Demenzschwelle" (Reischies 2003, 316).

Beispiel für eine Verteilung von Diagnosen bei Verdacht auf Gedächtnisstörung in der Praxis

Von 1000 Patienten der Memory Clinic Essen wurden 496 als dement (ICD-10 Nr. F0) diagnostiziert. Psychogene Störungen waren zu knapp einem Drittel vertreten, darunter affektive Störungen (76), neurotische, Belastungs- und somatoforme Störungen (129), Persönlichkeits- und Verhaltensstörungen (65), Partnerschaftskonflikte (23) und Schmerzpatienten (2). Eine somatische ohne psychische Diagnose (125) und ohne jegliche Diagnose (46) wurden bei immerhin jedem 8. Patienten gestellt (Heuft et al. 2006, 184).

2.4.6 Anregung

Folgerung für die Praxis

Es ist unerlässlich, die Problembereiche der Abgrenzung von anderen Beschwerden oder Erkrankungen vorab zu prüfen und Differentialdiagnosen im diagnostischen Prozess immer wieder zu erwägen. Daher sind die Fragestellung und die Vorinformationen für eine Untersuchung auch von oft entscheidender Bedeutung für eine regelrechte Untersuchung.

3 Grundlegende psychische Funktionen

Wenn man etwas misst, ist es immer von Nutzen zu wissen, was man überhaupt untersucht. Es gibt eigentlich keine „Demenztests“, sondern es werden spezifische kognitive Leistungen bzw. Leistungsminderungen gemessen im Sinne hypothetischer Konstrukte. Um diese Begrifflichkeiten geht es im Folgenden.

Grundlegende kognitive Leistungsgebiete hat Lezak (1995/2004, 22) recht übersichtlich in vier Gruppen unterteilt:

1. Informationsaufnahme (reception) mit Vorgängen, etwas zu spüren, etwas aufzunehmen, wahrzunehmen, zu erlangen, auszuwählen, zu erschließen; meint die Bearbeitung von Eindrücken zu merkbaren Bedeutungseinheiten, das Zuordnen und Klassifizieren und schließliche Integrieren von Informationen. Es ist ein komplexer, störungsanfälliger Vorgang.
2. Gedächtnis und Lernen.
3. Denken (concept formation) im Sinne der Organisation und Reorganisation von Informationen.
4. Informationsübermittlung (expressive functions).

Eine weitere Funktion sieht Lezak (1995/2004) als grundlegende Funktion jeden Denkvorgangs („energize the activity of the cognitive functions“, 22), nämlich

5. die Aufmerksamkeit. Diese würde ich als fünften Bereich betrachten, denn alle die beschriebenen Vorgänge sind so miteinander verknüpft, dass jedes Subsystem Auswirkungen auf die Arbeitsweise der anderen Funktionen hat.

In diesem Kapitel hebe ich für den Demenzbereich den Bereich des Gedächtnisses aus den anderen kognitiven Funktionen hervor. Natürlich erschöpft sich die Diagnostik der Demenzen nicht nur in der Feststellung der Auffassungskraft beim Lernen, der Erfassung von Merkfähigkeit und Erinnerungsleistung, sondern bezieht die Untersuchung der anderen grundlegenden psychischen Funktionen mit ein.

3.1 Gedächtnis

Normalerweise betrachtet man sein Gedächtnis als Einheit. Man merkt sich etwas und erinnert sich, problemlos und automatisch. Wie schwierig es werden kann, sich zu erinnern, wie stark eine Demenz auch die Persönlichkeit und die alltägliche Lebensfähigkeit beeinträchtigt, hat z. B. Gabriel García Márquez in dem Roman „Hundert Jahre Einsamkeit“ beschrieben. Dort beschriftet einer der Akteure schließlich, um dem Vergessen zu entgehen, alle Dinge in seiner Umgebung und fügt schließlich mühsam deren Funktion im Gebrauch bzw. ihren Nutzen hinzu (Beispiel: „Das ist die Kuh, die man jeden Morgen melken muss, damit sie Milch gibt, und die Milch muss man aufkochen, um sie mit Kaffee zu mischen und damit Milchkaffee zu machen“; García Márquez, zitiert nach Schacter 2001, 15).

Um wie viel schwerer ist es für demente Menschen, sich weiterhin zurechtzufinden. Hier eine Analogie zur Veranschaulichung: Eine Erinnerung ist nicht einfach als ein Zugriff auf eine Festplatte zu beschreiben, wo eins zu eins abgespeichert und abgerufen werden kann. Und selbst beim PC wird es schwierig, wenn man z. B. auf die Master File Table (MFT) im File Allocation Table (FAT) – bzw. im New Technology File System (NTFS) – keinen Zugriff hat. Das sind die Dateien, in denen steht, wo etwas gespeichert ist. Wesentlich komplexer als auf Festplatten werden Informationen auch im Gehirn an verschiedenen Stellen gespeichert und miteinander vernetzt. So komplex wie Einspeicherungsminderungen und Speicherstörungen sind auch die Abrufstörungen.

3.1.1 Gedächtnisprozesse und Begrifflichkeiten

Modelle und Vorstellungen zum Gedächtnis gibt es viele. Manchen Menschen reicht die Unterteilung in ein Kurzzeit- und ein Langzeitgedächtnis. Bekannt ist das Drei-Speicher-Modell (siehe Abb. 2).

Die Begriffe und Modelle werden manchmal gleichsinnig, manchmal überlappend benutzt. In einer Vorlesung der Freien Universität Berlin zum „Lernen und Gedächtnis“ (SS 2007) wurden verschiedene Modelle einander gegenübergestellt mit der Frage: *„Wie viele Gedächtnissysteme gibt es denn jetzt?“*

Da es sich um Modelle bzw. hypothetische Konstrukte handelt, kann diese Frage sicher nicht abschließend geklärt werden, außerdem ist eine Differenzierung vom Nutzen abhängig.

In der umseitigen Abbildung habe ich ein Modell von Gedächtnisprozessen auf der Basis von Mehrspeichermodellen bzw. dem Stufenmodell von Markowitsch/Calabrese (2003, 76–77) weiterentwickelt. Mir geht es darum, die verschiedenen Begrifflichkeiten aufzuzeigen und miteinander

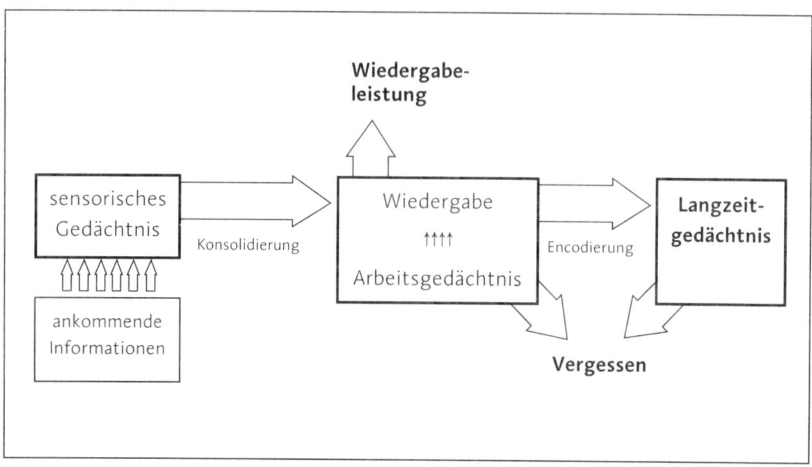

Abb. 2: Gedächtnis: Drei-Speicher-Modell (nach Birbaumer/Schmidt 1996, 572)

in Relation zu setzen. So können die verschiedenen Bezeichnungen besser zugeordnet bzw. verstanden werden (siehe Seite 46, 47).

Vorbemerkung

Nicht zu vergessen ist, dass es sich nach wie vor um ein vereinfachendes Modell zur Erklärung handelt, auch wenn zugeordnete hirnorganische Strukturen bekannt sind. Die Abgrenzung der Begriffe bzw. Strukturen im Modell wird anhand von postulierten psychischen Funktionen vorgenommen, die Theorien bzw. hypothetischen Konstrukten entsprechen.

Hypothetische Konstrukte sind eine Beschreibung von Annahmen, Modellen oder Theorien über innerpsychische Vorgänge, Fähigkeiten oder Veranlagungen, die aus beobachtbarem Verhalten erschlossen werden können (z. B. Intelligenz).

Organische Korrelate können dem zugeordnet werden. Trotzdem ist es wichtig, nicht aufgrund von Analogieschlüssen tatsächliche „Gegebenheiten" zu behaupten. Die psychologischen Termini sind bei präzise beschreibbaren organischen Strukturen auch weiterhin hypothetische Konstrukte (z. B. äquivalent beschrieben im Bunswikschen Linsenmodell). Dies gilt auch für alle im Folgenden noch beschriebenen innerpsychischen Funktionen.

Der Prozess der Informationsverarbeitung wird in verschiedene Abschnitte unterteilt.

Mit dem *sensorischen Gedächtnis* wird die direkte Aufnahme und erste Verarbeitung von Informationen umschrieben, dies nannte man früher Ultrakurzzeitgedächtnis. Hier ist eine hohe Informationsbreite gegeben, nur ausgewählte Elemente werden bewusstseinsfähig, das Lernen erfolgt teilweise inzidentell, weshalb manche Autoren auch vom inzidentellen Gedächtnis sprechen. Dies steht fachlich für Lernen in der Handlung ohne Lernabsicht; englischsprachig: implicit learning. Die Speicherung erfolgt im Millisekundenbereich und beginnt schon bei den sensorischen Neuronen (z. B. „Retina-Speicher"), es wird von raschem Informationszerfall gesprochen. Auch belegen Untersuchungen zur unterschwelligen Informationsaufnahme, dass Werbebotschaften, die im Millisekundenbereich dargeboten wurden und nicht ins Bewusstsein gelangten, dennoch abgespeichert und verhaltenswirksam werden können. Schon hier wird in einer mehrgleisigen Informationsübermittlung zwischen relevanten und irrelevanten Informationen unterschieden, damit es nicht zu einer Reizüberflutung kommt.

Das Arbeitsgedächtnis ist manchmal dem Kurzzeitgedächtnis gleichgestellt und wird in der Neuropsychologie den Aufmerksamkeitsfunktionen zugeordnet. Das *Kurzzeitgedächtnis* dient der Informationsverarbeitung, in ihm kann „man sich etwa sieben plus/minus zwei Einheiten (etwa Ziffern oder Wörter) merken" (Markowitsch 2009, 37). Es wird dabei zeitlich eher im Sekunden- als im Minutenbereich angesiedelt (siehe hierzu Markowitsch/Calabrese 2003, 75).

Tests zur Erfassung der Merkspanne spielen hier eine Rolle (Zahlen nachsprechen, Wortlisten, Block-Tapping, die Subtests „Gegenstände erkennen" bzw. „Gesichter" aus dem RBMT, Zahlen-Buchstaben-Folgen; WIE, IGD, PANDA).

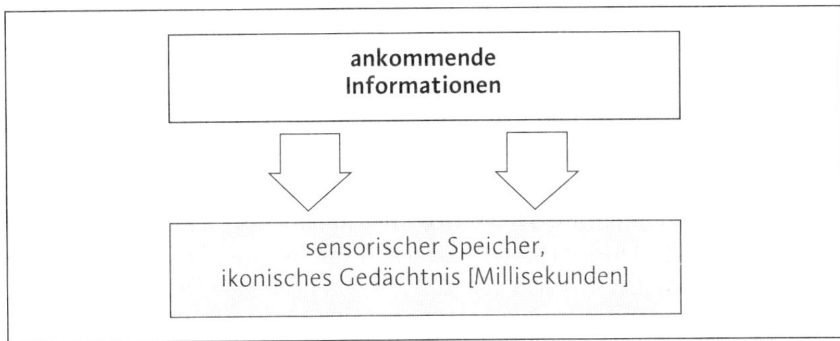

Abb. 3: Informationsverarbeitung – Abschnitt 1

Abb. 4: Erweitertes Mehrspeichermodell des menschlichen Gedächtnisses und Begrifflichkeiten

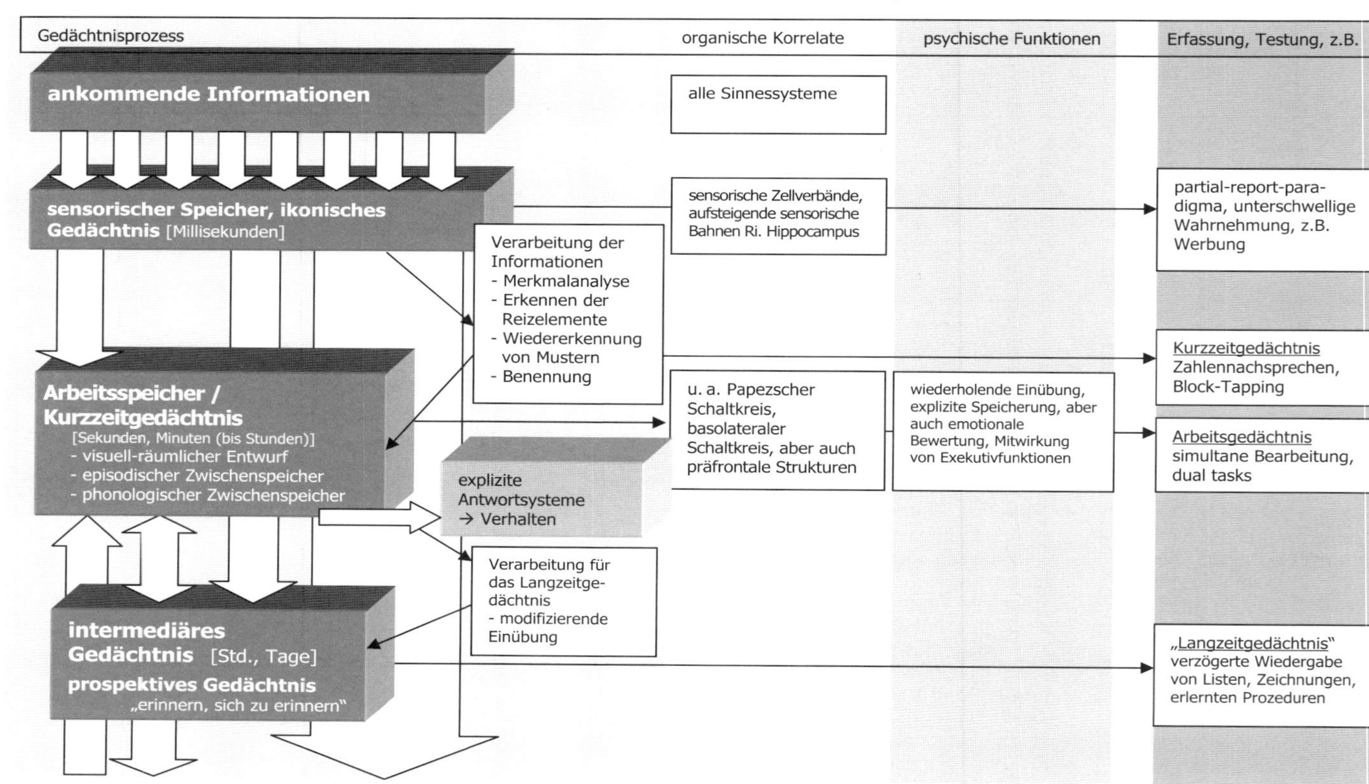

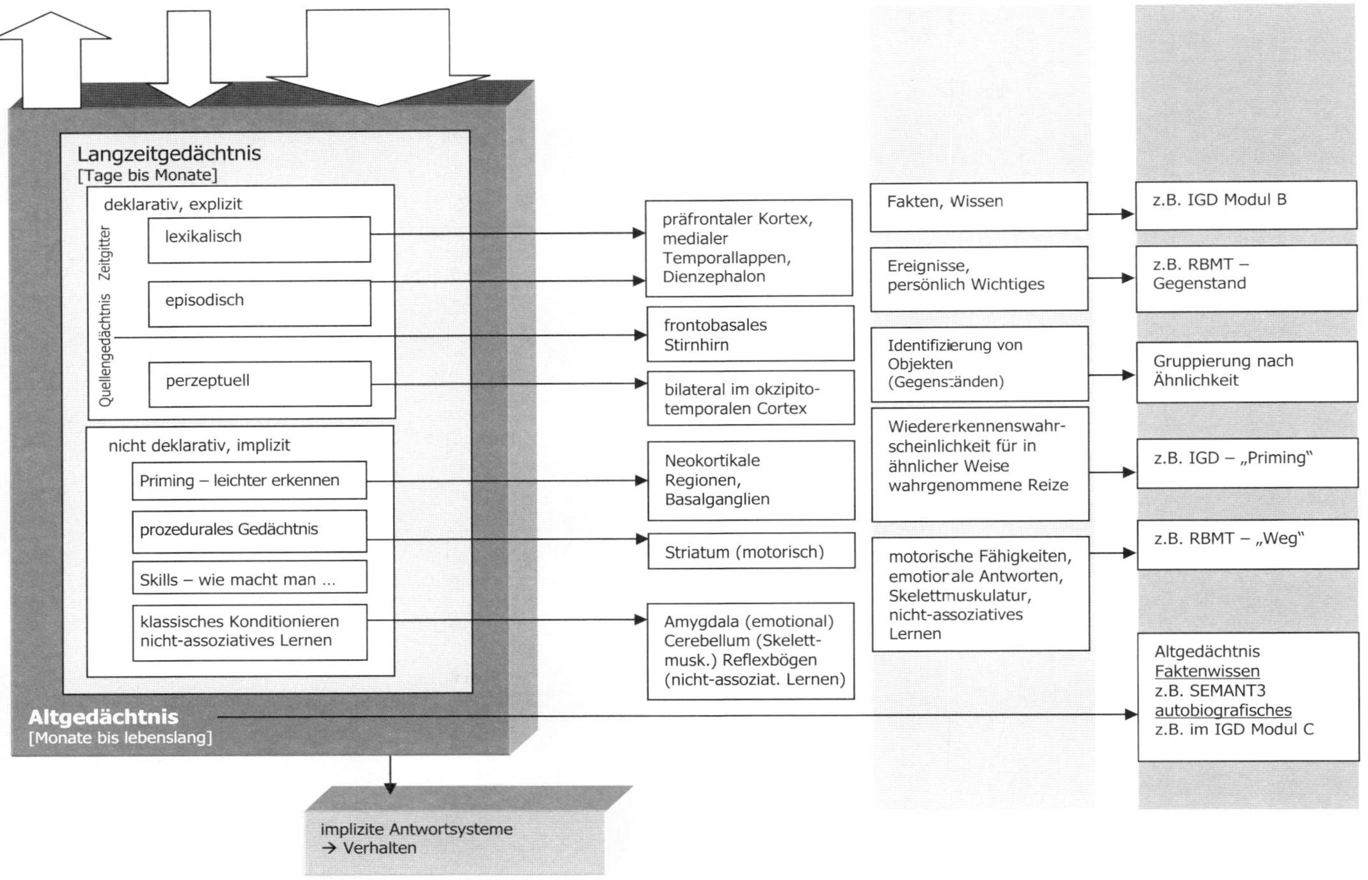
Langzeitgedächtnis
[Tage bis Monate]
deklarativ, explizit
Zeitgitter
Quellengedächtnis
lexikalisch
episodisch
perzeptuell
nicht deklarativ, implizit
Priming – leichter erkennen
prozedurales Gedächtnis
Skills – wie macht man …
klassisches Konditionieren
nicht-assoziatives Lernen
Altgedächtnis
[Monate bis lebenslang]
implizite Antwortsysteme
→ Verhalten
präfrontaler Kortex, medialer Temporallappen, Dienzephalon
frontobasales Stirnhirn
bilateral im okzipito-temporalen Cortex
Neokortikale Regionen, Basalganglien
Striatum (motorisch)
Amygdala (emotional) Cerebellum (Skelett-musk.) Reflexbögen (nicht-assoziat. Lernen)
Fakten, Wissen
Ereignisse, persönlich Wichtiges
Identifizierung von Objekten (Gegenständen)
Wiedererkennenswahrscheinlichkeit für in ähnlicher Weise wahrgenommene Reize
motorische Fähigkeiten, emotionale Antworten, Skelettmuskulatur, nicht-assoziatives Lernen
z.B. IGD Modul B
z.B. RBMT – Gegenstand
Gruppierung nach Ähnlichkeit
z.B. IGD – „Priming“
z.B. RBMT – „Weg“
Altgedächtnis
Faktenwissen
z.B. SEMANT3
autobiografisches
z.B. im IGD Modul C

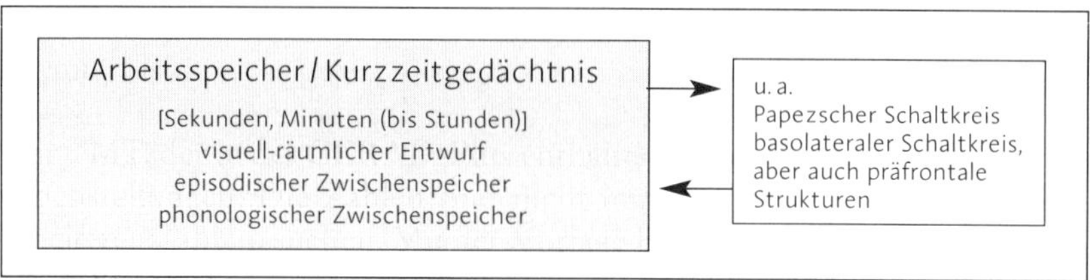

Abb. 5: Informationsverarbeitung – Abschnitt 2

Das *Arbeitsgedächtnis* nach Baddeley wird umfassender gesehen und beinhaltet „das aktive, kurzfristige Arbeiten mit Informationen, das Bearbeiten von Gedächtniseinheiten" (Markowitsch 2009, 38). Dabei überwacht die *zentrale Exekutive* die Bearbeitung und Speicherung im Sinne eines Monitoring, sie „verwaltet" die Subsysteme. In Unterteilungen ist vom *räumlich-visuellen Notizblock* (kurzfristige Speicherung visueller Informationen), der artikulatorischen oder *phonologischen Schleife* (Speicherung von verbalen Informationen, die durch Wiederholen verfügbar bleiben können) und einem *episodischen Zwischenpuffer* die Rede. Die organischen Korrelate werden als Papezscher Schaltkreis („Encodierung sämtlicher Inhalte des episodischen und semantischen Gedächtnisses" [Brand /Markowitsch 2004, 4]) und basolateral-limbischer Schaltkreis (Encodierung emotionaler Informationen) bezeichnet.

Es gibt die Vorstellung, dass auch Inhalte aus dem Langzeitgedächtnis hier beim Abruf „sozusagen in handlichen Päckchen" wieder abgelegt sind, um die bewusste Bearbeitung zu ermöglichen. Als nächster Schritt wird ein *intermediäres Gedächtnis* (Merken für Stunden) postuliert. In den meisten Demenztests wird dieses intermediäre Gedächtnis als „Langzeitabfrage" untersucht.

Bei den Lernvorgängen spielen Einspeicherung, Transfer, Konsolidierung (Festigung), Vernetzung und Ablagerung, aber auch die Abrufbarkeit eine Rolle:

Einspeicherung: „Die Informationen werden in unverwechselbare zeitliche Sequenzen, räumliche Konfigurationen oder semantische Relationen aufbereitet" (Birbaumer/Schmidt 1996, 572). Spätestens beginnend im Arbeitsgedächtnis geht es zunächst um Einspeicherung und mehr, auch *En-*

intermediäres Gedächtnis [Std., Tage]	prospektives Gedächtnis „erinnern, sich zu erinnern"

Abb. 6: Informationsverarbeitung – Abschnitt 3

codierung genannt. Dabei werden die neuen Informationen mit bekannten Gedächtnisinhalten verknüpft und langfristig gespeichert. Visuelle Informationen werden in räumlichen Mustern, sprachliche und akustische Reize in sogenannten Chunks zusammengefasst. Durch die Muster bzw. Chunks können größere Datenmengen verarbeitet werden. Prozesse der Mustererkennung sowie die selektive Aufmerksamkeit spielen eine Rolle im Verarbeitungsprozess. Neue und altbekannte Informationen werden miteinander verglichen, analysiert und mit Bekanntem verknüpft und „synchronisiert" (Markowitsch 2009, 49).

Konsolidierung: Dabei geht es um die Festigung der aufgenommenen und eingespeicherten Information (meist in Stunden bis Tagen, möglich aber auch in mehreren Jahren, bis hin zu lebenslang). Man geht dabei von biochemischen und morphologischen Veränderungen in Nervenzellen im Gehirn aus sowie von der Entstehung von neuen neuronalen Verbindungen (Netze). Die Kategorisierung und Einordnung der Informationen benötigt Zeit, ermöglicht aber auch immer wieder einen neuen Überblick. Man kann sich das vielleicht so vorstellen wie die Ausdifferenzierung der Gedächtnisfunktionen, die ich Ihnen hier vorgestellt habe. Das anfänglich vorgestellte – stark vereinfachende – Drei-Speicher-Modell (s. Abbildung 1) wurde dann verfeinert und aufgegliedert und hier differenzierter dargestellt. Um diese Informationen nutzbar machen zu können, muss man sie nicht nur aufnehmen (etwa auswendig lernen), sondern auch „verarbeiten" und „verstehen". Erst wenn die Elemente geläufig und mit eigenem Wissen und Erfahrungen verknüpft sind, werden sie wirklich verstanden und nutzbar. Aha!, sagen wir dann.

Ablagerung: Die Frage, ob Informationen in bestimmten Bereichen gespeichert werden (man denke an die Hirnatlanten von Brodmann/Kleist zu Beginn des 20. Jahrhunderts) oder ob sie verteilt in allen möglichen Arealen verteilt abgelegt sind, führte zu vielfältigen Debatten und Theorien. Es gibt altbekannte Hirnkarten, dagegen argumentieren u.a. die Gestaltpsychologischen Theorien mit dem Ganzheitsprinzip.

Ein Massenaktions- und Äquipotenzprinzip (Lashley), redundante und Mehrfacheinspeicherungen bzw. Hologrammablagerungen im gesamten Gehirn (Pribram) wurden postuliert, heute geht man sowohl von begrenzten, spezifischen, aber auch multimodalen Assoziationsgebieten des Großhirns aus. Eine gute und informative Zusammenfassung der Diskussion findet man bei Markowitsch (2009, 56–61).

Abruf: Wie er gelingt, ist „zustandsabhängig" (bei der Einspeicherung wie beim Abruf) und hängt von den möglichen Informationsverknüpfungen und Assoziationen ab (Markowitsch 2009, 61).

Langzeitgedächtnis: Man kann in diesem Bereich Gedächtnisformen auch nach der Modalität, den sensorischen Speicherwegen unterscheiden (z.B. visuelles, auditives, semantisches oder olfaktorisches Gedächtnis),

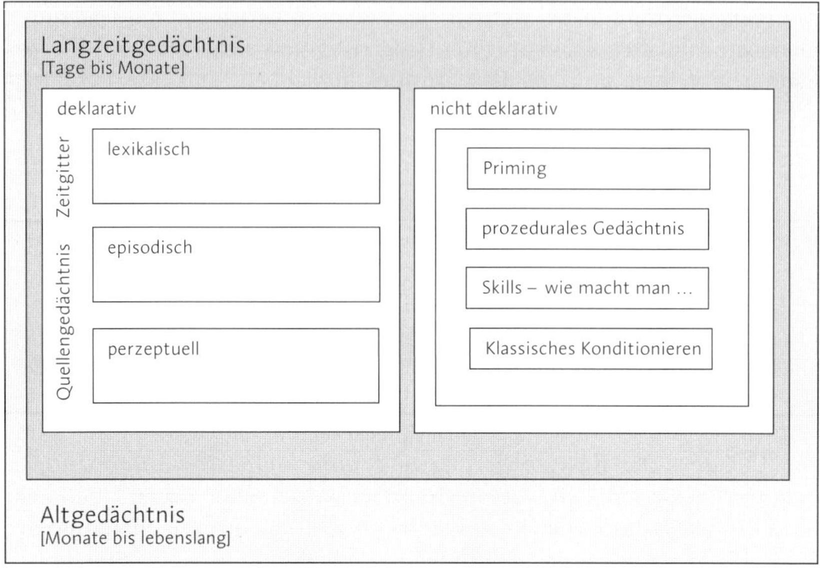

Abb. 7: Informationsverarbeitung – Abschnitt 4

und es gibt neben einer allgemeinen Beteiligung des gesamten Hirns verschiedene Hirnareale, in denen jeweils schwerpunktmäßig gespeichert wird, auch wenn diese verknüpft sind. In der Regel werden jedoch im Bereich des deklarativen Gedächtnisses unterschieden:

- Wissenssysteme („Fakten"), auch *lexikalisches* oder semantisches Gedächtnis genannt,
- das *episodische* Gedächtnis (Biografisches, Persönliches, Wichtiges),
- das *perzeptuelle* Gedächtnis nach Tulving/Markowitsch) (bewusste Identifizierung von Objekten, Wiedererkennensleistung, „Aha"-Effekt).

Im Bereich des nicht deklarativen Gedächtnisses wird differenziert:

- *das prozedurale* Gedächtnis (motorische bzw. senso-motorische Fertigkeiten, Habits, z. B. sich im Raum zurechtfinden),
- *Priming* (z. B. eine Stimulusexposition beeinflusst die Erkennensleistung von Objekten; Formen unwissentlichen Plagiierens, das heißt einmal gehört und in den Tiefen des eigenen Gedächtnisses „entdeckt" – ohne Quellengedächtnis),
- motorische bzw. kognitive *Skills* (praktisches Handeln, z. B. Werkzeuggebrauch; man könnte es auch theoretisch erklären, hier geht es jedoch um das praktische Tun),

- *klassisches Konditionieren,* Lernen einer Reflexreaktion: Es wird gelernt, einen an sich angeborenen Reflex in einer anderen Situation auszulösen. Das bekannte Beispiel von Pawlow ist, dass ein Hund beim Anblick von Futter Speichelfluss zeigt. Er kann lernen, auch auf einen Glockenton hin Speichel abzusondern.

Lezak (1995/2004) betrachtet Priming, Skills und das klassische Konditionieren als Teil des prozeduralen Gedächtnisses, m. E. sind jedoch zumindest Priming und klassisches Konditionieren jedoch vom prozeduralen Gedächtnis abzuheben.

Beispiel

Man kann sich seine Pin-Nummer bewusst als gesprochene (verbale) oder gesehene (visuelle) Zahlenfolge oder aber auch implizit als Bewegungsabfolge auf der Automatentastatur merken. Manche Gedächtnisakrobaten verbinden die Zahlen mit Bildern, die sie zu Geschichten gruppieren. Auch „Eselsbrücken" sind nützlich (z. B. aus der Werbung: „88 ist die Oma … 11 die Fußballmannschaft"). Die Lernstrategien können völlig verschieden sein.

Abgegrenzt vom Langzeitgedächtnis wird das *Altgedächtnis* bzw. das lang anhaltende Gedächtnis. Das persönliche autobiografische Gedächtnis und die Erinnerung an markante Ereignisse des öffentlichen Lebens zählen ebenso dazu wie Faktenwissen.

Im *Quellengedächtnis* werden die Informationen über die Herkunft des Gemerkten oder die Umstände (mit wem, von wem hat man etwas erfahren, in welchem Buch etwas gelesen, in welcher Fernsehsendung etwas gesehen) abgespeichert, zeitlich spricht man von einem *Zeitgitter* (Wann war was?). Klinisch wird manchmal die Quellen-Amnesie episodischen Anteilen der Erinnerung zugeordnet.

Der Vollständigkeit halber seien noch das *prospektive Gedächtnis* mit dem Wissen um zukünftige Handlungen und die *„state dependent memory"* der besseren Erinnerung, wenn die Stimmung beim Abruf der Stimmung beim Einspeichern entspricht, erwähnt (Markowitsch/Calabrese 2003, 77). In der Psychosomatik bzw. der Schmerztherapie spricht man auch vom Schmerzgedächtnis, nach einer am Bewusstsein vorbeigehenden „Bahnung", was u. a. Phantomschmerzen erklärt.

Vergessen: Während beim organisch bedingten Vergessen, vereinfachend ausgedrückt, der Verlust von Hirnsubstanz verursachend angenommen wird, spielen bei den normalpsychologischen Vergessensvorgängen die proaktive oder retroaktive Hemmung sowie das Fehlen oder Unterlassen von inneren Wiederholungen (rehearsal) eine Rolle.

3.1.2 Gedächtnis im Alter

Demente lernen nach Markowitsch/Calabrese (2003, 81) vor allem kurzzeitig weniger und können darum nicht „behalten", während das lang Zurückliegende im degenerativen Prozess nach dem Ribotschen Gesetz (oder Regressiven Gesetz) noch lange verfügbar bleibt. Hirnorganisch Beeinträchtigte haben Probleme mit der Einspeicherung bzw. mit dem Abruf von Gedächtnisinhalten (je nach Lokalisation der Störung).

Auch beim normalen Altern nehmen die Merkfähigkeit und die Erinnerungsleistung ab. Nach Treitz et al. (2006, 103; zitiert aus dem Text und ergänzt) sind beim normalen Altern folgende Bereiche betroffen bzw. weitgehend unbeeinträchtigt:

In der schon erwähnten Vortragsveranstaltung wurde vertreten, dass die überwiegende Mehrheit der Menschen im Alter über 80 Jahre dement sei. Es sei „nur eine Frage der Zeit", bis praktisch jeder, der noch lebe, dement werde. – Natürlich lässt die Leistungsfähigkeit im Alter per se nach. Die Grenze zwischen normalem kognitivem Abbau und klinisch bedeutsamer Symptomatik ist nicht immer scharf trennbar. Das Kriterium der

Tab. 2: Mnestische Leistungsreduktion bei normalem Altern

betroffen:	weitgehend unbeeinträchtigt:
▪ Wiedergabe neu gelernten episodischen Materials („Wie heißt der neue …?"), ▪ freier Abruf verbalen Materials (Diskussion zu Zeitungsartikeln), ▪ Quellengedächtnis, ▪ Zeitgitter, ▪ Arbeitsgedächtnis (als Exekutivfunktion), ▪ retrospektive Gedächtnisprozesse („Was gab es gestern zum Mittagessen?"). Das prospektive Gedächtnis sei weniger betroffen.	▪ Kurzzeitgedächtnis (es ist eine Aufmerksamkeitsfunktion), ▪ implizites Gedächtnis (Klavierspielen, Rad fahren), ▪ Wiedererkennen (Aha!-Erlebnisse) und ▪ semantisches Wissen

selbstständigen Lebensfähigkeit hat bei der allgemeinen Unterstützungsbedürftigkeit auch fließende Grenzen. Und doch lebt die Mehrheit der älteren Menschen, wenn auch teils eben mit Unterstützung, noch relativ rüstig in den „eigenen vier Wänden". Allerdings manchmal auch elendiglich.

3.2 Kognitive Funktionen

Kognitive Funktionen sind geistige Leistungen, die landläufig mit dem „Denken" in Verbindung gebracht werden. Aufmerksamkeit, Wahrnehmungsfähigkeit, Sprache, abstraktes Denkvermögen, auch das Gedächtnis, Handlungsplanung sowie exekutive Funktionen gehören dazu. Demente Menschen haben in der Regel nicht nur ein mnestisches Defizit, sondern sind in vielen Hirnfunktionen (zunehmend) eingeschränkt.

3.2.1 Aufmerksamkeit

Aufmerksamkeitsstörungen werden bei Leistungsminderungen leicht übersehen. Dabei spielen Aufmerksamkeitsdefizite bei 80% aller neurologischen Erkrankungen eine Rolle. Auch bei psychischen Erkrankungen kommen sie gehäuft vor. „Beeinträchtigungen der Aufmerksamkeitsfunktionen werden als frühe diagnostische Marker altersassoziierter Kognitionsstörungen angesehen" (Markowitsch 2009, 83; Verweis auf Baddeley).

Es werden *vier Aufmerksamkeitsfunktionen* unterschieden, man könnte auch genauer differenzieren:

- *Alertness* oder Aufmerksamkeitsaktivierung bezeichnet die allgemeine Wachheit. Dabei werden die tonische Aktivierung (Wachheitsgrad) und die phasische Aktivierung (Steigerung der Aufmerksamkeit bei Aufmerksamkeitslenkung) unterschieden.

  Diagnostik: Messung der Reaktionszeiten auf Stimuli mit oder ohne vorausgehenden Warnreiz computergestützt in der Testbatterie zur Aufmerksamkeitsprüfung (TAP) oder im Wiener Testsystem (WTS); aber auch in Paper-and-Pencil-Tests wie d2 oder ZVT kann eine reduzierte Informationsverarbeitungsgeschwindigkeit festgestellt werden.
- Die *längerfristige* oder *Daueraufmerksamkeit* (sustained attention) wird in meist einförmigen Testsituationen untersucht. Eine Spezialform ist die *Vigilanz*, sie meint die Daueraufmerksamkeit bei einer sehr niedrigen Reizfrequenz. Hier unterscheidet sich die psychologische Begrifflichkeit vom landläufigen medizinischen Gebrauch des Wortes, wobei es eher um den Wachheitsgrad geht, den Psychologen

wiederum Alertness nennen. Ansonsten wird die Daueraufmerksamkeit über relativ häufig dargebotene kritische Reize geprüft.

Diagnostik: Messung meist längerfristig computergestützt; Subtest „Daueraufmerksamkeit" des WTS oder „Test der akustischen oder visuellen Vigilanz" des TAP; ansonsten repetitive Anwendung von Speed-Tests oder des Continuous Performance Tests.

- Die *selektive* oder fokussierte *Aufmerksamkeit* (selective attention) beschreibt die Fähigkeit, die Aufmerksamkeit auf eine bestimmte Aufgabe zu fokussieren und Reaktionen auf irrelevante Merkmale zu unterdrücken; z. B. Wahlreaktionsaufgaben. Es wird zwischen automatisierten und kontrollierten Anteilen unterschieden, wobei nur die kontrollierten Prozesse bewusste Aufmerksamkeitszuwendung und Aufmerksamkeitskapazität verlangen.

  Diagnostik: d2, ZBT – Zahlen-Buchstaben-Test, Feldmarkierungstest, Stroop-Tests.
- Bei der *geteilten Aufmerksamkeit* (divided attention) werden mehrere Informationskanäle gleichzeitig überwacht. Die Leistungen sind stark von der Informationsverarbeitungskapazität und Verarbeitungsgeschwindigkeit abhängig. Diese Funktion ist z. B. besonders beim Autofahren gefragt.

  Diagnostik: dual-task-Aufgaben, z. B. PASAT, Trail-Making-Test (TMT-B), TAP Untertest „Geteilte Aufmerksamkeit".

Bei den Untersuchungen sind die *Aufmerksamkeitskapazität* (im Arbeitsgedächtnis) und die *Aufmerksamkeitsflexibilität* (Umstellungsfähigkeit) zu beachten.

3.2.2 Sprache

Verständigung ohne Sprache ist schwierig, die Sprache bildet einen wichtigen Bezug zur Welt, zu den Mitmenschen und beim Lernen. „Mir fallen Worte nicht mehr ein", wird berichtet. Während manche Demenzstörungen mit zunächst versteckten amnestischen Sprachdefiziten beginnen, sind solche Störungen bei anderen Patienten nicht oder erst später im Verlauf zu beobachten. Zwischen Sprache und Gedächtnis besteht eine enge Beziehung, ohne Gedächtnis kann Sprache nicht erworben oder differenziert werden. Ohne Sprache können Gedächtnisinhalte (oft) nicht wiedergegeben werden.

In der Theorie hört sich das ganz anders an: „Sprache stellt ein hierarchisch gegliedertes Kommunikationssystem dar, das aus

- Sprachlauten (Phonemen bzw. Buchstaben),
- Worteinheiten (Morphemen) und
- Satzeinheiten (Phrasen) besteht und mithilfe von

- Syntax (Reihenfolge von Worten) zu
- Propositionen (Bedeutungseinheiten) und
- Sätzen

zusammengefasst wird" (Birbaumer/Schmidt 1996, 681). Sowohl das Sprachverständnis als auch die Sprachproduktion folgen komplexen Prozessen.

Im Alter ist die Sprachproduktion vermindert. Eine komplexere Syntax stellt erhöhte Anforderungen ans Arbeitsgedächtnis, dadurch kann indirekt das Sprachverständnis vermindert sein.

Die bei Dementen beobachtete aphasische Störung entspricht v. a. bei leichteren bzw. mittelgradigen Demenzen einer *amnestischen Aphasie* (siehe Prosiegel 2006). Dabei sind sprachliche Leitsymptome Wortfindungsstörungen bei flüssiger Sprache und überwiegend intaktem Satzbau. Semantische Paraphasien mit nur geringer bedeutungsmäßiger Abweichung vom Zielwort werden beobachtet. Abgesehen von schweren demenziellen Zuständen ist das Sprachverständnis nur geringfügig gestört, die Kommunikationsfähigkeit ist zunächst weitgehend erhalten, die Spontansprache artikuliert; Intonation und Prosodie (Wortakzent) werden zur Vermittlung der Sprechintention eingesetzt. Sprechen in längeren Phrasen ist mit normaler Sprechgeschwindigkeit möglich, Satzbau und Struktur der Wörter weichen nur wenig von der normalen Sprache ab; phonematische Paraphasien werden selten, semantische häufiger beobachtet. Stocken und Satzabbrüche treten durch Wortfindungsstörungen auf. Beobachtet werden können ein Ausweichen in allgemeine Floskeln, Stellvertreterworte, Umschreibungen z. B. von Gebrauch oder Eigenschaft (z. B. „zum Schaukeln" statt Hängematte), Perseverationen von gerade gebrauchten Worten, Abbrechen und Fortführen des Themas in variierter Form (führt oft vom Thema weg) oder vollständiges Abbrechen der sprachlichen Äußerung.

Klinik: Während *Wortfindungsstörungen* (Wortabrufstörungen) von Dementen bei Vorhandensein meist direkt auffallen und die Gesprächsfähigkeit auch mindern können, werden diese Störungen in gängigen Aphasietests (AAT bzw. KAP), die ja zu anderen Zwecken entwickelt wurden, meist nicht oder nur eingeschränkt abgebildet. Sinnvoll ist eine Prüfung von Sprachverständnis, Nachsprechen, Benennen, Lesen und Schreiben, wie dies in der KAP abgefragt wird. Die Normen sind auf hirnorganisch beeinträchtigte Patienten bezogen, sodass hier der klinischen Einschätzung eher eine valide Rolle zukommt. Ist eine Diagnose greifbar, handelt es sich bei Dementen im klassischen Sinne am ehesten um eine amnestische Aphasie (s. o.). Dabei ist die Sprachproduktion fließend, bei Wortfindungsstörungen aber auch stockend. Die Wortfindung ist oft erschwert,

Umschreibungen, gestische und floskelhafte Behelfe fallen auf. Der Satzbau selbst ist kaum gestört, das Sprachverständnis ist, wie auch die Schriftsprache, meist gut, erst bei schwersten Demenzzuständen gemindert oder aufgehoben. Das Nachsprechen gelingt in der Regel.

Diagnostik: Ohne klinische Auffälligkeiten erscheint mir eine Untersuchung der Sprache unsinnig. Es hat sich bewährt, bei beobachteten Beeinträchtigungen im sprachlichen Bereich die freie Sprachproduktion nach den Regeln des Subtests „Spontansprache“ aus der KAP zu beurteilen. Dort wird ein semistandardisiertes Interview über vier Minuten zu interessierenden Themen geführt und anhand eines Kriterienkataloges bewertet. Wichtig ist dann, zu überlegen, ob die Leistungsminderungen das alltägliche Leben der Patienten beeinträchtigen oder eine Verständigung weiterhin problemlos möglich erscheint. Bei Beeinträchtigungen, die aus dem Rahmen des amnestischen Syndroms fallen, sollte die KAP in Gänze durchgeführt werden, um differentialdiagnostische Erwägungen nicht außer Acht zu lassen (Symptomatik z. B. bei vaskulären Demenzen, Abgrenzung zu anderen hirnorganisch bedingten Sprachstörungen beziehungsweise Doppeldiagnosen).

3.2.3 „Denken“

Keine Angst! Es kommt keine philosophische Abhandlung. Es geht hier um kognitive Funktionen im Finden von Problemlösungen und Erkennen von Zusammenhängen sowie um die alltagsbezogene Anwendung von Wissen, Einsichten und Erkenntnissen, also um die Fähigkeiten, „zweckvoll zu handeln, vernünftig zu denken und sich mit seiner Umgebung wirkungsvoll auseinander zu setzen“ (Wechsler 1956, 13). Dabei sind „Vorstellungen, Konzeptbildung und Problemlösen ... elementare Grundbausteine unseres Denkens. *Vorstellungen* sind als verbale oder bildlich abstrakte Propositionen (Bedeutungseinheiten) gespeichert. *Konzepte* werden über Vergleiche mit Prototypen gelernt. *Problemlösen* erfolgt meist über heuristische Suchstrategien“ (Birbaumer/Schmidt 1996, 683).

Kognitive Funktionen im Alter: Während man früher einfach annahm, die kognitiven Fähigkeiten ließen per se im Alter nach, unterscheidet man schon seit Langem zwischen einer kristallinen und einer fluiden Form (im Bereich der Intelligenz). Man fand heraus, dass besonders die Leistung in Tests, die sogenannte „Speed-Faktoren“ enthalten, mit dem Alter abnähmen, während die kristallinen Formen erhalten bleiben bzw. weiter ausgebaut werden. Man hat da allerdings nicht (allein) Intelligenz oder kognitive Funktionen gemessen, sondern die Veränderung bezieht sich vor allem auf die Verarbeitungs- bzw. Reaktionsgeschwindigkeit. Es vermindern sich jedoch auch Fähigkeiten, die nicht vom Speed-Faktor bestimmt sind wie das rechnerische Denken und das Abstraktionsvermögen (z. B. untersucht im Subtest Gemeinsamkeiten finden).

Kessler/Kalbe (2002, modifiziert nach La Rue) haben eine informative Übersicht über die (normalen) Veränderungen kognitiver Leistungen im Alter formuliert:

Tab. 3: Veränderungen kognitiver Leistungen im Alter (nach Kessler/Kalbe 2002, 650)

Parameter	Richtung der Veränderung	Kommentar
Intelligenz		
kristalline	unverändert / Zunahme	kann mit fortgeschrittenem Alter leicht abnehmen
fluide	Abnahme	beginnt zwischen 55 und 70, variabler Beginn bei Kohorten und Individuen
Aufmerksamkeit		
einfache Aufmerksamkeitsspanne	unverändert	
selektive Aufmerksamkeit	Abnahme	
Daueraufmerksamkeit	Abnahme	
Flexibilität	Abnahme	steht in Beziehung zur fluiden Intelligenz
geteilte Aufmerksamkeit	inkonsistent	
Sprache		
Alltagskommunikation	unverändert	außer bei sensorischen Defiziten
phonologisches, syntaktisches Wissen	unverändert	weniger Gebrauch von komplexer Syntax
lexikalisches Wissen	unverändert	
Benennen	erschwert	Schwierigkeiten beim Zugriff auf das Lexikon
Wortflüssigkeit	Abnahme	
Diskursverständnis	unverändert	etwas schlechter bei erhöhter Komplexität
Lernen und Gedächtnis		
sensorisches Gedächtnis	Abbau	Encodierungszeit erhöht
primäres Gedächtnis	unverändert	
sekundäres Gedächtnis	Abbau	weniger optimales Encodieren, Abrufprobleme
tertiäres Gedächtnis	inkonsistent	
Visuospatiale Fähigkeiten		
Erkennen eingebetteter oder fragmentierter Bilder	Verschlechterung	
Kopieren komplexer Figuren	Verschlechterung	
dreidimensionale konstruktive Leistungen	Verschlechterung	
Schlussfolgerndes Denken und Problemlösen		
Fähigkeit zur Selbstbeurteilung	Verbesserung	
Konzeptidentifikation	Verschlechterung	weniger Verschlechterung für praktische Konzepte
Formulierung von Fragen	Verschlechterung	redundante Fragen
logisches Problemlösen	Verschlechterung	
praktisches Denken	variabel	Unterschiede für neue und vertraute Aufgaben

Thurstone entwickelte das Konzept mehrerer „primärer mentaler Fähigkeiten“ mit den Dimensionen (s. a. Funke/Vaterrodt 2009, 44)

- verbale Bedeutung (verbal meaning),
- räumliche Orientierung (spatial orientation),
- induktives Denken (inductive reasoning),
- rechnerisches Denken (number),
- Wortflüssigkeit (word fluency),
- Merkfähigkeit und
- Auffassungsgeschwindigkeit.

Ein Nachlassen dieser Fähigkeiten wird bei Thurstone allgemein ab circa 60 Jahren beschrieben. Andere haben Dimensionen der Intelligenz betont, Guilford unterschied in seinem Würfelmodell der Intelligenz Denkinhalte, Denkprodukte und Denkoperationen als Dimensionen (s. a. Funke/Vaterrodt 2009, 47). Aber auch Einflussgrößen wie Berufstätigkeit, Familienstand und körperliche wie seelische Gesundheit spielen eine bedeutsame Rolle in Hinsicht auf die Entwicklung der kognitiven Funktionen im Alter (statistisch gesehen).

Je nach Leistungsvermögen bzw. beobachteten Einschränkungen, aber auch aus ökonomischen Erwägungen kann man differenziert oder auch beispielhaft punktuell untersuchen. Bei manchen Screenings werden einfache Rechenoperationen (MMST) durchgeführt, die Fluidität (semantische Wortproduktion beim DemTect) oder auch die Umstellungsfähigkeit (Zahlen umwandeln im DemTect) oder visuokonstruktive Fähigkeiten (PANDA) geprüft. Eine etwas differenziertere Untersuchung soll den Alltagsbezug zum praktischen Handeln bzw. Leben herstellen (hier am Beispiel des Wechsler Intelligenztests für Erwachsene (WIE) dargestellt):

AW: Umfang des Wissensbestandes, Abrufbarkeit desselben, Schulbildung,
GF: sprachlich-begriffliches Abstraktionsvermögen,
AV: alltagsweltliches Urteilsvermögen, sprachliche Ausdruckskraft,
RD: schlussfolgerndes Denken, formale Operationen mit numerischem Material,
BE: intuitives Erfassen von relevanten Informationen,
MT: räumliches Vorstellungs- und Rekonstruktionsvermögen, Problemlösen.

Weisheit

„Mit höherem Lebensalter mögen zwar elementare Funktionen wie z. B. die Reaktionsgeschwindigkeit abnehmen, dafür wächst aber die Lebenserfahrung unter Umständen so stark an, dass wir solchermaßen ‚gereiften‘ Personen die Eigenschaft der Weisheit zusprechen. Weisheit erscheint unter

diesem Blickwinkel als hochentwickelte Form einer Erwachsenen- bzw. Alters-Intelligenz, die von Paul Baltes und Jaqui Smith als Expertenwissen definiert wird, das zur Bearbeitung grundlegender Lebensfragen befähigt …

Die Stärken der älteren Menschen liegen nach neueren Erkenntnissen vor allem in Aufgaben, bei denen praktische und soziale Intelligenz gefordert sind. Auch die Integration von kognitiven und affektiven Komponenten, also die Verbindung von Verstand und Gefühl zu dem, was man Vernunft nennt, gelingt Älteren besser als Jüngeren." (Funke/Vaterrodt 2009, 77)

3.2.4 Exekutive Funktionen

Damit wird eine Gruppe unterschiedlicher Fähigkeiten „höherer Ordnung" (Matthes-von Cramon/von Cramon 2000, 392) bezeichnet, „die ein Individuum dazu befähigen, planmäßig, zielgerichtet und effektiv zu handeln" (Kessler/Kalbe 2000, 653).

- In Aufmerksamkeitsprozessen sind im Arbeitsgedächtnis exekutive Funktionen steuernd und fokussierend bei der Zuteilung von Ressourcen beschrieben (relevant – irrelevant). Dieses Modell wird nach Shallice als „SAS – Supervisory Attentional System" bezeichnet (nach Karnath/Sturm 2002, 408). Auch die „Kodierung von Repräsentationen im Arbeitsgedächtnis nach der Zeit und dem Ort ihres Auftretens" erfolgt hier (Matthes-von Cramon/von Cramon 2000, 393).
- Initiative, Planen, Zielverfolgung und Handlungsumsetzung: Exekutive Funktionen werden im Sinne der Selbstregulation und planender Controllinginstanz bei der Verhaltenssteuerung und Verhaltensbewertung als „Supervisory system" betrachtet. Dabei wird prozessbegleitendes Monitoring zur Bestimmung der nächsten Planungs- bzw. Handlungsschritte eingesetzt, Zeit- und Ressourceneinsatz werden bedacht (Selbstmanagement), umgesetzt und gegebenenfalls modifiziert bzw. angepasst (z. B. im Sinne von Adaptation bzw. Assimilation, aber auch aktiver Veränderung).
- Die Fokussierung handlungsrelevanter Informationen sowie die Handlungssteuerung werden geleistet und in sozialen Situationen werden unangemessene Handlungen gehemmt (Kontrolle über impulsives Verhalten).
- Höhere soziale und ethische Funktionen werden in ihrer Funktion der Verhaltenssteuerung zugeordnet, auch wenn sie an sich inhaltlich eine eigenständige Kategorie bilden.

Die exekutiven Funktionen werden mit Frontalhirnfunktionen in Verbindung gebracht. Das Frontalhirn wird als phylogenetisch jüngster und menschlichster Teil des Gehirns bezeichnet („30–40% des Gesamtvolumens", Matthes-von Cramon/von Cramon 2002, 392). Persönliche Konzepte und Perspektiven, Bewusstsein und Selbstbewusstsein sowie die individuelle Ethik werden u. a. in diesen Regionen „lokalisiert". Aber auch Wurzeln der sozialen Interaktionsfähigkeit sind hier zu verorten, wobei man immer von einer Beteiligung des gesamten Kortex bei komplexen Denkvorgängen ausgehen muss.

Was Psychiater und Neurologen mit der Frontalhirnsymptomatik (z. B. bei Morbus Pick) beschreiben, haben Neuropsychologen als Dysexekutives Syndrom zusammengefasst. Während das **Dysexekutive Syndrom** Störungen von kognitiven Funktionen beschreibt, wird mit dem Frontalhirnsyndrom neben der Lokalisation der Schädigung eine Deskription von Symptomen aufgezeigt. Dabei ist von einer grundlegenden Veränderung des Menschen die Rede. Ein Mangel u. a. an Selbststeuerung führt manchmal z. B. zu Verwahrlosungserscheinungen. Sprunghafte Impulsivität im Verhalten, Ablenkbarkeit, Schwierigkeiten, sich situationsangepasst umzustellen und Schwierigkeiten, sich in sozialen Situationen situationsadäquat zu verhalten, werden beschrieben. Man sollte jedoch nicht meinen, dass es sich einfach um soziale Unangepasstheit handelt. Ein Teil der Betroffenen wirkt sprunghaft und desorganisiert, reagiert vor allem in Überforderungssituationen oder, wenn er sich subjektiv in die Enge getrieben fühlt, oft aggressiv bzw. triebhaft gesteuert. Andere reagieren eher apathisch lethargisch. Diese Probleme treten zwar gehäuft, jedoch nicht immer auf, sodass sie schwer zu untersuchen sind.

3.3 Persönlichkeit

Man kann fragen, wieso sich dieses Kapitel im Buchteil der Ausführungen zur Leistungsdiagnostik befindet. Demenzielle Entwicklungen betreffen nicht nur das Gedächtnis, nicht nur weitere kognitive Leistungen, sie haben Auswirkungen auf die gesamte Person und auf die Persönlichkeit.

Immer wieder wird von einschneidenden Veränderungen in der Persönlichkeit zunehmend dementer Menschen berichtet. In der Literatur wird unter anderem von holzschnittartiger Vergröberung oder von Verflachung berichtet. Manche Angehörige glauben, ihren Nächsten nicht mehr wieder zu erkennen. Inge Jens drückte das in einem Interview so aus: „Der Mensch, mit dem ich lebe, ist nicht mehr mein Mann, aber er ist der mir Anvertraute. Und manchmal leuchtet noch etwas in ihm auf, was mich an ihn und nur an ihn erinnert. In solchen Momenten ist er mir vertraut wie eh und je" (Inge Jens 2009, 26).

Bei einer Untersuchung sind auch die Person und Persönlichkeitsaspekte zu berücksichtigen. Ich würde sie folgendermaßen unterteilen:

1. Der einzigartige Mensch in seiner *Primärpersönlichkeit* beeinflusst das Denken und Handeln.
2. Es zeigen sich jeweils spezifische *Reaktionen* auf die zugrundeliegende *Erkrankung*, die oft erwähnte Verleugnung oder Verharmlosung der Symptomatik ist ein Teil des Prozesses der Krankheitsverarbeitung. Eine anfängliche depressive Symptomatik steht damit in Zusammenhang, aber teilweise auch aggressive Durchbrüche in späteren Phasen können ein hilfloser Versuch sein, mit der schwieriger zu überblickenden Realität umzugehen.
3. *Organische Wesensänderungen* werden beschrieben, auch hier sind Depressionen bei beginnenden Demenzen zu sehen. Später können aggressive Impulsdurchbrüche auftreten, eine Vergröberung der Persönlichkeit wird im Verlauf geschildert.
4. Last but not least gibt es die *Interaktionen* mit einer nicht immer optimalen *Umgebung*.

Wie man sieht, kann man das spezifische Verhalten aus verschiedenen Sichtweisen und Hintergründen beleuchten. Meist wird nur ein „Erklärungsmodell“ herausgegriffen und entsprechend verkürzt benutzt. In der Regel wirken aber alle Aspekte zusammen und sind entsprechend zu gewichten. Diagnostik ist eben nicht nur Testanwendung. Daneben ist dieser Untersuchungsstrang wichtig für die differentialdiagnostische Abwägung zu psychogenen Verursachungen von kognitiven Leistungsminderungen.

Die *Primärpersönlichkeit* bringt jeder mit. Im Spiegel der Diagnostik, besonders im stationären Rahmen eines Krankenhauses, wirkt manches schärfer als im normalen Umfeld. Viele Menschen, die zum Teil auch gegen ihren Willen in Institutionen eingewiesen werden, kämpfen verbissen um ihre Autonomie und gegen ein Machtgefüge, das sie nicht als hilfreich, sondern als bedrohlich erleben. Aber auch vorbestehende (prämorbide) Persönlichkeitszüge oder psychische Erkrankungen verändern sich mit zunehmender Demenz. So können sich Ängstlichkeit oder auch aggressive Züge verstärken, „Extraversion, Gewissenhaftigkeit, Offenheit für Erfahrungen und Soziabilität“ (Wiedemann/Linden 2002, 479) können abnehmen. Die Veränderungen der Selbststeuerungsfähigkeit spielen hier ebenfalls eine Rolle.

Immer wieder wird von *Depressionen* bei beginnender Demenz berichtet. Veränderungen werden als schleichend, allmählich beschrieben, erscheinen oft kaum fasslich. Probleme werden gerne verborgen, besonders wenn die Betroffenen bzw. die Angehörigen das Geschehen nicht wahrhaben wollen. Kleine Veränderungen werden bemerkt, manchmal jedoch gern beiseitegeschoben. Die Verarbeitung, z. B. in einer depressiven Reaktion, ist schmerzlich und leidvoll, aber auch eine „normale" Reaktion auf ein einschneidendes, schwerwiegendes Geschehen.

Phasenhafter Verlauf: Wut, Ärger und Widerborstigkeit werden in bestimmten Phasen immer wieder beschrieben. Ob sie ein Symptom eines Persönlichkeitsverfalls sind oder eine manchmal nicht passende hilflose Reaktion auf nicht akzeptierte Bevormundung, bleibt jeweils zu untersuchen. Viele Ursachen und Begleitumstände können mitwirken.

Störungen werden immer wieder beschrieben in den Bereichen des *Antriebs* und der *Emotionen*. Beim Antrieb werden Antriebsminderungen, Enthemmung sowie mangelnde Steuerung und Impulshandlungen berichtet. Bei den Emotionen werden einerseits eine Verstärkung von kurzzeitigen Affekten (wie Angst, Ärger, Freude, Wut) beschrieben, während andererseits Gefühle (Zuneigung, Abneigung, Liebe, Hass) als verflacht eingeschätzt werden. Stimmungen erscheinen oft diffus, ungerichtet.

Eine *Vergröberung der Persönlichkeit* oder persönlichkeitsfremdes Verhalten vielfältiger Art wird beschrieben. Bei Menschen mit Alzheimer-Demenz wird über „eine reduzierte Initiative, Aufgabe von Hobbies, Rigidität, Affektinkontinenz und verminderte Rücksichtnahme auf die Gefühle anderer neben eher selten vorkommendem ‚sexuellen Fehlverhalten' " (Wiedemann/Linden 2002, 479) berichtet.

Verschiedene *verursachende Faktoren* werden diskutiert, neben einer depressiven Reaktion sind auch dysexekutive Störungen im Gespräch, eine regressive bzw. organisch bedingte „Rückentwicklung". Diese Annahme oder auch Beobachtung verführt immer wieder dazu, die Betroffenen zu infantilisieren bzw. nicht in ihrer Persönlichkeit zu achten. Nicht bedacht wird, dass sich manches im Verlauf z. T. stark zurückbildet, dass oft aber noch innerlich ein Urteilsvermögen vorhanden ist, welches bei aller Veränderung weiter zu funktionieren scheint. So äußern auch schwer betroffene Patienten immer wieder in sogenannten luziden Intervallen Gedanken (z.B. in der Situationsbewertung, Einschätzung von Mitmenschen), die ihnen zuvor niemand mehr zugetraut hätte. Bedeutsam ist, dass auch Menschen mit fortgeschrittener Demenz durchaus ein Empfinden von einem würdevollen Dasein und Umgang mit ihnen selbst haben.

Während die angeführten Symptome besonders bei Menschen mit Alzheimer-Demenzen beschrieben wurden, werden bei Parkinson-Erkrankten vor allem Depressionen mit ausgeprägten Ängsten, Halluzinationen und zeitweilig auch deliranter Verwirrtheit geschildert. Dabei können die Depressionen schon prodromal auftreten. Sie werden mit einem ungünstigen Verlauf der Erkrankung und schweren kognitiven Einschränkungen in Verbindung gebracht.

Kommentar:

Stigmatisierung? Manche Begriffe werden unangemessen oder abwertend benutzt. Mir geht es hier nicht um Ausgrenzung, Abwertung oder ähnliches. Aber auch notwendige Hilfen kann man nur einleiten, wenn man weiß, welche Prozesse mit welchen Folgen wirksam werden. Manchmal kann man das Geschehen einfach nur begleiten. Denn jedes Leben endet mit dem Tod, auch wenn dies banal und platt klingt. Der Weg durchs Alter ist für alle nicht leicht. Ihn an- und aufzunehmen, ist wohl eine wichtige Aufgabe eines jeden Einzelnen von uns.

Daher: Seien Sie bitte achtsam im Gebrauch der Worte, aber seien Sie vor allem achtsam im Umgang mit dem jeweiligen Menschen.

3.4 Verhalten

Interaktionen von organischen Veränderungen und Reaktionen mit dem Umfeld: Verhaltensänderungen sind bei leichten kognitiven Störungen bzw. beginnenden Demenzen kaum zu beobachten und wenn, dann meist nicht gravierend. Die selbstständige Lebensfähigkeit ist in der Regel voll erhalten.

Demente reagieren im Verlauf der Erkrankung häufig zunehmend passiv und verlangsamt, dabei oft zwanghaft und weniger spontan. Sie werden in fortgeschrittenen Stadien wachsend geprägt von vielfältigem impulsgesteuertem Verhalten. Diese Verhaltensstörungen werden oft auf die kognitiven Einschränkungen bzw. auf die mangelnde Selbststeuerung zurückgeführt, oft erweisen sie sich jedoch auch als (hilflose) Reaktionen auf nicht akzeptierte Lebens- und Pflegesettings.

Beispiel

Dass das teilweise zunehmend im Umgang problematischere Verhalten nicht durch die Organik allein erklärt werden kann, zeigt das Beispiel eines unablässig laut rufenden oder auch schreienden Menschen mit einer Demenz. Seine Motivation erschließt sich nicht auf Anhieb. Menschen in der Umgebung ertragen das manchmal nur schwer.

Es gibt in diesem Zusammenhang immer wieder Diskussionen um bestimmte Worte: So ist es nicht opportun, das Wort „Schreipatient“ in den Mund zu nehmen. Aber, wie umschreibt man die Problematik? Immer wieder kommen Menschen nur deshalb in die Klinik, weil im persönlichen Umfeld kaum jemand das Verhalten über längere Zeit aushält. Diese Menschen werden oft als gottgegeben beständig laut rufend hingenommen, manchmal beschimpft oder „zur Ordnung gerufen", meist jedoch links liegen gelassen. Meist wird „das Geschrei" dann immer schlimmer und unerträglicher. Sedierung ist daraufhin oft die Forderung und traurige Konsequenz. Dass es auch etwas mit dem Umgang, aber auch mit den finanziellen Rahmenbedingungen (genug gut ausgebildetes und motiviertes Personal) zu tun hat, ob jemand fortwährend schreit oder nicht, kann man erst verstehen, wenn man die Situation in Kliniken, Heimen, Wohneinrichtungen u. a. m. kennt. Und wenn man z. B. die Angst oder die Abwehr beachtet, in der ein betroffener Mensch stecken kann. Als ich das bei unseren Pflegekräften ansprach, meinten diese sofort: „Man muss doch erst mal herausfinden, warum jemand schreit." Dementia Care Mapping ist eine gute Beobachtungsmethode, um Hintergründe dieses Verhaltens zu ermitteln (z. B. Unruhe im Umfeld kann Unruhe bei Betroffenen hervorrufen). Oft helfe Zuwendung, sich mit dem Betroffenen zu beschäftigen. Wenn man sich die Belastung aufteile und jeder nur eine Weile Zeit aufwenden müsse, werde es auch nicht zu viel. „Aber es ist personalintensiv", wurde ergänzt. In der Praxis sind diese Maßnahmen besonders bei Personalmangel nicht immer optimal durchführbar.

Ein weiteres Beispiel: Unruhe und nächtliches Umhergeistern kann auch etwas damit zu tun haben, dass sich jemand unwohl fühlt. Oder dass etwas über den Kopf hinweg entschieden wurde, ohne es mit dem Betroffenen zu klären (z. B. die Heimeinweisung als Ausflugsfahrt zu deklarieren). Jedoch kommen auch in guter Umgebung mit optimaler Betreuung Verhaltensstörungen vor, gibt es Menschen, die beispielsweise um sich schlagen. „Viele Veränderungen lassen sich ... als Verlust von Ressourcen und als Zusammenbruch psychischer Abwehrmechanismen interpretieren. So könnte jemand, der früher extrem selbstbeherrscht war, Episoden der Wut zeigen ..." (Kitwood 2004, 55).

Verhalten und Organik: Verhaltensänderungen sind bei Menschen mit Frontalhirnsymptomatik als vornehmlich organisch bedingt zu betrachten. Gerade dort ist es wichtig, von einer Be- oder Abwertung zu einer angemessenen Versorgung zu kommen. Diese organische Komponente spielt in fortgeschrittenen Stadien bei vielen Demenzformen eine Rolle. Wichtig erscheint mir hier die (innere) professionelle Haltung bei grundsätzlicher Annahme der Person. Man kann den Patienten nicht Vorhaltungen an Punkten machen, für die sie nicht verantwortlich zu machen sind. Dennoch ist es auch wichtig, sich im Bedarfsfall zu schützen und Ruhe zu bewahren. Ist man innerlich sicherer im Umgang, schaukeln sich Konflikte in der Regel nicht so leicht hoch. Auch wenn Demente in ihren Möglichkeiten eingeschränkt sind, zeigen sie manchmal noch deutliche Reaktionen auf die Art und Weise, wie man mit ihnen umgeht. Wenn über ihren Kopf hinweg entschieden wird, empören sich viele, auch wenn sie dies manchmal nicht mehr sachgemäß zum Ausdruck bringen können. Eine Änderung des Kontaktes und der Grundhaltung zum Betroffenen ist besonders für Angehörige schwierig, die keinen inneren Abstand wahren können und dem Verhalten meist pausenlos über lange Zeit ausgesetzt sind.

4 Demenztestung

Erstaunliche Ergebnisse

In einer „*Studie waren ca. 40% der untersuchten 200 Heimbewohner nicht ICD-10-konform vordiagnostiziert. Eine beachtliche Anzahl der kognitiv Gesunden hatte fälschlich eine Demenzdiagnose erhalten*". So die Zusammenfassung einer Untersuchung von Brüne-Cohrs et al. (2007, 611).

„Intelligenz ist, was der Intelligenztest misst." – Diese etwas abfällige Äußerung zur Validität von Tests sollte uns im Gedächtnis sein, wenn wir von Demenztests sprechen. Es gibt allgemeine und detaillierte Definitionen zu Demenzen. Es wird auch immer wieder von Demenztests gesprochen. Etwas plakativ möchte ich betonen: Es gibt keine Demenztests.

Was soll dann der ganze Aufwand, werden Sie sagen, wenn Sie erst an dieser Stelle darauf hingewiesen werden, dass es Demenztests überhaupt nicht gibt?

Die Tests, die es gibt, messen meiner Meinung nach nämlich nicht „Demenz", sondern kognitive Testleistungen auf dem Boden hypothetischer Konstrukte. Und die Leistungsminderungen weisen unter Umständen (bei Beachtung von Motivation, Testfähigkeit oder geordneter Testdurchführung) auf ein Leistungsdefizit. Diese Leistungsdefizite können die unterschiedlichsten Ursachen haben. Die Testergebnisse sind mit der Verhaltensbeobachtung und den beobachteten Lösungsstrategien der Probanden in Beziehung zu setzen und sind in der klinischen Diagnostik mit den anderen Befunden zusammenzuführen. Man kann Hypothesen komplex erschließen und begründen, ob es sich um eine Demenz handelt, gegebenenfalls um welche oder ob die Befunde auf etwas anderes verweisen. Aber keinesfalls ergibt ein numerischer Testwert einfach „die Demenz". Und auch in den Diagnosekriterien wird neben der Symptomatik ein mindestens sechsmonatiger Verlauf gefordert, um die Diagnose Demenz stellen zu können. Dies wird in der Praxis häufig vergessen.

Fehldiagnosen sind bei den rechtlichen und persönlichen Folgen oft fatal, vor allem für die Probanden (z. B. in Bezug auf selbstständige Lebensführung oder Heimeinweisung).

Psychologische Tests werden oft mit psychologischer Diagnostik gleichgesetzt. Gut normierte Tests mit aussagekräftigen Inhalten können eine verlässliche Grundlage für eine Befundung sein. Sie sind aber in der klinischen Praxis immer nur im Rahmen einer allgemeinen klinischen Untersuchung und Diagnostik mit dem Blick auf

- die Testfähigkeit der Probanden,
- ihre Mitarbeitsbereitschaft,
- Differentialdiagnosen und
- die Fragestellung

wirklich valide nutzbar.

Zudem ist die Anamnese vor dem biografischen und sozialen Hintergrund zu beachten. Während der Testung ist eine genaue Verhaltensbeobachtung vonnöten, um nicht nur die Ergebnisse, sondern auch die Eigenheiten der Lösungswege (das Wie) und evtl. im Hintergrund wirksame oder verursachende Störungen nicht zu übersehen (z. B. Abgelenktheit, Unruhe, Verlangsamung oder auch Motivations- oder Persönlichkeitseinflüsse). Mangelnde Gedächtnisleistungen sind nicht immer auf demenzielle Entwicklungen zurückzuführen. Die Pseudodemenz bei (auch larvierten) Depressionen ist bekannt und verbreitet.

4.1 Testtheoretischer Hintergrund

In der klinisch psychologischen Diagnostik haben Tests einen hohen Stellenwert, die Ergebnisse werden jedoch immer wieder falsch eingeschätzt. Vor allem die „harten numerischen Werte“ machen Eindruck, werden oft absolut gesetzt oder überinterpretiert. Werden die reinen Daten als Ergebnis präsentiert und nicht mit dem (sorgfältig erhobenen) klinischen Befund vor dem Hintergrund des speziellen Krankheitsbildes abgeglichen, sollte man die Ergebnisse mit äußerster Vorsicht betrachten. Immer wieder und leider viel zu oft kommt es so zu Fehldiagnosen und zur Überbewertung scheinbar unabänderlicher Befunde.

Mit gut normierten und validierten psychologischen Tests sind natürlich fundierte fachliche Einschätzungen möglich, aber nicht in jedem Fall. Misstrauisch sollte man werden, wenn die „objektiven“ Zahlen absolut angesehen, nicht differentialdiagnostisch abgewogen werden und die Vertrauensgrenzen (Signifikanzen, Standardabweichungen bzw. Standardmessfehler) nicht bedacht sind. Der Rückschluss von der Testleistung auf eine zugrundeliegende bzw. korrelierte Störung muss immer den klinischen Hintergrund berücksichtigen. Eindimensionale Kausalattributionen führen manchmal in die Irre und haben bei rechtsrelevanten Fragestellungen oft entscheidende Folgen für die Betroffenen.

4.1.1 Messung und Gütekriterien

Messung: Mit Tests oder „psychologischen Messinstrumenten" werden in der Regel nicht Krankheiten, sondern Leistungen und Eigenschaften im Sinne von Konstrukten erfasst. Sie messen jedoch nicht „Demenz" oder selbstständige Lebensfähigkeit oder soziale Integration. Auch bei vielen medizinischen Untersuchungen wird aus Messwerten auf Funktionen oder deren Störungen geschlossen. So gibt es z. B. hoch auffällige MRTs mit einem weitgehend „normalen" klinischen Bild. Psychologen beschreiben Messung zum Beispiel folgendermaßen: „Von Messung kann nur dann gesprochen werden, wenn ein numerisches Relativ die homomorphe Abbildung eines tatsächlich existierenden empirischen Relativs darstellt" (Russ 2003, 5). Man bezieht sich auf das Brunswicksche Linsenmodell, mit der die Relationen zwischen den realen Gegebenheiten und den mentalen Repräsentationen bzw. Abbildungen beschrieben werden. Von der Entsprechung oder Annäherung von mentalen Repräsentationen an reale Gegebenheiten in statistischen Messungen hängt auch die Urteilsgenauigkeit in der Diagnostik ab.

Bei der Auswahl und im Gebrauch eines „Messinstruments" sind Differentialdiagnosen zu erwägen bzw. auszuschließen. Es ist zwischen Messinstrument, Messung, Untersuchungsgegenstand bzw. -ziel zu differenzieren, genau abzuwägen, was geeignet erscheint, wo die (optimale) Messgenauigkeit welches Instrumentes die Fähigkeiten oder Leistungsminderungen optimal abbildet. Einen Temperaturfühler für die Außenluft benutzt man i. d. R. nicht für die Ermittlung der Betriebstemperatur eines Backofens. So kann die Entscheidung für die Benutzung eines speziellen Tests oder die Zusammensetzung einer Testbatterie auch immer erst nach einer entsprechenden Voruntersuchung erfolgen. Wichtig dabei ist daneben, ob ein Proband überhaupt testbar ist und wie belastbar er erscheint.

Neben der reinen Messung gibt es für jeden vernünftigen psychologischen Test Haupt- und Neben*gütekriterien*, die wesentlichen sind Objektivität, Reliabilität und Validität. *Objektivität* umschreibt, dass u. a. verschiedene Untersucher nach gleichen Vorgaben handeln (Untersuchungsobjektivität), dass die Auswertungen zu denselben Ergebnissen führen (Auswertungsobjektivität), also verallgemeinernd Beobachterübereinstimmung.

Auch *Reliabilitäts*formen gibt es diverse, entscheidend ist, dass bei Untersuchungswiederholungen (wo möglich) bzw. bei Paralleltestformen gleiche Ergebnisse herauskommen, es geht also um Zuverlässigkeit und Reproduzierbarkeit der Messung. Die Reliabilität ist auch davon abhängig, wie ausführlich die Prüfung ist, so können z. B. kurze Ermittlungen von nur drei Worten die Merkfähigkeit nicht so zuverlässig prüfen wie ausführlichere Untersuchungen.

Entscheidend jedoch ist die *Validität*, nämlich dass das gemessen wird, was der Test vorgibt zu messen, was er messen soll (z. B. ist die Definition „Intelligenz ist, was der Intelligenztest misst", nicht gerade eine valide Begriffsbestimmung, sondern eine Tautologie). Wichtig ist, dass Kausalattributionen und induktive Schlüsse auf Stimmigkeit und Plausibilität untersucht werden. Man unterscheidet neben anderen Formen inhaltliche Validität, Konstruktvalidität und Kriteriumsvalidität, daneben gibt es die Übereinstimmungs- und die Prognosevalidität. Die ersten drei Formen sind wichtig zur Einschätzung der Güte eines Tests, die beiden letztgenannten zur Beurteilung der Vergleichbarkeit von Befunden verschiedener Untersucher. Es gibt auch faktorenanalytische Untersuchungen zur Validitätsbestimmung. Aber mit diesem Verfahren kann man nur untersuchen, was man hineingesteckt hat, bestenfalls die Stabilität und die Konsistenz der wichtigsten Indizes. Und das ist eher eine Frage der Reliabilität. Dies klingt sehr theoretisch, ist jedoch zumindest im Hintergrund zu bedenken. Krauth (2000) hat Bedrohungen für die Konstruktvalidität folgendermaßen zusammengefasst:

- die „vage Definition der Konstrukte" (Anmerkung: Es gibt dezidierte und ausgefeilte Theorien zu manchen Tests, die Testvariablen und Auswertungsdimensionen erscheinen im Vergleich dazu hin und wieder lapidar.);
- „mono-operation bias: nur ein Aspekt der Konstrukte wird untersucht bzw. mono-method bias: nur eine Methode wird zur Operationalisierung der Konstrukte verwendet, dies geschieht z. B. oft bei der unkritischen Verwendung von einfachen Screening-Verfahren"; (Anmerkung: Manche Untersucher verwenden gerne nur einen Teil aus Testverfahren und machen dann waghalsige Aussagen. Achtung! Die Schlussfolgerungen sind der verminderten Zuverlässigkeit des Untersuchungsinstrumentes anzupassen.);
- „Hypothesenraten der Probanden (Hawthorne-Effekt);
- soziale Erwünschtheit" (Anmerkung: häufig bei älteren Probanden);
- „Erwartungen des Versuchsleiters (Rosenthal-Effekt);
- Auslassen relevanter Faktorstufen;
- mehr als eine unabhängige Variable ist wirksam;
- Wechselwirkung zwischen Messung und Behandlung;
- eingeschränkte Generalisierbarkeit auf ähnliche Variablen."

4.1.2 Standardisierung und Messung

Die statistischen Angaben zu Tests und Testwerten beziehen sich auf die probabilistische Testtheorie. Ich finde es nützlich, einige der grundlegendsten Begriffe zu erwähnen, die ich jedoch nicht in Gänze darstellen kann. Für eine Bewertung und Interpretation von Testergebnissen muss man unter anderem wissen, wie belastbar sie sind, wie und was genau gemessen wird und wie man die Daten statistisch abgesichert, d. h. normiert hat. Psychologen werden sagen: Das kennen wir doch alles aus dem Grundstudium. Die in diesem Abschnitt aufgeführten Punkte werden jedoch vor dem Hintergrund diskutiert, dass grundlegende Verfahren und Standards in der Konstruktion bei einzelnen Testverfahren immer wieder nicht eingehalten werden. Andererseits ist hier für eine Grundlagendarstellung zur Testtheorie nicht der richtige Ort. Gute Zusammenfassungen finden sich bei Amelang/Schmidt-Atzert 2006, 25–93; ausführlicher mehrere Artikel in Jäger/Petermann 1992, 245–256 und 277–344; grundlegend: Lienert/Raatz 1998.

Zu erwähnen ist die *Unschärfe der Messung.* Die Beobachtungen oder Testwerte setzen sich zusammen aus den „wahren" Testwerten und aus Messfehlern. Der *Standardmessfehler* ist ein Ausdruck der begrenzten Zuverlässigkeit der Messung. Die Reliabilität ist dafür ein Indikator. Das bedeutet, dass man nicht von einem absoluten Testwert ausgeht, sondern einen Erwartungsbereich oder Vertrauensintervall (um den Messwert) annimmt, innerhalb dessen der wahre Wert liegt. Man kann kritische Differenzen zwischen Messwerten ermitteln. Jedoch gehen viele Vorannahmen und Vorbedingungen in diese probabilistische Testtheorie ein, meist werden eine Standardnormalverteilung und Intervallskalenniveau vorausgesetzt.

Die *Zuverlässigkeitswerte* sagen nicht nur etwas über die Messgenauigkeit und die Messbereiche aus, sie sind auch abhängig von der Stichprobenzusammensetzung. Tendenziell sind die Zuverlässigkeitswerte höher, wenn die Stichprobe homogen, also sehr speziell zusammengesetzt ist. Dann kann man aber auch nur über diesen sehr beschränkten Bereich eine Aussage treffen. Daher ist aus Gründen der Vergleichbarkeit die Erhebung repräsentativer randomisierter Normstichproben zur realistischen Ermittlung der Kennwerte so wichtig. Man kann eben nicht nach dem Kriterium der Erreichbarkeit nur homogene Subgruppen untersuchen. Dadurch werden die Gütekriterien von vornherein überschätzt.

Während die Testleistungen bei Demenztests durch Operationalisierungen von Konstrukten erfasst werden, sind die *Zuordnungen* zu den klinischen Gruppen kriteriumsorientiert. Dabei ist nach Amelang/Schmidt-Atzert (2006, 89) zu beachten,

- dass die Kriterien (z. B. Demenz) „sachgerecht" normiert und validiert sind,
- dass die Prüfungen (Testitems) diese Kriterien auch abbilden (das heißt, dass man misst, was man ermitteln möchte),
- dass die Messbereiche der Tests die Leistungen der Probanden abbilden, sonst erhielte man Boden- bzw. Deckeneffekte,
- dass die Zuordnung der Getesteten mittels der Prüfkriterien in die Gruppen „zufallskritisch" erfolgt (hier: Demenzgrade – Mild Cognitive Impairment – Abgrenzung von Depressiven – normale Testleistungen).

Das bedeutet, dass Cut-off-Werte möglichst nicht durch Expertenurteile, sondern durch empirische Untersuchungen festgelegt werden. Gerade hier ist es wichtig, die Werte mittels repräsentativer Stichproben zu erheben, um Testfairness zu gewährleisten. Beispielsweise ist im MMST der Cut-off-Wert immer wieder – mehr oder weniger willkürlich – ohne Angaben von Hintergründen neu festgelegt worden, er schwankt von 21/22 bis 28.

Nur wenige Tests wurden in Hinblick auf Vorhersagegenauigkeit bezüglich echter Kriterien untersucht. Oft wurden andere Testverfahren parallel angewandt und die Ergebnisse korreliert. Aber auch die wurden meist nicht gegenüber Außenkriterien untersucht. Bei diesen Untersuchungen werden die Koeffizienten i. d. R. nach dem Binomialmodell (Reliabilität nach der Kuder-Richardson-Formel 21, siehe Amelang/Schmidt-Atzert 2006, 91) oder Mehrfeldermodellen bei der Abgrenzung mehrerer Gruppen ermittelt. Wendet man dies auf den Bereich der Demenzen an, ist Folgendes festzuhalten:

- Gäbe es ein klares Außenkriterium für „Demenz", bräuchte man keine psychologischen Tests, Expertenratings oder Screenings.
- Ist jemand ausgeprägt dement, gibt es darum keine Diskussion.
- Problematisch sind die Abgrenzungen von leichten Demenzen, von anderen hirnorganischen Störungen, von Mild Cognitive Impairment (eigenständige Kategorie und Verlaufsform?), von Depressionen und die Abgrenzung zu Normalbefunden.
- Dazu erfordert die Diagnostik auch eine Betrachtung im Längsschnitt, um im Verlauf die Entwicklung der mnestischen und kognitiven Leistungen bzw. Symptomatiken beobachten und einschätzen zu können. Ein Forschungsbeispiel für Längsschnittuntersuchungen ist die seit 1997 laufende Basel Study on the Elderly (Monsch et al.2010; siehe Internetauftritt der Memory Clinic Basel).

Standardnormalverteilung gegenüber empirischen Verteilungen: In den statistischen Auswertungsverfahren wird meist vorausgesetzt, dass die ermittelten Werte sowohl in den Normgruppen als auch den klinischen

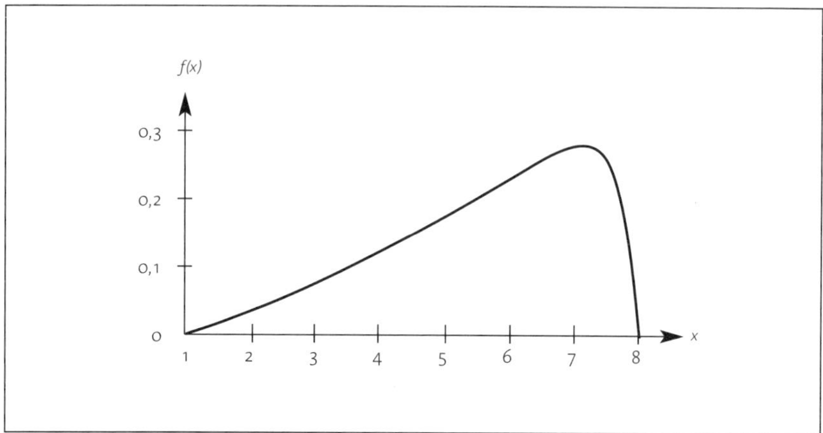

Abb. 8: Statistische Kennwerte der Standardnormalverteilung beschreiben die Abweichungswerte in schiefen Verteilungen unzureichend bis gar nicht.

Gruppen den Gegebenheiten einer Standardnormalverteilung entsprechen, mit vielen Messwerten in der Mitte und wenigen, aber aussagekräftigen Werten in den Extrembereichen. In der Biostatistik und auch in psychologischen Testverfahren ist dies immer wieder nicht der Fall. Beispiele hierzu wären die Chi2-, die F- oder die Poisson-Verteilungen. Regelmäßig finden sich dazu aber keine Angaben. Ob solche Modelle geeignet wären, ob die Werte solchen Verläufen folgen oder ob es vielleicht auch mehrgipflige Verteilungen gibt, wäre zu ermitteln.

Russ 2003 betont, dass Tests mit schiefen Verteilungen im klinischen Bereich erwünscht sind, da sie im Spektrum der Erkrankungen besser auffächern und differenzieren. Dafür differenzieren sie dann im Bereich von Grenzfällen zum Normalbefund nicht richtig, wie z. B. bei Mild Cognitive Impairment. Daneben ist es für eine echte probabilistische Einschätzung notwendig, die tatsächliche Verteilung der Messwerte zu kennen, um annähernd verlässliche Aussagen zu den Testwerten der Probanden treffen zu können. Aus den spärlichen Daten lassen sich meist nur wenige Fakten entnehmen. Beispiele für mindestens schiefe Verteilungen im Bereich der Demenztests sind der Kennwert Diskriminabilität (CERAD) oder der MMST, bei welchen die Werte eher in einer unsymmetrischen linksschiefen Verteilung abgebildet werden. Trotzdem werden dann in der CERAD die Ergebnisse nach z-Werten bemessen, die in solchen Fällen nicht aussagekräftig sind. Dort sind Angaben und Berechnungen nach Mittelwert und Standardabweichung nicht sinnvoll.

Da wirklich mathematische Modelle die Werte in der Biostatistik oft nur unzureichend abbilden, gibt es die Möglichkeit der Erstellung einer angenähert empirischen Funktion nach dem Verfahren der **Monte Carlo Simulation**. Sehr häufig (millionenfach) per Simulation durchgeführte Zufallsexperimente führen zur Ermittlung von Abweichungswerten, die in einer Fehlerverteilungskurve festzuhalten sind. So käme man letztendlich zu verlässlicheren Vorhersagewerten in Untersuchungen, in denen Mittelwerte nicht die geeigneten Schätzwerte sind (Hinweis von G. Helms).

Wichtig ist: Sind die Werte nicht normalverteilt, sagen die herkömmlichen statistischen Kennwerte nicht zuverlässig etwas über die Wahrscheinlichkeit aus, mit der man die Testergebnisse bewerten kann. Zudem sind Tests mit solchen Kennwerten denkbar ungeeignet zur Abgrenzung gegenüber dem Normalbefund oder zur Unterscheidung von Mild Cognitive Impairment. Die Stärken solcher Verfahren liegen in einer Differenzierung im pathologischen Bereich.

4.1.3 Was misst ein Demenztest?

Gemessen werden *Leistungen* in jeweils ausgestanzten einzelnen Bereichen, die der Test misst. „Demenz" kann nicht gemessen, sondern nur erschlossen werden, auch wenn das Erscheinungsbild z. B. einer Alzheimer-Demenz einem so klar vor Augen erscheint. Auch im ärztlichen Bereich wird mit einer umfassenden Untersuchung, der Befragung von Angehörigen und mit der Methode der Ausschlussdiagnostik (anderer Erkrankungen) gearbeitet. Ein entscheidendes Bewertungskriterium der DSM-IV, der ICD-10 und der S3-Richtlinie für Demenzen ist der Beobachtungszeitraum für die Symptomatik von mindestens einem halben Jahr. So sind immer Daten unterschiedlicher Art zu erheben und zu integrieren – Selbst- und Fremdeinschätzungen, Beobachtungen und Verlaufserhebungen, unter anderem auch Testwerte. Erhobene Testleistungen können unterschiedliche Ursachen haben, Demenzen sind zu differenzieren und von anderen hirnorganischen und psychischen Erkrankungen sowie von Artefakten abzugrenzen (u. a. Sprach- und Sinnverständnis, gnostische Defizite, Aufmerksamkeitsstörungen und Mitarbeitsbereitschaft können die Testwerte verändern).

4.2 Testvorbereitung und Untersuchungsprozess

Dass man nicht einfach testet, sondern zunächst eine vertrauensvolle Atmosphäre herstellt und den persönlichen Hintergrund für die Untersuchung kennenlernt, sollte eigentlich selbstverständlich sein. Manche Kollegen fürchten um die Objektivität der Einschätzung, wenn die Testung mit teilnehmender Beobachtung, klinischer Befunderhebung und „vertrauensbildenden Maßnahmen" verbunden ist.

- Erfolgen die vertrauensbildenden Maßnahmen nicht oder nur kurz „erklärend", reagieren gerade ältere Patienten, die gelernt haben, zu tun, was man ihnen sagt, eher mit passivem Widerstand anstelle eines klaren Neins.
- Daneben ist parallel die Testbarkeit bzw. Testfähigkeit inhaltlich und bezüglich benötigter Hilfsmittel festzustellen.
- Die teilnehmende Beobachtung beinhaltet auch die Untersuchung des Testverhaltens neben der Ermittlung der Leistungskennzahlen, der motivationalen Aspekte sowie der Beobachtung der Art und Weise des Umgangs mit dem Test und dem „Wie" der Informationsverarbeitung bzw. Aufgabenbewältigung.
- Die klinische Befunderhebung erfolgt zur Einordnung und Abgrenzung der Befunde bezüglich einer Diagnose bzw. zu Normalbereichen.

4.2.1 Äußere Rahmenbedingungen für eine optimale Testdurchführung

Im Nürnberger Altersinventar (NAI) wurde dies so gut zusammengefasst, dass ich es hier in Gänze zitiere (Merkblatt „Allgemeine Hinweise zur Durchführung der Leistungstestverfahren des NAI"):

> „Gerade bei älteren Testpersonen ist auf eine strenge Einhaltung der äußeren Rahmenbedingungen während der Testabnahme zu achten. Im Einzelnen ist folgendes sicherzustellen:
>
> - Ungestörter Testraum, keine Anwesenheit Dritter.
> - Tisch normaler Schreibhöhe mit rutschfester Schreibunterlage.
> - Bequeme Sitzgelegenheit in passender Höhe.
> - Günstige Lichtverhältnisse.
> - Die Testperson hat ggf. Lesebrille und Hörgerät (sowie Zahnersatz) zu tragen.
> - Leichtgängiger Bleistift (bzw. „roter Kugelschreiber") für die Testperson.
> - Sämtliche Testanweisungen sind wörtlich mit deutlicher Stimme und in angemessenem Sprechtempo zu übernehmen.
> - Der Testperson soll in jedem Fall das Gefühl vermittelt werden, „gute" Leistungen zu vollbringen."

4.2.2 Testfähigkeit bzw. Testbarkeit

Es klingt lapidar, ist aber immer wieder Thema (ohne Anspruch auf Vollständigkeit):

- *Medikamente*, die z. B. den Wachheitsgrad oder die Motorik (Unruhe, Reaktionsfähigkeit u. a. m.) beeinflussen, sowie
- *kognitive Einschränkungen* können eine Untersuchung stark behindern oder unmöglich machen (z. B. ist in jedem Fall das Instruktionsverständnis zu überprüfen), manchmal sind *organische Einschränkungen* (z. B. nach einem Hirninfarkt) auch ein Problem.
- *Hilfsmittel*: Schwerhörigkeit (auf Hörgerät achten) oder eine Sehschwäche sind schwerwiegend, die nicht erreichbare Brille oder der verlorene Zahnersatz (Verständlichkeit beim Sprechen) können eine Testung ungeheuer erschweren oder unmöglich machen.
- Zu beachten ist, ob eine *ausreichende Belastbarkeit* vorliegt und wie lange diese Belastungsfähigkeit während der Testung anhält. Besonders bei sehr alten bzw. körperlich kranken, aber auch erschöpften Patienten gibt es hier rasch Grenzen.
- *Körperliche Erkrankungen* können ebenfalls die Testfähigkeit mindern.
- Immer wieder vergessen wird, dass Tests nicht geordnet durchgeführt werden können, wenn das *Sprachverständnis* (z. B. bei Menschen anderer Muttersprachen oder bei aphasischen Störungen) eingeschränkt ist. Unter dieser Bedingung sind viele Tests nicht nutzbar bzw. nicht geordnet auszuwerten. Dolmetscher helfen i. d. R. auch nicht weiter, insbesondere wenn sie in einem persönlichen Verhältnis zum Probanden stehen.
- *Vorbefunde* und *Hinweise* von Angehörigen oder aus dem Verhalten auf der Station können Anhaltspunkte für die Testbarkeit geben. Die Gefahr, Vorurteilen aufzusitzen, sollte jedoch auch nicht außer Acht gelassen werden.
- Nicht zu vergessen ist, dass die *Motivation* bzw. die *Vorstellungen* der Patienten zur Testung zu beachten sind („Also, ehrlich! Da hat mich so 'ne Frau untersucht. Die dachte wohl, ich hätt'se nicht alle!").

Angesichts dieser Einschränkungen mag man sich fragen: Testen die denn überhaupt? Meist schon. Ein verantwortungsvoller und auch selbstkritischer Umgang mit dem Thema ist immer im Interesse des Patienten.

4.2.3 Sonderfall: Untersuchbarkeit bei Depressionen und anderen psychischen Erkrankungen

In jedem Fall ist vor einer Testung abzuklären, ob der Proband an einer schwerwiegenden Depression oder einer ähnlichen Erkrankung leidet, die die Testfähigkeit unvorhersehbar beeinflusst.

Hintergrund

Besonders bei degenerativen Demenzen treten begleitend zur beginnenden demenziellen Symptomatik Depressionen auf, eine Häufigkeit bis zu 50% wurde in epidemiologischen Studien ermittelt (siehe Heuft et al. 2006, 125).

Denn *psychische Erkrankungen* verändern die Messergebnisse, ihr etwaiges Vorliegen ist in einer klinischen Untersuchung zu erheben. Testet man trotzdem und berücksichtigt die genannten Effekte nicht, kommt es leicht zu gravierenden Fehleinschätzungen. Man misst etwas anderes, als der Test messen sollte. Bekannt ist die Pseudodemenz bei Depressiven, weshalb in solchen Fällen Testvorhaben zumindest nur mit einer deutlichen Einschränkung bei depressiven Patienten umzusetzen wären. Aus eigener Erfahrung mit Nachuntersuchungen von Probanden mit Pseudodemenzen muss ich betonen, dass man dieses Thema nicht von der Hand weisen sollte.

Die Abgrenzung einer depressiven Pseudodemenz von einer Demenz vom Alzheimer-Typ haben Heuft et al. (2006, 126) gut zusammengefasst (Tab. 4). In dieser Übersicht sind vor allem klinisch-psychiatrische Untersuchungsmethoden verwandt worden. Bei neuropsychologischen Untersuchungen fielen bei (unipolar) „Depressiven vor allem die auffälligen Leistungsminderungen in den exekutiven Funktionen neben mittleren Beeinträchtigungen im Bereich der selektiven Aufmerksamkeit sowie in visuokonstruktiven Fähigkeiten“ (Marneros 2004, 421) auf. Forschungsuntersuchungen erfolgten oft im universitären Rahmen, daher sind Hinweise wie etwa „der Depressionseffekt auf die Testleistungen ist nur mäßig stark ausgeprägt“ (Reischies 2003, 319) mit der praktischen Erfahrung mit ausgeprägt depressiv Erkrankten in einer psychiatrischen oder auch neurologischen Klinik nicht in Übereinstimmung zu bringen.

Es gibt feinere Unterscheidungen von Demenzen und Depressionen, die hier nur kurz angeführt werden können. So entwickelten Feinberg/Goodman vier Typen:

- Typ 1 – die depressive Pseudodemenz,
- Typ 2 – die Pseudodepression,
- Typ 3 – ein demenzielles Syndrom der Depression und
- Typ 4 – ein depressives Syndrom der Demenz (zitiert nach Schröder 2006, 141).

Förstl unterschied sieben Formen: die Depression – ohne/mit leichter/mit schwerer – kognitiver Beeinträchtigung; das unklare demenzielle und de-

Tab. 4: Abgrenzung von Demenzen und Depressionen in der klinischen Untersuchung

	Depression	**Demenz**
Persönliche Anamnese		
Depressive Episoden in der Vorgeschichte	häufig	selten
Familienanamnese (Depressionen)	häufig positiv (Demenz)	häufig positiv
Krankheitsbeginn	meist schneller, abgrenzbarer Beginn	schleichender, unscharfer Beginn
Neurologische Symptomatik	meist unauffällig	initial häufig Wortfindungsstörungen, später oft zusätzliche neurologische Symptome
Psychopathologie		
Orientierung, Merkfähigkeits- und Gedächtnisstörungen	ungestört leicht; klingen nach Remission ab	meist gestört regelmäßig; initial besonders Kurzzeitgedächtnis; Progredienz
formales Denken	Denkhemmung	umständlich, weitschweifig
Auffassungsstörung	meist keine	ausgeprägt
Krankheitsgefühl	Aggravationstendenz	Bagatellisierungstendenz
Affekt	wenig moduliert, Hilf-, Hoffnungs- und Wertlosigkeit, Libido-Verlust; Morgentief	affektlabil, affektarm, ratlos; Umkehr des Tag-Nacht-Rhythmus
Antrieb und Psychomotorik	meist antriebsarm, antriebsgehemmt; seltener unruhig getrieben	oft motorisch unruhig; aber auch antriebsarm

pressive Syndrom und die Demenz – ohne/mit leichter/mit schwerer – Depression (nach Schröder 2006, 145). In unserer klinischen Praxis vermischen sich vor allem im stationären Rahmen oft die Formenbilder mit zunehmendem Alter und der Multimorbidität der Patienten. Hirnorganische Komponenten, aber auch Ängste spielen immer wieder eine Rolle und sind nicht einfach abzugrenzen.

Stellungnahme für die klinische Praxis

Vor dem Hintergrund der mangelnden Testbarkeit ist es bei schwerwiegenden **Depressionen** besser, Testungen zu verschieben. Auch, wenn manche Autoren sich eine Abgrenzung zutrauen, plädiere ich dafür, mit der Testung zu warten, bis die Depression hinreichend behandelt bzw. abgeklungen ist. Akut depressive Menschen sind **nicht** valide testbar.

4.2.4 Hypothesengeleitete Untersuchung – Diagnostik im Prozess

Man könnte vielleicht auch „blind" testen. Vorurteile werden manchmal angeführt: „Machen Sie sich ein Bild". Jedoch ist eine hypothesengeleitete Untersuchung mit einer klaren Fragestellung wesentlich sinnvoller und effizienter. Dazu ist es wichtig, Informationen zur Zielsetzung der angestrebten Untersuchung zu bekommen, um nicht am Thema vorbei zu arbeiten. Eine Übersicht über einen möglichen Ablauf ist in folgender Matrix zusammengefasst:

Tab. 5: Fragestellungen einer hypothesengeleiteten Untersuchung

Fragestellung	zu klären	Beteiligte	Aktionen
Gibt es einen Untersuchungsauftrag (oder mehrere)?	Wer ist Auftraggeber? Was soll wirklich untersucht werden?	– Proband – Angehörige – Ärzte – Gerichte/Behörden – Sonstige	bei Bedarf Rücksprache nehmen
Gibt es Vorinformationen?	Inhalte, Fakten Stimmigkeit, Validität einschätzen	– Proband – Angehörige – Ärzte – Sozialarbeiter – Gerichte/Behörden – Sonstige	evtl. ergänzende Informationen einholen
Entwicklung der Zielsetzung der Untersuchung	Klar? – Oder bleibt die Zielsetzung unklar?	– Auftraggeber – Untersucher – Proband	Rücksprache mit Auftraggebern; bei Bedarf vertiefte Voruntersuchung

Fragestellung	zu klären	Beteiligte	Aktionen
Ist der Proband testbar?	Untersuchbarkeit	– Untersucher – Proband	– auf Hilfsmittel achten (Brille, Hörgerät, Zähne) – organische Vorbedingungen (z. B. Medikation!) – psychische Erkrankung? – Verständigungsfähigkeit
Ist der Proband motiviert?	Motivationslage	– Proband – (Untersucher)	evtl. „motivieren", evtl. Untersuchung verschieben oder ablehnen
Kennenlernen, Beziehungsaufbau, Voruntersuchung	– Anamnese der Symptomatik – Überblick über persönliche und berufliche Entwicklung – Überblick über das Spektrum der Symptomatik	– Proband – Untersucher – ggf. Angehörige/ Bezugspersonen	evtl. ergänzende Informationen einholen, Vorbefunde beachten
Hypothesengeleitete Untersuchung?	Hypothesenentwicklung	– Untersucher – (Proband) – (Weitere)	Hypothesen oder Screening
Welche Tests sind sinnvoll und wie anzuwenden?	Testauswahl, ggf. während der Testung an die Gegebenheiten anpassen; Testfairness	– Untersucher – (evtl. Anforderungen externer Auftraggeber)	Tests auswählen (dabei Belastbarkeit des Probanden beachten)
Testdurchführung	ggf. Modifikation	– Proband – Untersucher	Testung, Verhaltensbeobachtung, Beobachtung des Lösungsweges
Auswertung – Sind die Ergebnisse valide?	Wurden der Auftrag bzw. die Zielsetzung abgebildet? Evtl. zurück zur Testauswahl und Testung	– Untersucher	– Auswertung und Interpretation der Ergebnisse, – Einbeziehung der anamnestischen und biografischen Befunde – Erwägung von Differentialdiagnosen, – Bezugnahme auf den Auftrag und die Zielsetzung
Was erfolgt mit den Ergebnissen?	Abschlussberatung	– Proband – Auftraggeber – Untersucher – ggf. Angehörige/ Bezugspersonen	Beratung Befundbericht ggf. Stellungnahme ggf. Gutachten

4.2.5 Testrepertoire

Über ein hinreichendes Testrepertoire für Untersucher in der Demenzdiagnostik und die Regeln einer geeigneten Testauswahl besteht keine Einigkeit. Meist werden die Vorzüge der jeweils benutzten und favorisierten Verfahren mit viel Enthusiasmus vorgetragen. Und es gibt keine Patentrezepte.

- Manche Kollegen benutzen strikt festgelegte Verfahren aus Gründen der Vergleichbarkeit, vor allem wenn im Hintergrund Forschungen stattfinden.
- Andere stellen für jeden Probanden individuell Tests zusammen.
- Manche Kollegen benutzen Core-Tests, die sie mit individuellen Verfahren je nach Symptomatik ergänzen.
- Manche Kollegen nutzen einzelne Subtests aus verschiedenen Tests. Zu bedenken ist hier, dass in Validitätsuntersuchungen die Validitätswerte für Subtests i. d. R. erheblich niedriger sind als für die Gesamttestwerte.
- Auch die Anhänger der Screeningverfahren haben ihre Schwerpunkte. Zu bedenken ist jedoch, dass bei entsprechenden Auffälligkeiten eine ausführlichere Diagnostik gefordert ist. Diese wird derzeit in der Praxis jedoch kaum umgesetzt.
- Ich persönlich lerne die Probanden zunächst kennen und überlege, welche Tests bei der angesprochenen Problematik die Leistungen, aber auch das Defizitbild möglichst optimal, d. h. ohne Decken- oder Bodeneffekte erfassen. Es nützt nichts, wenn nur „Null-Leistungen“ oder „Glanzleistungen“ abgebildet werden. Dieses Verfahren erfordert ein etwas breiteres Repertoire an Tests und Beobachtungsstrategien sowie einige Erfahrung mit den infrage stehenden Tests und ihrer Handhabbarkeit bei bestimmten Probandengruppen.

Eine spezielle Aufgabe ist die Beachtung der **Testfairness**. Die Vorstellungen dazu sind divergent. „Es gibt nicht den fairen Test oder das faire Selektionsverfahren, sondern nur Fairness im Hinblick auf Handlungs- und Entscheidungsaspekte“, die anzuführen sind (Amelang/Schmidt-Atzert 2006, 167). Demenzeinstufungen sind immer im Vergleich zur „Ausgangsleistung“ zu betrachten. Man stellte fest, dass Menschen niedrigerer Intelligenzgrade öfter als dement eingeschätzt wurden, ohne dass man das Ausgangsniveau bzw. ihre Alltagsbewährung berücksichtigt hatte. Umgekehrt werden hochintelligente Menschen oft als nicht dement eingestuft, auch wenn ihre Leistungsfähigkeit erheblich nachgelassen hat. So profitieren sie nicht von möglichen Behandlungen. Immer wieder bemerke ich, dass Menschen, die früher in handwerklichen, technischen oder konstruktiven Bereichen tätig waren, tendenziell besser bei visuokonstruktiven Aufgaben abschneiden. Menschen, deren Muttersprache nicht Deutsch ist, werden mindestens bei verbalen Aufgabenstellungen oft benachteiligt. Auch kulturelle Gegebenheiten spielen eine Rolle. So kennen z. B. Deutsche, die aus Russland stammen und erst spät in die Bundesrepublik kamen, bestimmte Dinge oder die gebräuchlichen Namen nicht (z. B. Kanu, Mundharmonika, Hängematte).

Aber auch die Fragestellungen, die Ökonomie, die Mitarbeitsbereitschaft und die Belastbarkeit der Probanden spielen eine Rolle in der Testzusammenstellung. Nicht zu vergessen sind mögliche Einschränkungen (wie z. B. Blindheit oder Taubheit oder Sprachprobleme), die eine Testauswahl entsprechend limitieren.

4.2.6 Vorfeld der Untersuchung

Wie man sieht, ist die Testung nur ein Baustein im diagnostischen Prozess. Im Vorfeld zur Untersuchung sind Vorinformationen zu den Probanden meist sehr wichtig und nützlich. Andererseits besteht die Gefahr, dass Vorurteile tradiert werden. Der Untersuchungsauftrag bzw. der/die Auftraggeber beeinflussen die Untersuchung und deren Ablauf. Zudem ist es wichtig, dass die Probanden mit dem Untersucher in Kontakt kommen, ihr Anliegen darstellen können und sich auf die Untersuchungssituation einstellen. Befürchtungen oder Vorurteile sind – so möglich – zu bearbeiten, manchmal auch Motivationsaspekte. Daneben kann man während dieses Vorgangs die Probanden kennenlernen, das aktuelle Umfeld und den beruflichen sowie persönlichen Werdegang erfragen. Diese Phase entspannt zum einen, andererseits gibt sie Gelegenheit, neben einer möglichen Zielkorrektur für die Testung, in der teilnehmenden Beobachtung erste Hypothesen bezüglich der Kernpunkte für eine Testung zu entwickeln.

Dass es anders laufen kann, berichten die Testautoren des VABIA: „Ein alter Mensch, der sich in seinen geistigen Fähigkeiten beurteilt fühlt, arbeitet ungern mit und liefert im Vergleich zu seinem normalen Verhalten wenig spontane Antworten, sodass er im Alltag höhere Kompetenzen als die im Test ermittelten zeigt." (VABIA, Baretter/Gaio 2009, 3) Daher bauen diese Autoren verdeckt Testelemente in ein Interview ein. In meiner praktischen Arbeit benutze ich ein gestuftes Vorgehen mit

- dem ersten Kennenlernen und der Klärung des Anliegens,
- der Erfassung des biografischen und persönlichen Hintergrundes,
- dem Aufbau eines tragfähigen Kontaktes und der Klärung der Mitarbeitsbereitschaft,
- einer Erklärung der Verfahren und

- der Betonung des Leistungsaspektes, dass man nicht an der Erfassung von Defiziten, sondern an dem bestehenden Leistungsvermögen interessiert ist.
- Parallel ist die Untersuchungsfähigkeit abzuklären.

Vor diesem Hintergrund sind die meisten Probanden bereit, zusammenzuarbeiten. So gibt es weniger Probleme mit der Compliance. Wenn dagegen mal die Zeit knapp war und die Untersuchung rasch vollzogen werden sollte, sperrten sich die zu Untersuchenden immer wieder. Dann wurde es manchmal richtig schwer, eine vertrauensvolle Atmosphäre miteinander zu entwickeln. Und: Die Untersuchung dauerte letztlich viel länger.

4.2.7 Der Altersunterschied in der Untersuchung

Für betroffene ältere Menschen ist eine Demenzuntersuchung sehr schambesetzt. Während unter Gleichaltrigen im privaten Rahmen manchmal schon etwas offener diskutiert wird und Befürchtungen ausgetauscht werden, ist der Schritt über die Generationengrenzen hinweg schwierig.

Oft sind es die Kinder oder der Pflegedienst, die Leistungsminderungen bemerken. Konflikte in diesem Umfeld wirken sich direkt auf die Mitarbeitsbereitschaft in der Untersuchung aus. Eine Probandin fasste das so zusammen: „Es ist ja doch nicht zu umgehen. Bringen wir's hinter uns!“ Bei solchen Äußerungen sollte man hellhörig werden.

Wenn zu Testende dann an medizinische Fachangestellte (Arzthelfer) geraten oder an einen jungen Psychologen, der noch jünger ist als ihre Enkel, wird die Kluft immer größer. Als junge Berufsanfängerin hatte ich auch mit solchen Problemen zu tun. Da kämpfen dann manchmal beide Seiten darum, ernst genommen zu werden. Supervision hat etwas gebracht. Damals habe ich die älteren Kollegen beneidet, die locker und in null Komma nichts tragfähige Kontakte herstellten. Heute bin ich selbst in dieser Position. Aber leichter wird es nicht durch das Alter selbst, sondern vor dem Hintergrund der Erfahrung. Das Wichtigste ist in meinen Augen jedoch: den Menschen ernst nehmen, ihn als Person achten, ihn verstehen. Dazu braucht es nicht nur psychologisches, sondern auch zeitgeschichtliches Wissen und die Bereitschaft, den Menschen so anzunehmen, wie er eben ist. Das klingt einfach, ist aber manchmal schwierig. Wenn der Altersunterschied mehr als zwei Generationen umfasst, haben es Untersucher wirklich schwer. Der Altersunterschied zu den Probanden ist in der Regel enorm, Vorbehalte sind nicht immer zu überwinden. Ich nehme an, dass die hohen Drop-out-Raten bei den Normierungsuntersuchungen auch etwas damit zu tun haben, dass wohl vornehmlich Studenten (wenn auch gut geschulte) zur Durchführung eingesetzt wurden.

4.2.8 Testung durch Laien

Bei Amazon fand ich folgende Kundenbewertung zum Buch von Ivemeyer/Zerfaß (2006):

„Und viele Demenztests müssen nicht bei Neurologen oder Hausärzten vorgelegt und nachgewiesen werden, weil ein Pfleger oder Therapeut keine Diagnosen für eine Demenz erstellen darf. Nur der anfängliche, primäre Verdacht kann erstellt werden. Und dafür reichen die Tests allemal und sie sind auch gut unterteilt in – Kognition, Visuomotorik, ADL, Wortschatz … Das Testen macht aber Spaß, wenn es auch einen dementiellen Menschen nicht überfordert."

Diese Leser-Bewertung des Buches zur Demenzdiagnostik von Ivemeyer/Zerfaß (2006) bei Amazon hat mich nachdenklich gemacht und zu einem Kommentar angeregt:

„Das Testen macht aber Spaß". – Ist das eine Motivation für Testende? Testung ohne Drumherum, Diagnose nicht notwendig? Wozu? Dass sowieso viel zu viele Menschen in Heimen als dement eingestuft sind, zeigt die Untersuchung von Brüne-Cohrs et al. (2007)! (Siehe Einleitung des Kapitels Demenztestung). In manchen ärztlichen Praxen gibt es (wegen der Kosten) die „Sitte", Screeningverfahren durch Hilfspersonal durchführen zu lassen. Damit es sich rechnet. Die für einen geschulten Psychologen wichtigen Informationen zum Testverhalten, zu Lösungswegen und Hinweisen auf mögliche andere Störungen gehen so verloren. Von einer Einbindung in einen diagnostischen Prozess, die Einbeziehung und Gewichtung von Informationen zum Alltagsverhalten und Bezügen zur Persönlichkeit oder gar der Berücksichtigung von Resilienzfaktoren kann bei einer Testung durch Hilfspersonal überhaupt nicht mehr die Rede sein.

Es gibt auch Psychologisch-Technische Assistenten. Die S3-Richtlinie „Demenzen" nimmt wohl darauf Bezug (33). Ich habe jedoch noch nie mit solchen Assistenten gearbeitet und möchte keine Vorurteile verbreiten. Andererseits finde ich es schwierig, Befunde zu gewichten, wenn ich kein eigenes differenziertes Bild vom Probanden habe und den Umgang mit dem Testmaterial nicht kenne. Daher befürchte ich, dass dann die Auswertungen schematischer werden, weil der individuelle Bezug fehlt. Andere werden argumentieren: Können wir uns das überhaupt noch leisten? Praktisch? Kostengünstig? Etiketten statt Diagnostik? Wie würden Sie wünschen, dass man mit Ihnen umgeht, falls Sie später dement würden?

5 Tests zur Demenzdiagnostik

Es gibt eine schiere Flut von Tests und Screenings im Bereich von kognitiven, neuropsychologischen und weiteren Verfahren. Der Psyndex (Verzeichnis für Testverfahren; Stand Herbst 2009) verzeichnet u. a. 82 gerontologische Verfahren, 36 Lernfähigkeitstests, 75 Gedächtnistests, 76 Tests aus den Bereichen Aufmerksamkeit, Konzentration und Vigilanz, acht Untergruppen über viele Seiten zum Bereich Sensomotorik sowie 322 neuropsychologische Verfahren (manche mehrfach aufgeführt).

Jeder Untersucher hat sein Repertoire von Tests, mit denen er Erfahrung hat und die er in bestimmten Untersuchungssituationen für sinnvoll erachtet. Obwohl ich inzwischen doch eine ganze Reihe von Tests kenne und verwenden kann, passiert es mir auch gelegentlich, dass ärztliche Kollegen vom Kongress zurückkommen und betonen: „Wie! *Diesen* Test kennen Sie nicht? Aber *der* ist doch Standard!" Gerade im ärztlichen Bereich werden gerne Screeningverfahren zur „objektiven" Absicherung herangezogen und teilweise „neu" entwickelt, indem man Subtests aus einigen altbekannten Testverfahren neu zusammenfügt. Und schon ist „ein neuer Test geboren" oder eine Testbatterie, wobei „Batterie" sehr militärisch klingt.

Hinweis für Einsteiger: Mangelnde Erfahrung mit einem Test sollte durch gründliche Vorbereitung und zunächst nicht zu ausgearbeitete, „elaborierte" Interpretationen aufgewogen werden. Nützlich waren und sind in unserem Bereich die „Probetestungen" unter Kollegen oder mit Praktikanten sowie die Bitte an nicht Betroffene, mitzuarbeiten, um zunächst Erfahrung sammeln zu können.

Hinweis für die Praxis

Nicht die Menge der eingesetzten bzw. zur Anwendung bereitstehenden Verfahren ist entscheidend. Wichtig erscheint mir, dass die jeweiligen Untersucher einige der gebräuchlichsten validierten Tests ihres Untersuchungsfeldes in der praktischen Erprobung kennen und sich ein Repertoire von gängigen Tests zusammenstellen, mit dem sie die in ihrem Bereich entscheidenden Fragestellungen untersuchen und Leistungen bzw. Schweregraddifferenzen von Leistungsminderungen abbilden können. Dies entbindet jedoch nicht von der Pflicht, sich immer wieder über nützliche Neuerscheinungen zu informieren und dazuzulernen.

5.1 Zur Systematik der Vorstellung der Tests und Testauswahl

Die Angaben zu den besprochenen Tests habe ich aus Gründen der Systematik übersichtlich zu gestalten gesucht. Auch nur die einfachsten Angaben in den Manualen zu finden (wie z. B. die Durchführungsdauer), war oft recht schwierig, weil sie inmitten von Bleiwüsten an unterschiedlichsten Stellen im Text versteckt waren. Jeder Praktiker würde sich über eine Übersicht, ein Datenblatt mit den gängigsten Angaben freuen. Die Ergebnisse des Testkuratoriums Deutscher Psychologen könnten dafür ein Anhalt sein. Hier jedoch habe ich mir eine eigene Systematik erarbeitet:

Der **Überblick** beschreibt den Test allgemein mit seinen Aufgabenstellungen, Schwerpunkten und Subtests. Wo möglich, habe ich Bezüge zu den jeweiligen kognitiven Funktionen herzustellen gesucht.

Voraussetzungen: Welche Anforderungen ergeben sich aus der Testung, z. B. hinsichtlich Seh- und Hörvermögen bzw. motorischen Fähigkeiten? Instruktionsverständnis wird in jedem Fall vorausgesetzt. Die Pharmakosensibilität bei kognitiven Leistungsmessungen wird meist nicht bedacht und oft unterschätzt. Nur in einem Verfahren (Reisberg-Skalen) gab es einen Hinweis zu dem Thema.

Dauer (der Durchführung): Die Zeitangaben sind Erfahrungswerte, die ich mit Angaben der Autoren nach Möglichkeit abgeglichen habe. Teilweise waren sie in den Manualen angegeben. Bei Verlangsamung werden die Zeiten für die Testdurchführung dementsprechend länger sein.

Auswertung: Ist sie objektiv, ein Rating, eine Einschätzung? Ist die Verrechnung einfach oder komplex? Was in den Testanweisungen meist nicht beschrieben ist: Die wertvollsten Erkenntnisse zur Diagnostik erfahre ich am ehesten durch eine genaue Beobachtung des Testverhaltens und spätere Nachfragen: Was ist da geschehen? Was war los? Wie, weshalb, warum haben Sie das so und so gemacht?

Reliabilität und Validität: Die mir jeweils zugänglichen Daten habe ich knapp zusammengefasst. Zur Einschätzung der jeweiligen Untersuchungen bitte ich darum, in den Handbüchern nachzulesen. Hier war es z. T. besonders bei Screeningverfahren schwierig, an entsprechende Informationen zu kommen, die eigentlich zu jeglichem Testmaterial gehören. Für Praktiker ohne eine Universitätsbibliothek im Hintergrund ist es nur schwer möglich, an Artikel in spezialisierten Zeitschriften zu kommen. Sind die Zeitschriften im Internet präsent, werden horrende Preise für kurze Angaben verlangt. Dies erscheint mir für die Praxis indiskutabel.

Eine wirklich wichtige *theoretische Grundsatzfrage* ist die Validierung psychodiagnostischer Befunde durch andere Screenings/Tests, das beschworene „klinische Urteil“ oder „bildgebende Diagnostik“ (CT, MRT

o. ä.) als jeweiliges Außenkriterium. Wie man sehen wird, war dies meist der Fall. „Diesen Anspruch kann aber keines der genannten Verfahren erfüllen. Deshalb sollte (nach Poeck) die psychometrische Frage lauten, in welchen Leistungen ein Patient beeinträchtigt ist. Überträgt man diese Annahmen auf Menschen mit höherem Lebensalter, bei denen sich zunehmend häufiger die Frage nach degenerativen Abbauprozessen bzw. dementiven Leistungseinbußen stellt, so wird man für verschiedene relevante Hirnfunktionen bei älteren Menschen – wie z. B. die visuelle Wahrnehmung, die Aufmerksamkeit, das Gedächtnis usw. – entsprechende Normwerte benötigen, um altersphysiologische Funktionsminderungen von pathophysiologisch bedingten dementiven Funktionseinbußen unterscheiden zu können" (DCS-Manual von Weidlich et al. 2001, 26). Hier sind meine Bedenken zusammengefasst. Und damit wird aufgezeigt, dass sich nach 20 Jahren in diesem Bereich der Forschung qualitativ immer noch kaum etwas weiterentwickelt hat.

Normierung: Die Art bzw. der Umfang der Normierung wird, so zugänglich, dargestellt. Auffällig war, dass meist *nicht* randomisierte repräsentative Normstichproben vorlagen. Es wurde entweder im universitären Umfeld untersucht, Angehörige von Patienten wurden zur Normierung getestet oder Angehörige und Bekannte von Klinikmitarbeitern stellten sich für eine Untersuchung zur Verfügung. Auch Zeitungsannoncen wurden zur Rekrutierung von Testpersonen geschaltet. Wenn dann u. a. die Grauen Panther Wuppertal, Angestellte in Aachener Behörden, die Nutzer von Seniorenfreizeiten in Villingen-Schwenningen und Celle, Altenbegegnungsstättenbesucher in Kassel oder Berufskraftfahrer in die Stichprobe eingingen, ist die Rekrutierung der Probanden offenbar zwar kreativ, jedoch nicht zufällig und auch nicht repräsentativ (u. a. LPS 50+, FWIT, aber auch WMS-R). Auffällig war, dass dies besonders für die sogenannten „Demenztests" und Screenings gilt, in der Gruppe der Intelligenztests wurde meist ordentlich normiert und validiert. Die einzige Ausnahme bildete wiederum der Intelligenztest, der speziell für Ältere entwickelt wurde und die Probanden nicht als randomisierte Stichprobe rekrutierte. Fast wäre man bei den Beschreibungen einiger Testautoren geneigt, von einem Verdacht auf Buschtrommelrekrutierung zu sprechen. Klar ist, dass es nicht einfach ist, ältere Mitbürger für eine Teilnahme zu gewinnen. Sie schämen sich oft vermeintlicher oder tatsächlicher Leistungseinbußen. Aber andererseits kann man so nicht von einer verlässlichen Normierung sprechen und auch die Vergleichbarkeit ist eingeschränkt.

Normierung

Für mich ist die Normierung ein entscheidender Punkt zur Validierung eines Tests. Stimmt die Normierung nicht, sind die anderen Gütekriterien entsprechend herabzustufen. Daneben sollte man auf valide **Außenkriterien** für ein Untersuchungsmerkmal achten.

Das starke Augenmerk der Testautoren von „Demenztests" auf Probanden aller Altersgruppen und die meist mangelnde Differenzierung von Altersstufen verweist darauf, dass das Hauptaugenmerk bei vielen Tests eher auf Folgen neurologischer Erkrankungen und Ausfälle nach traumatischen Verletzungsfolgen bei Jüngeren liegt.

Praktische Einsetzbarkeit: Hier stelle ich die praktischen Einsatzbereiche, Schwerpunkte und Einschränkungen vor. Sofern es Angaben der Testautoren gibt, werden sie – neben den praktischen Erfahrungen – einbezogen.

Manche Ärzte delegieren die Durchführung von Screeninguntersuchungen an Hilfskräfte. Das bedeutet: Selbst für die Basisdiagnostik nimmt man sich kaum Zeit. Fundierte psychologische Diagnostik wird dagegen als „zu teuer" abgetan. Bedenken Sie bitte in diesem Zusammenhang die Kosten für eine mittlerweile fast obligatorische Liquoruntersuchung oder ein MRT. Diese sind auch notwendig, das möchte ich nicht bestreiten. Aber es wird eben mit zweierlei Maß gemessen. Und die Probanden können sich schlecht wehren, wenn sie eine rechtliche Betreuung zugeordnet bekommen.

Es wird sicher noch viel über die Notwendigkeit psychologischer Demenzdiagnostik und deren Finanzierung diskutiert werden.

„Was machen Sie nun?", fragte mein vorgesetzter Arzt. „Die Tests noch sorgfältiger auswählen und die Ergebnisse mit Vorsicht gewichten", habe ich geantwortet.

Noch eine Bemerkung zur Auswahl der hier vorgestellten Tests, Screenings und Verfahren: Die Auswahl ist sicher nicht umfassend. Jedoch habe ich versucht, die gebräuchlichsten Tests vorzustellen, soweit ich sie kennengelernt, erprobt und in der Praxis eingesetzt habe, abgesehen von VABIA und einigen Ratingskalen, die ich noch nicht verwendet habe.

Es gibt jedoch auch ökonomische Limits in einer psychiatrischen Klinik, sodass ich das *WTS-Neuro – Wiener Testsystem* aus diesen Gründen nicht genügend einschätzen und vorstellen kann. Das *HTS – Hogrefe Testsystem* hat teilweise andere Untersuchungsschwerpunkte. Einige Tests aus dem HTS kämen infrage, sind aber in der Regel nicht für Demente normiert, manche Tests im HTS führen Untergruppen zu Rehabilitationspatienten Sucht bzw. Neurologie.

Einige Testautoren haben die Angaben zur Normierung bzw. Validierung ihrer Testverfahren in Zeitschriften veröffentlicht, die ich auch im Rahmen der nächstgelegenen Universitätsbibliothek nicht erhalten konnte. Für Praktiker ist es nicht akzeptabel, diese grundlegenden Informationen zu einem Test nicht allgemein zugänglich zu erhalten.

5.2 Demenzerfassung – Tests in der praktischen Anwendung

5.2.1 Übersichtsartige Screenings

Screening

Ein Screeningverfahren ist eine übersichtsartige kurze Untersuchung, um in einem Überblick rasch Hinweise zu finden, ob eine Krankheit nachgewiesen oder ausgeschlossen werden kann. Es ist daher nicht zur differenzierten Diagnostik und Verlaufskontrolle geeignet.

Diese Art der „Testung“ erscheint einfach und ist ungeheuer beliebt. Es kommt auch immer „etwas heraus“. Die „Testergebnisse“ in Form von Zahlen werden gern absolut gesetzt („… aber die Zahlen sprechen doch wohl für sich… “ sagte mir eine Kollegin) und manchmal wird verkannt, dass neben Gedächtnisstörungen auch andere Beeinträchtigungen Leistungsminderungen hervorrufen können. Oder dass man Artefakte gemessen hat.

Schuri (2000) betont: „Nach den bisherigen Ausführungen“ (zum Gedächtnis) „dürfte klar sein, dass Störungen des komplexen multidimensionalen Gefüges von Lern- und Gedächtnisleistungen nicht mit Hilfe weniger oder gar eines Tests sicher aufzuspüren sind. Da jedoch ökonomische Gesichtspunkte“ (und die Belastbarkeit der Probanden) „eine Begrenzung der Testung erfordern, stellt sich die Frage, wie das Risiko, durch reduzierten Testaufwand relevante Defizite zu übersehen, möglichst gering gehalten werden kann“ (Schuri 1995, 116). Auch Markowitsch/Calabrese (2003) merken „den indikativen Charakter“ von Screeningverfahren „kritisch“ an, diese können „eine ausführliche psychometrische Testbatterie nicht ersetzen". „Aufgrund der Ausrichtung an Globalsyndromen (werden) etwaige unterscheidungsrelevante Teilleistungen nicht betrachtet." (Markowitsch/Calabrese 2003, 83).

Richtig eingesetzt bieten gerade auch Screenings einen guten klinischen Überblick über die reine Zahl hinaus und können wichtige Anhaltspunkte für eine weitere Untersuchung liefern. Die meisten Screeningverfahren zur Demenzdiagnostik verwenden Untersuchungsgesichtspunkte, die sowieso in jeder normalen gründlichen psychiatrischen bzw. neurologischen Untersuchung zumindest Standard sein sollten, meist sind die Screenings sogar sehr verkürzt.

Bei manchen Patienten mit starken Einschränkungen sind tiefergreifende Verfahren nicht mehr einsetzbar. Hier muss in der Beobachtung genau hingesehen werden, wie und wodurch Ergebnisse zustande kommen, um auf die dahinterliegenden Störungen bzw. Beeinträchtigungen zu schließen. Allerdings sollte man aus den wenigen Items oder Fragen nicht zu sehr verallgemeinern, jedoch kann immer wieder Bezug auf das klinische Bild genommen werden.

Auffällig ist, dass diese Screeningverfahren oft von Pharmafirmen vertrieben und kostenlos an Arztpraxen bzw. klinische Abteilungen abgegeben werden („als psychometrischer Test gemäß EBM-Ziffern 890ff abzurechnen", wird z. B. in der Anweisung zum DemTect vermerkt).

Eingeschränkte Validität der Screening-Methoden: Pausch/Wolfram (1997) untersuchten fünf Screeningverfahren

- den SKT – Syndromkurztest,
- die KAI-MWT-Methode,
- den DT – Demenztest,
- den MMST – Mini Mental Status Test sowie
- die Wurzer-Methode

„... im Vergleich zu einer umfangreichen Leistungstestbatterie als Außenkriterium zur validen Festlegung des Abbauschweregrads und zur eindeutigen Differenzierung zufälliger und pathologischer Leistungsveränderungen. Die fünf abbaudiagnostischen Methoden stimmen in ihren Schweregraddiagnosen ungenügend überein (r=0.44). Im Vergleich zum Außenkriterium erfassen sie zufällige Leistungsveränderungen gut und pathologische Leistungsveränderungen nur ungenau (Trefferquoten von 88 bzw. 53%); die Aussagen zur Schwere des Abbaus stimmen zwischen 25 und 43% überein (r=0.43). Insbesondere im Bereich leichten und mittelschweren Abbaus sind *hohe Raten (58%) falsch-negativer Diagnosen* nachweisbar. Die überprüften Methoden sind lediglich zum Nachweis und nicht zum Ausschluss von schwerem Abbau (Demenz) und keinesfalls zur Erfassung leichter/mittelschwerer Hirnleistungsminderungen geeignet.

Valide Abbaudiagnostik erfordert den Einsatz funktionsdifferenzierter Testbatterien unter Einbeziehung des prämorbiden Leistungsniveaus" (Pausch/Wolfram 1997, 638). Man sollte hierbei bedenken, dass die gemeinsamen Varianzen dem r^2 entsprechen und die Prozentwerte hier sogar noch zu hoch angegeben sind, d. h. in unserem Fall sogar nur circa 18.5% Übereinstimmung.

„In der gerontopsychiatrischen Klinik besteht nun allerdings der konkrete Bedarf nach ökonomischen und effizienten Verfahren, um auffällige Aufmerksamkeits- und Gedächtnisleistungen erfassen zu können. Dabei kann man der Auffassung von Poeck (1989) nur zustimmen, ‚dass es nicht besser ist, einen Patienten mit einem schlechten Kurzverfahren, wie etwa dem oberflächlichen Mini Mental State (Folstein et al. 1975) zu untersuchen, wenn die Möglichkeit einer fachgerechten neuropsychologischen Untersuchung nicht oder nur schwer zu verwirklichen ist'." (DCS-Manual von Weidlich et al. 2001, 26)

5.2.1.1 Reisberg-Skalen

Diese werden meist bei besonders schwerwiegenden Störungen verwandt, wenn die Grenze der Testbarkeit erreicht bzw. überschritten ist. Es geht in der Fragestellung nicht darum, ob eine Demenz vorliegt, sondern um die Ausprägung des Schweregrades vorhandener Demenzen. Die Skalen setzen sich aus drei Verfahren zusammen:

- GDS – Global Deterioration Scale: Grundlage der Untersuchung ist ein „sorgfältig durchgeführtes klinisches Interview. Eingeschätzt werden sieben Stadien von kognitiven Leistungseinbußen von „keine" bis hin zu „sehr schwere" kognitive Leistungseinbußen.
- BCRS – Brief Cognitive Rating Scale: Zu fünf Hauptachsen (Konzentration, Kurzzeitgedächtnis, Langzeitgedächtnis, Orientierung, Alltagskompetenz und selbstständige Versorgung) sowie fünf Nebenachsen (Sprache, Psychomotorik, Stimmung und Verhalten, konstruktive Zeichenfähigkeit, Rechenfähigkeit) sind Beurteilungen nach Untersuchung, Aufgabenbewältigung, Befragung bzw. Fremdeinschätzung abzugeben.
- FAST – Functional Assessment Staging: Fremdanamnestische Angaben sind von Angehörigen oder Pflegepersonen zu erheben und umfassen Aktivitäten des täglichen Lebens bis hin zu Phänomenen, die bei vollständiger Bettlägerigkeit zu erfassen sind.

Die Darstellung Reisbergs (1991) zur Zeitschiene von in Kindheitsphasen gelernten Funktionen legt implizit eine Regression älterer Menschen in Kindheitsstadien nahe. Dies ist so nicht haltbar.

Tab. 6: Demenzentwicklung nach Reisberg (1991)

Reisberg-Stadium	Leitsymptome	Alter, in dem dies in der Kindheit gelernt wird	Schweregrad	Sozialmedizinische Konsequenzen/Hilfsbedarf
I	keine Symptome	normal	keine Störung	Aktivierung
II	Vergesslichkeit		MCI	Aktivierung/ Gedächtnistraining
III	Versagen bei komplexen Aufgaben in Beruf und Gesellschaft (z. B. Reisen an einen neuen Ort)	18 Jahre	sehr leichte Demenz	Rückzug aus überfordernden Aufgaben
IV	benötigt Hilfe bei schwierigen Aufgaben des täglichen Lebens (z. B. Buchhaltung, Einkaufen, Einladungen)	12–16 Jahre	leichte Demenz	überwachte Selbstständigkeit
V	benötigt Hilfe bei der Wahl der Kleidung und beim Entscheid zum Baden	6–8 Jahre	mittelschwere Demenz	organisierter Tagesablauf, Teilzeithilfe, Hilfe an Familie
VI	Hilfe beim a) Ankleiden b) Baden c) Toilettengang d) Urininkontinenz e) Stuhlinkontinenz	 5 Jahre 4 Jahre 3½ Jahre 2–3 Jahre 2 Jahre	schwere Demenz	ganztägige Hilfe und Betreuung nötig
VII	a) Sprechvermögen noch 6 Worte b) Kann nicht mehr sprechen c) Kann nicht mehr gehen d) Kann nicht mehr sitzen e) Kann nicht mehr lachen f) Kann nicht mehr den Kopf halten	1 Jahr 1–2 Jahre 1 Jahr 6 Monate 1–4 Monate	sehr schwere Demenz	Langzeitpflege (vollumfänglich)

Voraussetzungen: beim Patienten nahezu keine Voraussetzungen in der GDS; bei der BCRS Grenze in der Sprachfähigkeit/rudimentärer Verständigungsfähigkeit; FAST benötigt fremdanamnestische Angaben (Pflege, Angehörige).

Einschränkungen: „Die Skalen sind pharmakosensibel" (Manual Reisberg-Skalen, 6), die Möglichkeit der Verfälschung von Testergebnissen durch niederpotente Neuroleptika wird angegeben. Obwohl dies für alle Leistungstests zutrifft, habe ich kaum weitere Angaben zu diesem Thema in Testmanualen gefunden.

Durchführung: Nach meiner Erfahrung sind die Interviews meist in wenigen Minuten zu führen.

Auswertung: Die Skalen sind bei einiger Übung rasch auszuwerten. GDS – die Interviewdaten sind nach den „beobachteten Auffälligkeiten" (Manual Reisberg-Skalen, 6) einem Stadium zuzuordnen. BCRS – Die Zuordnung eines Schweregrades erfolgt nach Interview und klinischem Eindruck.

Reliabilität: Die Interrater- und die Retest-Reliabilität wurden untersucht. Psychiater brachten eine höhere Übereinstimmung als angelernte Studenten. Für die FAST gibt es keine Untersuchung, die Ergebnisse beziehen sich auf Informationen Dritter.

Validität: Die GDS wurde durch systematische klinische Verhaltensbeobachtung von Menschen mit einer Demenz vom Alzheimer-Typ entwickelt. Stuft man Patienten mit anderen Erkrankungen nach diesen Regeln ein, haben diese keine DAT, sondern zeigen eine wohl eher unzureichende Abbildung ihrer Störungen. Deshalb kann in solchen Fällen zwar die Verhaltensbeschreibung genutzt werden, jedoch nicht die Einstufung nach dem Schweregrad einer Alzheimer-Erkrankung. Die Beobachtung wäre dann um krankheitsspezifische Aspekte zu ergänzen. Die GDS korreliert mit anderen psychometrischen Untersuchungsverfahren, auch PET-Untersuchungen erbrachten Korrelationen. Die BCRS korreliert mit dem SKT und MMST sowie anderen kognitiven Testverfahren (dies und Weiteres ist im Manual übersichtsartig beschrieben).

Normierungen: keine; das Ergebnis ergibt sich durch die Einstufung (Expertenrating).

Praktische Einsetzbarkeit: Bei sehr schwer leistungsgeminderten Menschen ist noch eine graduelle Einstufung möglich. Es ergibt sich der Vorteil, dass die wichtigsten kognitiven Bereiche im Überblick erfasst werden. Im Bereich der beginnenden Demenzen sind die normalen psychiatrischen Untersuchungsverfahren differenzierter als diese Skalen. Sie können daher in diesen Fällen die Diagnostik nur deskriptiv ergänzen.

Die BCRS ist auch als Bed-Side-Verfahren bei Schwersterkrankten geeignet.

5.2.1.2 Uhrentest

Der Uhrentest wird in der ärztlichen Praxis gern durchgeführt. Die Anwendung ist einfach, die Regeln der Auswertung sind klar. Die einfache Durchführung ist „delegierbar“. Er besteht aus einem einfach erscheinenden Test und einer komplexeren Aufgabe. In einen Kreis soll der Proband die fehlenden Ziffern einer Uhr schreiben. Dann soll er eine konkrete Uhrzeit, z.B. 7:20 Uhr mithilfe von Zeigern einzeichnen. Dieser Test ist von der Entwicklung her hauptsächlich ein Instrument der Verlaufsbeobachtung. Die Ausführung der Zeichnung wird bei Demenzen mit dem Fortschreiten der Erkrankung immer unvollständiger. Erfahrene Anwender schätzen das frühzeitige Erkennen von Einschränkungen. Meist wird bei Minderleistungen direkt auf eine Demenz geschlossen.

Geprüft werden v.a. visuospatiale und visuokonstruktive Fähigkeiten, die bei Menschen mit Demenzen gestört sein können, aber nicht gestört sein müssen. Auffällige Testbefunde kommen jedoch auch bei mangelhafter Kooperation (heimlicher Protest) und bei anderen Erkrankungen vor. Auch Depressive oder schwer konzentrationsgestörte Patienten bringen unzureichende Testergebnisse zustande (oft mit „das kann ich nicht…“ verbunden), obwohl auf die gute Diskriminierung des Uhrentests hingewiesen wurde. Bei Hirnorganisch geschädigten Menschen mit Läsionen extrastriärer kortikaler und subkortikaler Hirnstrukturen (besonders rechtsseitig) kommt es zu Leistungsminderungen. Genaueres siehe hierzu: Kerkhoff 2002. Wie man sieht, ist eine Eins-zu-Eins-Zuordnung von Minderleistungen zu Demenzen unsinnig.

Einschränkungen: Der Test erfasst nur einen begrenzten Bereich kognitiver Störungen. Sehminderungen und Störungen der Feinmotorik können das Ergebnis beeinflussen.

Durchführung: rasche Handhabung.

Auswertung: klare Anweisung; der klinische Cut-off-Wert suggeriert Objektivität. Unterschieden wird zwischen „Normalbefund und einer kognitiven Beeinträchtigung im Sinne einer evtl. vorliegenden Demenz“ (Testanweisung).

Normierung: keine Altersnormierung („… for the elderly…“), ist aber bei der Fragestellung auch nicht notwendig.

Reliabilität und Validität: In der mir vorliegenden Version sind keine Angaben enthalten.

Praktische Einsetzbarkeit: Der Test kann in der Frühdiagnostik einen ersten Hinweis geben, sollte aber nur ein Baustein in der Diagnostik sein und nicht überbewertet werden.

5.2.1.3 MMST – Mini Mental Status Test

Dieses Screeningverfahren ist im klinischen Bereich das am meisten verwendete Untersuchungsinstrument überhaupt. Er orientiert sich an der klinisch-ärztlichen Untersuchung im gerontopsychiatrischen bzw. neurologischen Bereich bezüglich einer Demenzdiagnostik und systematisiert die Untersuchung von Orientierung, Aufmerksamkeit und Merkfähigkeit, einfachen kognitiven Operationen, Erinnerungsfähigkeit sowie handlungsorientierten Aufgaben (Praxien) im Bereich der Sprache und der Aufgabe, etwas abzuzeichnen. Eigentlich gehören die erfassten Fragen und Aufgaben zu jeder vernünftigen gerontopsychiatrischen bzw. neurologischen Untersuchung. Somit liegt der Vorteil des MMST in der systematischen Untersuchung und in dem numerisch zusammengefassten Ergebnis. Da die Testung jedoch oft angelernten Hilfskräften überlassen wird, verzichtet man in diesen Fällen auf die gute Möglichkeit einer diagnostischen Differenzierungsmöglichkeit durch die Beobachtung des Testverhaltens.

Voraussetzungen: ausreichendes Seh- und Hörvermögen, feinmotorische Fähigkeiten erforderlich.

Durchführung: 5–10 Minuten; die Zeitangaben zu allen Tests sind Anhaltswerte, sie können jedoch erheblich nach oben abweichen, besonders bei hirnorganisch verlangsamten Patienten.

Auswertung: einfach und klar.

Reliabilität: zwischen zwei Untersuchern wird die Übereinstimmung (gemeinsame Varianz) mit 68% angegeben, bei einer Wiederholung des gleichen Untersuchers mit 78%.

Validität: Vorhandensein und Schwere der kognitiven Beeinträchtigungen konnten auch in verschiedenen klinischen Gruppen differenziert werden. Die angegebenen Durchschnittswerte von Dementen mit 9.1, Depressiven mit 19.0, affektiv Gestörten mit 25.1 und Normalen mit 27.6 zeigt: Die Gruppe der Dementen umfasste hauptsächlich hochgradig Demente. Die Leistungen bei Depressiven sind auch gemindert und lassen sich in der klinischen Praxis nicht valide von beginnenden Demenzen unterscheiden.

Normierung: Bei einem Cut-off-Wert von 27 (Empfehlung z. B. in Schulungen der Uni Göttingen oder CERAD) würde ein beträchtlicher Teil aller als normal eingestuften Personen mit einem Demenzverdacht belegt. In den von Pharmafirmen vertriebenen Testheften sind gar keine Cut-off-Werte angegeben. Im offiziellen Testheft des Beltz-Verlages wird folgende Grenze empfohlen: „Bei weniger gebildeten Patienten haben sich Cut-off-Scores von 21/22 bewährt; ansonsten weisen 23/24 Punkte auf eine kognitive Beeinträchtigung hin." Bei Werten „unter 10 (ist) nicht mehr mit verwertbaren Ergebnissen bei einer elaborierten, psychopathometrischen Testung zu rechnen" (MMST Testbeschreibung, 3). Die Normierung ist nicht altersbezogen. Die Testwerte korrelieren mit Intelligenzwerten, somit schneiden intelligentere Menschen im Vergleich tendenziell besser ab.

Praktische Einsetzbarkeit: Bei einem kritischen Bewusstsein der Einschränkungen und bei einer fundierten klinischen Erfahrung können bei genauer Beobachtung des Test- sowie des Lösungsverhaltens brauchbare klinische Hinweise auf eine Störung und für eine genauere Abklärung erhoben werden. Das Spektrum der Demenzgrade wird von leichten (schon bestehenden) bis schweren Demenzen abgedeckt (Stadien III/IV bis VI nach Reisberg). Die Trennung zum Normalbefund ist schwierig (siehe Normierung), hier würde ich nach Möglichkeit eine fundierte Testung empfehlen. Der MMST differenziert im Bereich mittelgradiger Demenzen. Bei hochgradig Dementen wird die Grenze der Testbarkeit erreicht bzw. überschritten. Die überaus knappe Prüfung der Mnestik mit nur drei Worten erfasst eher Aufmerksamkeitsaspekte. Die verzögerte Abfrage nach Distraktion erfasst auch kaum wirklich Gedächtnisaspekte, die Zeitspanne ist zu kurz – außer bei mindestens mittelgradig Dementen.

In der Anweisung gibt es keinen Hinweis darauf, dass die Testleistungen auch durch andere hirnorganische, psychogene oder körperlich verursachte Erkrankungen moderiert sein können.

5.2.1.4 DemTect – Demenz-Detektion

Der Test wird als Screening angeboten und von Pharmafirmen vertrieben. Er versteht sich als Instrument zur Erfassung eines ersten Demenzverdachts und „erhebt nicht den Anspruch, eine ausführliche neuropsychologische Testung zu ersetzen" (siehe „Allgemeine Hinweise" zum DemTect). Seit Ende 2009 liegen zwei normierte Paralleltestversionen vor.

Der Test ist ein wenig anspruchsvoller und für Patienten mit einer mittelgradigen Demenz manchmal schon zu schwierig. Daher ist es besonders wichtig, auf die Auswertungsempfehlungen hinzuweisen und ab einer Punktzahl ≤ 8 von einem „Demenz*verdacht*" zu sprechen und nicht mehr. In dieser Klassifikation wird die weitere diagnostische Abklärung empfohlen.

- In einer Lernaufgabe wird die verbale Merkfähigkeit bzw. Neugedächtnisbildung,
- beim „Zahlen umwandeln" wird die Umstellungsfähigkeit oder mentale Flexibilität,
- mittels einer semantischen Wortflüssigkeitsaufgabe wird die Sprachproduktion,
- beim „Zahlen rückwärts nachsprechen" wird die Aufmerksamkeit i. S. des Arbeitsgedächtnisses und
- mit Erinnern und Gedächtnisabruf des zuvor Gelernten nach Distraktion wird das intermediäre Gedächtnis

geprüft.

Voraussetzungen: ausreichendes Seh- und Hörvermögen, Schreibfähigkeit erforderlich

Durchführungsdauer: Es werden 8 Minuten angegeben.

Auswertung: Anleitungen sind einfach und klar. Die Auswertungsrichtlinien geben bei Minderleistung allenfalls einen „Demenzverdacht" an mit der Empfehlung einer „weiteren diagnostischen Abklärung" (s. Auswertungsblatt des Tests).

Angaben zu *Reliabilität und Validität:* keine; nach langem Suchen nach Angaben zur Normierung und den Gütekriterien fand ich letztendlich nur bei Wikipedia in einem Artikel zum DemTect folgende knappe Angaben (ohne statistische Daten oder Angaben zur Stichprobenauswahl), die eher einem Werbeauftritt als einer seriösen Darstellung gleichen: „Die Autoren des Tests berichten sehr gute Validität und hohe Beurteilerübereinstimmung für ihr Instrument. Normiert wurde der Test an insgesamt 363 (145

5.2.1.6 TFDD – Test zur Früherkennung der Demenz mit Depressionsabgrenzung

Dieses weitere Screening wurde zur Einschätzung von demenziellen Syndromen entwickelt. Es setzt sich aus ähnlichen Subtests wie die vorher vorgestellten Verfahren zusammen und wird bei Förstl (2003, 580–584) vorgestellt und auch bei Ivemayer/Zerfaß (2006) kurz erwähnt. Die Lernfähigkeit bzw. das Gedächtnis werden hier nach einmaligem Vorlesen der Wörter durch die Probanden geprüft. Die zeitliche Orientierung wird ergänzt um eine Frage zu den Monaten der genannten Jahreszeit. Die Praxie wird durch eine zu befolgende Anweisung geprüft, durch den Uhrentest wird der visuospatiale Bereich abgedeckt. Die semantische Wortflüssigkeit wird wie beim DemTect (Tiere nennen) untersucht. Ergänzt wird die Untersuchung durch eine 10-stufige Selbst- und Fremdeinschätzung zur Depressivität. Hier gelten die gleichen Einschränkungen wie bei den zuvor angeführten Screenings. Ivemayer/Zerfaß (2006, 86) bewerten das Screening gemeinsam mit einer Reihe anderer Verfahren und betonen, dass dieses „Verfahren in seiner Aussagekraft nicht überschätzt werden sollte". Es kann „eine Demenzdiagnostik nicht ersetzen".

5.2.1.7 DT – Demenztest

Der Test wurde speziell zur Einschätzung von demenziellen Syndromen entwickelt. Ich habe gezögert, ob ich ihn unter Tests oder Screenings abhandle. Da er Screenings benutzt und sie mit einfachen bekannten Tests ergänzt, habe ich ihn sozusagen im Grenzbereich zwischen Screenings und Demenztests angesiedelt. Man könnte ihn also auch als ersten Test der nachfolgenden Rubrik (Demenztests) sehen.

- Lernen und Gedächtnis: Der Reproduktions-Gedächtnis-Test (RGT oder SRT genannt) nach der Buschke-Selective-Reminding-Technik arbeitet mit Zeichnungen von Gegenständen, die in fünf Lerndurchgängen ähnlich wie beim Memotest zunächst direkt abgefragt und gelernt werden und später nochmals unter anderen Zeichnungen wiedererkannt werden sollen. d. h. es geht dann um das implizite Gedächtnis nach Distraktion. Eine freie Abfrage erfolgt nicht, „der demenzsensitive Marker des verzögerten freien Abrufs" (Ivemayer/Zerfaß 2006, 63) fehlt.
- Der Wortproduktionstest (Wortflüssigkeit) entspricht der Supermarktaufgabe aus dem DemTect. Der Subtest soll die oft schon früh auftretenden Wortfindungsstörungen erfassen, wobei sowohl eine reduzierte Wortflüssigkeit als auch Umschreibungen beobachtet werden.

- Die Handlungsabfolgen zur Überprüfung der ideatorischen (Briefaufgabe) und ideomotorischen Praxie (Anweisungsaufgabe) erfassen eher fortgeschrittene Stadien der demenziellen Entwicklung.
- Fragen zur Orientierung: zeitlich, örtlich, situativ und zur Person; die Fragen orientieren sich an den Aufgaben des MMST.
- Das Fremdrating erfasst die klinische Symptomatik bei schwer erkrankten Dementen, bei denen eine Testung nicht mehr möglich ist,
- dazu wird der Ischämie-Score nach Hachinski (1974; siehe DT, 26) ermittelt (zur Abgrenzung der Gruppe der vaskulären Demenzformen).

Voraussetzungen: ausreichendes Seh- und Hörvermögen, mittlere motorische Fähigkeiten der Hände erforderlich.

Durchführung: Die Testanweisungen im Manual werden durch die Erläuterungen im Protokollbogen ergänzt.

Dauer: wird im Manual nicht angegeben; die Durchführung dürfte jedoch circa 30 Minuten in der Regel nicht überschreiten.

Auswertung: Grundauswertung einfach und klar; für die Normvergleiche sind statistische Kenntnisse vonnöten, sodass das Verfahren von geschulten Fachleuten angewandt werden sollte.

Reliabilität: Nach dem Verfahren zur Bestimmung der inneren Konsistenz zeigte sich eine gute Reliabilität bzw. ein homogener Test (DT Manual, 37).

Validität: Die Testergebnisse wurden diskriminanzanalytisch mit den Diagnoseeinstufungen nach DSM-IV und ICD-10 in Beziehung gesetzt. Die mittlere richtige Klassifikationsrate lag beim gesamten Demenztest bei 83,05%, nur nach dem MMST hätte man 43,81%, nur nach Fremdratio 74,1% erreicht. Das Ergebnis ist als recht gut zu bewerten, allerdings wurden v. a. Parkinson-Erkrankte und Depressive mehrfach falsch eingestuft.

Normierung: keine alters- oder bildungsorientierten Normen; es gibt Vergleichswerte (z-Werte) von sieben Gruppen, neben klinischen Gruppen auch die der „nicht-institutionalisierten Alten", nach der Standardabweichung wird in überdurchschnittlich, durchschnittlich und unterdurchschnittlich differenziert. Als Cut-off-Werte werden die Bezüge zu den Normwerten der Subgruppen der nicht hospitalisierten Alten und derjenigen, die erst kürzlich in ein Altersheim gezogen waren, empfohlen. Die mathematisch exakte Auswertung täuscht leicht über den Screeningcharakter des Tests hinweg. Daher sollten die Ergebnisse nicht überinterpretiert werden. Weidlich et al. (2001) bezeichnen „die Normstichprobe letztendlich (als) zu klein und unzureichend" (DCS-Manual, 26).

Praktische Einsetzbarkeit: Der Test vereinigt die Nachteile der Screeningverfahren und ist zeitaufwändiger als diese. Dafür differenziert er im Bereich mittelgradiger Demenzen. Die mangelhafte Normierung erschwert den Einsatz. „Das gesamte Verfahren setzt Kenntnisse im Bereich der Diagnostik und im Umgang mit Demenzpatienten voraus und sollte Fachleuten vorbehalten bleiben" (siehe hierzu auch Ivemeyer/Zerfaß 2006, 62). Weidlich et al. (2001) kritisieren grundsätzlich, dass dem DT „eine Theorie des Alterns als Grundkonzept (fehle), wobei auf ein qualitativ unzureichendes Screening (Mini Mental State) zurückgegriffen wird" (DCS-Manual, 26).

5.2.1.8 Und noch ein Screening: Hausärztlich-geriatrisches Basisassessment bzw. Dokumentationshilfe Demenz

Die neueste Version eines Screenings enthält einige altbekannte Verfahren:

- den MMST (seit 1975 in Gebrauch), diesmal ist der Cut-off-Wert bei 26 angegeben,
- die IADL (seit 1969 in Gebrauch),
- den Timed „Up & go"-Test (seit 1991 in Gebrauch).

Dem Hausarzt steht für die Erbringung dieser Leistung eine Gebührenposition „zur Verfügung" (EBM-Nr. 03240 mit 370 Punkten, Stand Februar 2010 – einmal pro Quartal (Behandlungsfall), aber „nur" zweimal im Jahr (Krankheitsfall) abrechenbar. Daneben ist in den anderen Quartalen 03242 für die MMST-Durchführung bis zu dreimal im Jahr abrechenbar, wenn 03240 nicht abgerechnet wird – 55 Punkte. Die Notwendigkeit einer so häufig wiederholten Untersuchung erschließt sich mir nicht.

Voraussetzungen: ausreichendes Seh- und Hörvermögen, Schreibfähigkeit, motorische Fähigkeiten der Hände erforderlich.

Durchführung: Die Testbeschreibungen im Manual werden durch Erläuterungen im Protokollbogen ergänzt.

Dauer: wird im Manual nicht angegeben, geschätzte Durchführungsdauer ca. 15 Minuten.

Auswertung: MMST: für die Ergebnisinterpretation wird vorgegeben: 30–27 kein Hinweis auf Demenz, 26–20 leichtgradige Demenz, 10–19 mittelschwere Demenz, <10 schwere Demenz. Die IADL wird mit 8 Punkten gewertet, werden weniger als 8 Punkte erreicht, wird der Patient als „eingeschränkt selbstständig" gewertet. Beim Timed „Up & go"-Test wird die Durchführungszeit für „Mobilität im Alltag" gewertet. Dieses unspezifische Verfahren befindet sich in einer „Dokumentationshilfe Demenz", sollte allgemein Menschen mit vielfältigen Gehbehinderungen bzw. Sturzneigung jeglichen Alters und vielfältiger Diagnosen erfassen. Dagegen sind manche ältere – auch hochgradig – Demente noch wie die Wiesel körperlich relativ mobil.

Reliabilität und Validität: keine Angaben.

Normierung: keine Angaben, keine Hinweise auf einschlägige Literatur.

Praktische Einsetzbarkeit: Der Test vereinigt die Nachteile der einzeln beinhalteten Screeningverfahren. Eine Differenzierung im Bereich mittelgradiger bis schwerer Demenzen ist im MMST möglich, jedoch gibt es besser validierte Verfahren. Die unklare Normierung erschwert die Bewertung. Auch hier gilt: Die Auswertung ist nicht altersbezogen, intelligentere Probanden schneiden besser ab, die Differenzierung zum Normalbefund und zu leichten kognitiven Störungen (Mild Cognitive Impairment) ist nicht gegeben. Gerade hier wird aber in der Erstdiagnostik der Einsatzbereich gesehen.

- Es gibt keine Hinweise, im Bedarfsfall differenzierende Psychodiagnostik zu veranlassen, jedoch wird auf die Notwendigkeit einer frühzeitigen Erfassung von Defiziten hingewiesen, „um schnellstmöglich ein Therapiekonzept zu entwickeln und Betroffene und Angehörige zu entlasten" (Beschreibung im Cover der Testanleitung).
- Es wird nicht darauf hingewiesen, dass 58% der leicht- und mittelgradigen Demenzen als falsch negativ (also als Normalbefund) eingeschätzt werden (siehe hierzu Pausch/Wolfram 1997, 638).
- Auch wird nicht darauf hingewiesen, dass es auch Leistungsminderungen z. B. bei Depressiven und hirnorganisch Beeinträchtigten gibt.
- Erwähnt wird auch nicht, dass es bei zu häufiger Anwendung zu einer Verfälschung der Testergebnisse durch den Übungseffekt kommt. Und man kann den Test ja praktisch einmal im Quartal abrechnen.

5.2.1.9 Zusammenfassung der Ergebnisse zu Screeningverfahren

- Bei den Screenings gibt es i. d .R. keine echten Demenzdefinitionen bzw. Operationalisierungen von Außenkriterien (siehe hierzu auch Ivemeyer/Zerfaß 2006), dadurch sind Validierungsstudien, so gut die technische Auswertung auch immer sein mag, ad absurdum geführt.
- Normierungsstichproben nicht Betroffener scheinen immer wieder zu fehlen oder es werden keinerlei Angaben gemacht, die eigentlich in jede Handanweisung gehören. So können der Einsatzbereich des Tests und die Belastbarkeit der Daten bei der Interpretation durch den Praktiker nicht eingeschätzt werden. Vor allem in der ärztlichen Praxis werden die Daten oft überinterpretiert. Die „Effizienz" wird hervorgehoben, Fehleinschätzungen werden unterbewertet oder nicht erwähnt.
- Cut-off-Werte werden bei einigen Tests willkürlich „festgelegt" (siehe z. B. MMST).

Immer wieder wird die „Effizienz" der Screeningverfahren hervorgehoben, man kann sie rasch und kostengünstig, womöglich durch Hilfskräfte durchführen und auswerten lassen. Und es kommt auch immer eine „Zahl" heraus. Messfehler und Vertrauensbereiche werden nicht angege-

Tab. 7: Zusammenfassung der Einschätzungen zu Screeningverfahren

Screening	Untersuchungsgegenstand	Normierung	Reliabilität/ Validität	Einsatzschwerpunkt bzw. Empfehlung	Einschränkungen bzw. Kritik
Reisberg-Skalen GDS, BCRS, FAST	allgemeine Leistungseinbußen, Einschätzungen von kognitiven Funktionen und Aktivitäten des täglichen Lebens	keine	Entwicklung und Validierung an Menschen mit DAT	DAT; bei schwersten Störungsbildern ist noch eine Differenzierung möglich; auch bedside einsetzbar	Bei beginnenden Demenzen sind die Skalen zu undifferenziert. Unzureichende Abbildung des Beschwerdebildes bei Patienten mit anderen Störungen.
Uhrentest	visuospatiale bzw. visuokonstruktive Fähigkeiten	keine Altersnormierung	keine Angaben	akzeptabel als erster Hinweis in der Frühdiagnostik (Hausarzt), dann differenzierte Untersuchung notwendig	Weitere Untersuchungen werden oft nicht veranlasst. Der kausale Rückschluss auf „Demenz“ ist fatal, wenn er nicht stimmt.
MMST	Die klinisch-psychiatrische bzw. neurologische Untersuchung wurde standardisiert.	keine Normgruppe Gesunder; es gibt nur eine „klinische Gruppe der nicht institutionalisierten Alten“.	fragliches Außenkriterium der kognitiven „Defekte“; keine valide Demenzdefinition	mittelgradige Demenzen positiv: Direkte Beobachtung des Testverhaltens kann Hinweise auf zugrunde liegende Störungen liefern.	Nicht einsetzbar bei beginnenden Demenzen und MCI, dort keine Trennschärfe. Beliebig angegebene Cut-off-Werte. Unkritische Einsätze mit sogenanntem Effizienzargument.
DemTect	„Erfassung eines ersten Demenzverdachts“; interessantes Spektrum an Untertests mit gewissem Alltagsbezug, implizite Abfrage fehlt	unzureichende Angaben, Hinweis bei Wikipedia, nur eine Altersgruppe über 60 J.	zu knappe Angaben mit starkem Bewertungscharakter, die Datenbasis und die Außenkriterien sind für Praktiker nur	erste Abgrenzung zwischen Normalbefund und Demenzverdacht	Die Bandbreite und Validität werden in der Praxis weit überschätzt, das Screening wird sehr häufig zu unkritisch eingesetzt. Der Begriff der

			mit unzumutbarem Aufwand einsehbar		„Hochrisikogruppen“ (Steinhagen-Thiessen et al. 2003) erfreut Mediziner, erscheint mir jedoch nicht gerechtfertigt.
PANDA	speziell für Parkinson-Patienten: Früherkennung demenzieller und leichterer kognitiver Symptomatik; kurze Selbsteinschätzung depressiver Symptomatik	keinerlei verwertbare Angaben gefunden	keinerlei Angaben in der Testanweisung, in erreichbaren Angaben geht es hauptsächlich um den ökonomischen Einsatz	etwas anspruchsvollere Aufgabenstellungen aus einschlägigen kognitiven Funktionen	In der Ärztezeitung jährlich empfohlene Retestung (mit Abrechnungshinweisen); es gab keine Angaben zu Effekten von Wiederholungsmessungen.
TFDD	Aufgabenstellungen ähnlich MMST, etwas differenzierter	das Verfahren wurde bei Förstl (2003) vorgestellt und weder Normierung, Reliabilität oder Validierung angesprochen. Ähnlich wie beim DemTect wird auf „die eingeschränkte Aussagekraft“ hingewiesen (Ivemeyer/Zerfaß 2006)			
DT	im DT wird eine Sammlung verschiedener Screenings und Aufgabenstellungen präsentiert, u. a. einen Ischämie-Score	kleine, eher unzureichende Normstichprobe (Weidlich 2001)	Außenkriterium ICD-10, keine echte Demenzdefinition	differenziert im Bereich mittelgradiger Demenzen deutlich besser als der MMST allein	Fehleinstufungen von Parkinson-Erkrankten und Depressiven; Ivemeyer/Zerfaß 2006: „sollte Fachleuten vorbehalten bleiben“.
Hausärztlich-geriatrisches Assessment	Aufgabenstellungen beinhalten MMST, IADL und Timed „Up & go“-Test	keine Angaben	keine Angaben	ist von Allgemeinmedizinern abrechenbar; keine Empfehlung	siehe hierzu MMST; der angestrebte Einsatz in der Frühdiagnostik kontrastiert zu einschlägigen Untersuchungen („falsche Normalbefunde“)

ben oder bedacht. Fatal ist, wenn Betroffene dann nicht genauer untersucht werden. Auch Depressive und Menschen mit anderen psychischen Störungen können so leicht durchs Raster fallen. Die Untersuchungen von Brüne-Cohrs et al. (2007) zu Demenzdiagnosen bei Altenheimbewohnern sprechen für sich (circa 40% falsch als dement klassifiziert). Aber auch bei hirnorganisch akut Betroffenen könnte so die notwendige Behandlung und Rehabilitation unterbleiben. **Unter keinen Umständen sind solche Screenings eine genügend fundierte Basis in gerichtlichen Gutachten, insbesondere, wenn es um weitreichende Entscheidungen geht.**

5.2.2 Tests zur Untersuchung von Demenzen

5.2.2.1 SKT – Syndrom-Kurztest zur Erfassung von Gedächtnis- und Aufmerksamkeitsstörungen

Der Test „wurde als Kurztest zur Erfassung von Gedächtnis- und Aufmerksamkeitsstörungen ... entwickelt ... Die Zielgruppe sind Patienten mit akuten oder chronischen organisch bedingten kognitiven Störungen“ (SKT-Manual, 6). Wegen der Parallelformen sind Verlaufsmessungen ohne Probleme möglich. Untersucht werden Kurzzeit- vs. „Langzeitgedächtnis“, implizites und explizites Gedächtnis. Die Aufmerksamkeitsprüfung erlaubt in der Beobachtung eine qualitative Untersuchung und kann (bei entsprechender Erfahrung und Beobachtung des Testverhaltens) Hinweise auf Störungsbilder bzw. –ursachen geben (z. B. Verlangsamung, Abgelenktheit, Unruhe, ...). Auch Hinweise auf kognitive Funktionen wie Umstellungsfähigkeit, Fluidität und allgemeine Arbeitsmotivation sind möglich. Bei entsprechenden Störungen können sich erste Hinweise auf Sprach- oder Sprechstörungen ergeben.

Der SKT ist seit 1977 im Einsatz und wurde 2001 neu normiert. Seitdem gibt es eine PC-gesteuerte Auswertung in den Dimensionen Gedächtnis und Aufmerksamkeit.

Voraussetzungen: ausreichendes Seh- und Hörvermögen, ausreichende Handmotorik (Greifen, Umlegen, Beweglichkeit) erforderlich.

Durchführung: 15 Minuten; die Instruktionen sind mit genauem Instruktionstext sowie Hinweisen zu den einzelnen Subtests versehen. Wiederholungstestungen sind in fünf Parallelformen möglich.

Auswertung: einfach und klar standardisiert (SKT-Manual, 22), auch über PC möglich, allerdings nicht im Netzwerk; die numerische Bewertung der Ergebnisse erfolgt für den Gesamtwert und den Aufmerksamkeitsscore in sechs Gruppen, für den Gedächtnisscore in fünf Gruppen (SKT-Manual, 23). Es wird auf eine Prüfung auf Homogenität und Plausibilität hingewiesen.

Normierung: Erwachsene ab 17 Jahre, davon Altersklassen von 55–64, 65–74, 75–84 und 85 Jahre und älter; drei Intelligenzklassen; anhand von 3789 Testprotokollen wurden die Normen überprüft, von den Testautoren erhielt ich folgende Angaben zur Normstichprobe bzw. zu deren Repräsentativität:

> „500 (waren) als ‚kognitiv unbeeinträchtigt' zu beurteilen. Bei etwa der Hälfte davon handelte es sich um Personen, die sich zum Ausschluss einer Demenz in Gedächtnissprechstunden vorgestellt und dort keine psychiatrische Diagnose erhalten hatten. Die andere Hälfte der kognitiv Unbeeinträchtigten wies psychiatrische Diagnosen auf, z. B. Depressionen. Auch die erste Teilstichprobe, die – soweit wir wissen – aus gesunden Personen bestand, darf nicht als repräsentativ für die ‚Normalbevölkerung' angesehen werden, da es sich um eine Inanspruchnahme-Population handelt." (pers. Information von Dr. Hartmut Lehfeld).

Da der Test eher im neuropsychologischen Bereich eingesetzt wird und nicht zur Abgrenzung von Demenzen zum Normalbefund gedacht ist, erscheint die Anwendung unter der Prämisse der Beachtung des Einsatzschwerpunktes als hinreichend gesichert.

Reliabilität und Validität: Parallelformen: Cronbachs Alpha zwischen 0.86 und 0.88; für die Gesamttest-Reliabilität wird 0.93, für den Gedächtnissubscore 0.86, für den Aufmerksamkeitssubscore 0.92 angegeben. Verschiedene Validitätsuntersuchungen ohne Zahlenangaben werden im SKT-Manual angeführt (S. 9), „hohe Korrelationen mit anderen klinischen Leistungstests … und klinischen Globalbeurteilungen des kognitiven Abbaus" (S. 9) werden vermerkt. Klinische Prüfungen von Pharmaka, faktorenanalytische Untersuchungen und Korrelationsstudien mit anderen Tests sind angeführt.

Praktische Einsetzbarkeit: Die Autoren geben das Spektrum der ICD-10 F0-Diagnosen an (F00, F01, F02, F04, F05, F06.7, F07.2 und F07.8) sowie Suchtfolgeerkrankungen mit amnestischem Syndrom oder durch Suchtmittel bedingte Demenz an. Wir haben den Test bei mittelgradig betroffenen Patienten eingesetzt. Verdeckte Motivationsaspekte, wie sie bei älteren Menschen wiederholt anzutreffen sind, können die Bearbeitungsgeschwindigkeit vermindern, daher sollten leichtgradige oder grenzwertige Befunde im Bereich der Aufmerksamkeit eher verhalten interpretiert werden. Ein Proband, der sonst sehr motiviert arbeitete, meinte z. B. dazu: „In meinem Alter hetzt mich keiner mehr!" Dies war auch bei weiteren betagten Testpersonen immer wieder zu beobachten. Manche störten sich an den bunten Bildern und dem Brett für den Umgang mit Zahlen („kindlich bunt", Assoziation zu einer Schultafel). Dies störte in manchen Fällen die Mitarbeitsbereitschaft, während die Testmaterialien anderen wiederum gefielen. Zu bedenken ist die eingeschränkte Normierung.

5.2.2.2 RBMT – Rivermead Behavioural Memory Test mit der neuen englischsprachigen Version des RBMT-E (extended)

Der RBMT ist ein in der Praxis breit eingesetzter Gedächtnistest zur Untersuchung alltagstauglicher Gedächtnisaspekte. Er wurde in 14 Sprachen übersetzt. Auf Englisch liegt seit 1999 eine erweiterte Form des RBMT vor (RBMT-E), die etwas schwieriger und sehr viel umfangreicher in der Aufgabenstellung ist als der bisherige RBMT. Mit dem RBMT-III (wiederum nur auf Englisch) seien wieder mittelgradig oder schwerer Erkrankte untersuchbar. Es liegen auch Normen für ältere Probanden vor, die nach einer Umsetzungsregel für Kollegen mit statistischen Kenntnissen zu errechnen ist. Der Test in seiner ursprünglichen Form wird von den Probanden gut akzeptiert und ist gut anwendbar.

Es gibt Subtests jeweils mit expliziten und impliziten Abfragen, mit visuellen, semantischen und handlungsbezogenen Vorlagen und Abfragen, zu den Bereichen des Faktenwissens, zum episodischen, zum prospektiven und zum prozeduralen Gedächtnis. Die Aufgaben werden kurzzeitig (Arbeitsgedächtnis) und mittelfristig (intermediäres Gedächtnis, als „Langzeitabfrage" bezeichnet) abgefragt. Es werden teilweise differenzierte Reaktionen verlangt, wie die ausgestaltete Nacherzählung einer Geschichte, teilweise erscheinen die Informationen scheinbar „nebenbei", wenn auch ausdrücklich auf den Lerncharakter verwiesen wird. Die Ergebnisse des Subtests „Weg" (mit Mitteilung) aus dem Bereich des prozeduralen Gedächtnisses korrelieren gut mit dem sich Zurechtfinden oder Verlaufen in der klinischen Praxis und stimmen in der Regel gut damit überein, ob man Patienten Wege allein erledigen lassen kann oder ob sie Begleitung benötigen.

Der RBMT ist in der mir vorliegenden Fassung nur noch mit großen Schwierigkeiten, wenn überhaupt, erhältlich (in Großbritannien). Dennoch ist er in der Praxis, in seinem Alltagsbezug und der kurzen, aber umfassenden Untersuchung ein ausgesprochen nützlicher Test, wenn er auch im Bereich zum Normalbefund eventuell eingeschränkt differenziert. Eine nicht repräsentative universitäre Untersuchung mit einer sehr kleinen Stichprobe [60–69 Jahre – N=31; 70–80 Jahre – N=19] brachte bei sehr hohem Bildungsgrad und der entsprechenden universitären Klientel einen „Deckeneffekt" (siehe Treitz et al. 2006, 110 bzw. 104). Mit dem RBMT-E wird diese Lücke geschlossen. Erste deutschsprachige, aber für die Normalbevölkerung nicht repräsentative Normen wurden von Treitz et al. (2006) veröffentlicht. Das Testmaterial der englischen Version kann angepasst werden.

Voraussetzungen: ausreichendes Seh- und Hörvermögen, Gehvermögen erforderlich.

Durchführung: Der Test liegt in vier Parallelversionen zur Wiederholungsmessung vor.

Dauer: 25–30 Minuten.

Auswertung: einfach und klar direkt im Testprotokoll mit klaren Regeln; die Anwendung der speziellen Altersnormen beim RBMT erfordert differenzierte statistische Fähigkeiten in der praktischen Anwendung und englische Sprachkenntnisse.

Reliabilität: (englische Stichprobe) Die Retest-Reliabilität wurde mit r=0.78 (Screening) und r=0.85 (Gesamttestwert) angegeben. Die Paralleltest-Reliabilität schwankte um r=0.8. Die Interrater-Reliabilität wurde mit einer Übereinstimmung von 100% angegeben.

Validität: (englische Stichprobe) Es zeigte sich eine klare Trennung der Gruppe von hirnorganisch Geschädigten („durchgängig niedrigere Testwerte") gegenüber der Kontrollgruppe. Korrelationsuntersuchungen mit anderen Gedächtnistests wurden durchgeführt und korrelierten i. d. R. signifikant. Eine Checkliste zu Gedächtnisstörungen wurde von Therapeuten (mittlere Beobachtungsdauer 35 Std.) durchgeführt (Gesamt: r= –0.71 bis –0.75 bei der deutschen Stichprobe). Positiv bewerte ich in diesem Zusammenhang den guten Alltagsbezug der Aufgabenstellungen, der in keinem anderen Demenztest so hergestellt werden konnte.

Normierung: Die ursprüngliche Normierung (1984) erfolgte an 176 hirnverletzten Patienten einer englischen Rehabilitationseinrichtung und 118 Kontrollpersonen in einem universitären Umfeld. Es wurden Cut-off-Werte zum Normalbereich ermittelt und Gewichtungen der Subtests im Leistungsprofil eingeführt. In der deutschen Normierung fanden sich in einigen Untertests deutliche Alterseffekte (besonders: „Nacherzählen von Geschichten").

Die deutsche Stichprobe von „gesunden Testpersonen" rekrutierte sich aus 90 Angehörigen und Bekannten von Mitarbeitern des Neurologischen Therapiecentrums Düsseldorf im Alter von 20 bis 90 Jahren mit einem geschätzten überdurchschnittlichen Intelligenzniveau, dies korrelierte jedoch kaum mit den Testergebnissen des RBMT.

In einer dritten (englischen) Normierung für ältere Menschen (1989) liegt eine Untersuchung mit einer randomisierten repräsentativen Stichprobe (N=119) vor. In fünf Altersgruppen und acht IQ-Einschätzungen sind Umrechnungswerte für den Gesamttestwert und den Screeningwert möglich. Für die differenzierte Auswertung ist m. E. die Datenbasis einiger Altersuntergruppen zu gering. Für die Subtests sind die Mittelwerte und Standardabweichungen angegeben.

Praktische Einsetzbarkeit: Meines Erachtens handelt es sich hier um einen der in klinischen Fachkreisen gebräuchlichsten Tests zur Demenzdiagnostik. Der Test ist alltagstauglich, in der Anwendung praktikabel und in der Grundversion auch von gesundheitlich organisch eingeschränkten Patienten noch zu bewältigen (Belastbarkeit). Bei unserer Klientel ist eine Abgrenzung von Normalbefunden zu leichten bis mittelgradigen Demenzen möglich. Bei zunehmender Demenz treten Null-Wert-Ergebnisse auf, obwohl noch Testleistungen vorliegen, die in der Auswertung durch die Cut-off-Werte nicht differenziert erfasst werden. In universitären Memory-Ambulanzen, in denen hochgebildete Probanden untersucht werden, können andere Tests wahrscheinlich eher differenzieren (da greift der berichtete „Deckeneffekt"). Weitere kognitive Funktionen werden dagegen nicht erfasst.

5.2.2.3 NAI – Nürnberger Altersinventar

Das Inventar besteht aus 18 Subtests (NAI-Subtests – Inhalte und Merkmalsbereiche) aus den Bereichen

1. Leistungstests mit
   - vier *Tempotests* (ZVT-G, Labyrinth-Test, ZS-G, FWIT) zum Erfassen des kognitiven Tempos, der Leistungsorganisation, der visuomotorischen Koordination, selektiven Aufmerksamkeit sowie Interferenzneigung (im Sinne exekutiver Arbeitsgedächtnisfunktion);
   - sieben *Gedächtnistests* (kurz- und mittelfristiges Behalten von verbalem und visuellem Material (Zahlen- und Wortreihen, Sätze, Assoziationslernen, Bilder verbal frei erinnern, Tests erinnern);
2. zwei Fremdbeurteilungsskalen zu Alltagsaktivitäten in Zusammenhang mit Pflegebedürftigkeit, Verhaltens- bzw. Persönlichkeitsrating;
3. fünf Selbstbeurteilungsskalen zu kurzfristigen und längerfristigen Veränderungen; Alltag; subjektiver Alterung; Lebensqualität/Einschränkungen; erfasst werden kognitive Leistungen, Selbstständigkeit und klinische Symptome.

Der Test ist seit 1985 verfügbar, seit 1997 in der 4. Auflage. Die Testauswahl erfolgt hypothesengeleitet durch den Untersucher.

Voraussetzungen: ausreichendes Seh- und Hörvermögen, feinmotorische Fähigkeiten erforderlich.

Dauer: ca. 45 Minuten, kann aber auch erheblich länger dauern.

Durchführung: Wiederholungstestungen in fünf Parallelformen möglich.

Auswertung: einfach und klar.

Reliabilität und Validität: Objektivität, Wiederholungszuverlässigkeit, Paralleltestreliabilität und Validität an Außenkriterien wurden für die Subtests differenziert untersucht. Sie sind im Manual detailliert wiedergegeben und können dort nachgelesen werden.

Normierung: Insgesamt wurden 1561 Testpersonen erfasst (die Angaben über die Normstichprobe schwanken stark und sind zwischen 1240 [Manual] und 2866 [Wikipedia-Artikel] angegeben). Überwiegend Frauen wurden untersucht (1144 Frauen, 417 Männer, Durchschnittsalter 76 Jahre), Altersgruppen von 55–69, 70–79, 80–96 Jahre. Allerdings wurden die Untertests jeweils nicht an allen Probanden untersucht, teilweise waren die Stichproben stark „geschrumpft" (z. B. N=1240 im Zahlen-Verbindungstest, N=280 beim Farb-Wort-Test und N=214 beim Satznachsprechen). Unklar, weil im Manual nicht beschrieben, bleibt die Auswahl der Probanden, die sicher nicht als repräsentativ für die Alterspopulation gelten kann. In einem Wikipedia-Artikel wird von einer „Repräsentativ-Stichprobe" gesprochen, diese wird in dem mir vorliegenden Manual jedoch nicht erwähnt.

Auch Weidlich et al. (2001) kritisieren die Zusammenfassung von „gesunden älteren Menschen mit bereits degenerativ erkrankten ... Dies ist bei der Zielsetzung des Verfahrens aber unzulässig und ‚dünnt' die Leistungswerte nach unten aus" (DCS-Manual, 26).

Praktische Einsetzbarkeit: Aufgrund des modularen Charakters kann der Test den jeweiligen Erfordernissen angepasst werden. Das Verfahren wird als „gut etabliert" bewertet mit einem hauptsächlichen Einsatzfeld in Deutschland (aus der Datenbank PROMENPOL, 23.4.2008: Promoting and Protecting Mental Health – Supporting Policy through Integration of Research, Current Approaches and Practices).

5.2.2.4 CERAD-NP bzw. CERAD-Plus – Neuropsychologische Testbatterie

Das US-amerikanische National Institute on Aging bildete Mitte der Achtzigerjahre ein „Consortium to Establish a Registry for Alzheimer's Disease", CERAD. Die Testbatterie wurde zur Vereinheitlichung der Forschungsuntersuchungen als Standard festgelegt und ist sowohl in den USA als auch mittlerweile in Europa gut evaluiert. Die Memory Clinic der Universität Basel hat die deutschsprachige Adaptation und Validierung übernommen (CERAD-NP, siehe Aebi 2002). Zunächst handelte es sich um folgende Subtests:

- semantische Wortflüssigkeit (Tiere nennen) – 1,
- Benennen von gezeichneten Gegenständen (Boston Naming Test) – 2,
- MMST – 3,
- Wortliste lernen – 4,
- verzögerter Abruf der Wortliste – 6,
- Worte wiedererkennen – 7,
- konstruktive Praxie (Figuren abzeichnen) – 5 und
- verzögert freie Wiedergabe der Figuren – 8.

Seit 2005 gibt es die CERAD-Plus. Hier wurden zwei bekannte Tests hinzugefügt zur besseren Befunderhebung bei subkortikalen Beeinträchtigungen:

- Trail-Making-Test in den Formen A + B (zur Untersuchung exekutiver Funktionen, eigentlich Aufmerksamkeit),
- phonematische Wortflüssigkeit (Wörter eines Anfangsbuchstabens), wie sie auch im LPS bzw. LPS 50+ altbekannt ist (kognitive Verarbeitungsgeschwindigkeit).

Zur Standardisierung liegen daneben Protokolle für die klinische Erhebung und für die Bildgebung sowie ein neuropathologischer Diagnostikleitfaden bei Autopsien vor.

Voraussetzungen: ausreichendes Seh- und Hörvermögen, feinmotorische Fähigkeiten (Zeichnen) erforderlich.

Dauer: 45–50 Minuten.

Durchführung und Auswertung: „Die Durchführung, Auswertung und Interpretation erfordern Erfahrung im Umgang mit Demenzpatienten als auch mit neuropsychologischen Testverfahren“ (Ivemayer/Zerfaß 2006, 58). Die Auswertung kann nach Aebi (2002) direkt vorgenommen werden. Aktuelle Normwerte sind auf der Internetseite der Memory Clinic Basel abrufbar. Man kann die Rohwerte auch direkt in den Internetseiten der Memory Clinic eingeben und erhält eine Auswertungsübersicht mit z-Werten zum Ausdruck. Alternativ kann ein Excel-Programm über die Memory Clinic käuflich erworben werden.

Reliabilität und Validität: Die ausführlichen Auswertungen sind bei Aebi (2002) nachzulesen. Die Subtests liegen in Sensitivität, Spezifität und diagnostischer Genauigkeit meist über 80%, die Trennung von Kontrollpersonen und Alzheimer-Patienten bzw. Demenzpatienten unterschiedlicher Genese lagen bei jeweils 87% zutreffender Einstufung der Patientengruppe und 98% bzw. 97% der Kontrollgruppe.

Normierung: Die Testbatterie ist ein besonders umfangreich untersuchtes und normiertes Verfahren. Die Normierungsstichprobe besteht aus über 1000 Gesunden zwischen 55 und 95 Jahren. Verlaufskontrollen werden kontinuierlich erhoben. Es gibt geschlechts-, alters- und bildungsorientierte Normen sowie Normen klinischer Untergruppen wie Mild Cognitive Impairment, Demenzen vom Alzheimer-Typ, vaskuläre Demenzen, gemischte Demenzen, frontotemporale Degenerationen, Lewy-Körperchen-Demenz und Depression. Kritisch zu werten ist in der Skalenkonstruktion, dass mehrere Subtests so auffällig nicht standardnormalverteilte Werte aufweisen, dass man mit den ermittelten z-Werten keine wirklich validen Aussagen treffen kann.

Praktische Einsetzbarkeit: in der Erstdiagnostik und bei leicht- sowie mittelgradigen Demenzen unterschiedlicher Genese; zur Früherkennung werden vor allem die semantische Wortflüssigkeit und die unmittelbaren Wortwiedergaben empfohlen. In der Hand eines versierten Diagnostikers ist diese Testbatterie *vor allem im ambulanten Bereich* und bei der Abgrenzung von leichten Demenzen, leichten kognitiven Störungen und Normalbefunden ein gut differenzierendes Instrument. Vorsicht in der Interpretation bei linksschiefen Verteilungen einiger Subskalen. Es wurden auch ausgeprägter Demente untersucht, jedoch erreichen in diesen Fällen wiederum einige Subtests „schon rasch Bodeneffekte“ (Ivemayer, Zerfaß 2006, 58). Schwerwiegender an Demenz erkrankte Patienten sind manchmal nicht in der Lage, genügend Durchhaltevermögen aufzubringen. Es ist schon eine Herausforderung für Untersucher, diese Patienten über die Testdauer bei den Aufgaben zu halten (Aufmerksamkeit, Ausdauer, Motivation). Insbesondere das Abzeichnen wird von vielen Probanden als schwierig eingeschätzt. Manche geben nach einiger Zeit auf, wenn sie Defizite bemerken.

5.2.2.5 WMS-R – Wechsler Memory Scale Revised

Der Test wurde zur Erfassung von Gedächtnisfunktionen und Gedächtnisstörungen entwickelt. In einer Reihe von Subtests werden Indizes zum verbalen und visuellen Gedächtnis (zusammengefasst zum „Allgemeinen Gedächtnis“[Memory-Quotient]), zur Aufmerksamkeit/Konzentration sowie zur verzögerten Wiedergabe (intermediäres Gedächtnis) ermittelt. Die Autoren betonen, episodische Aufgabenstellungen seien „Grundvoraussetzung für jede neuropsychologische Untersuchung“ (WMS-R-Manual, 12). Beschränkend ist die Altersvalidierung bis 74 Jahre.

Voraussetzungen: ausreichendes Seh- und Hörvermögen, feinmotorische Fähigkeiten (Zeichnen) erforderlich.

Durchführung: Einzeltestung; die Testanweisungen sind klar und eindeutig schriftlich niedergelegt.

Dauer: 45 Minuten bis 1 Stunde.

Auswertung: einfach und klar; es wird ein Gesamtwert (MQ = Memoryquotient) mit Werten entsprechend einem Intelligenzquotienten gebildet. Daneben sind die Indizes einzeln entsprechend normiert.

Reliabilität und Validität: Die Interrater-Reliabilität wird mit 0.97–0.99 angegeben. Die Reliabilität der Indizes schwankt von 0.80 bis 0.88. Die Validitätsuntersuchungen wurden anhand eines Patientenkollektivs von 125 Personen vorgenommen, darunter 17 Alzheimer-Patienten (3 Standardabweichungen unter dem Normalwert) und 13 Depressive (eine Standardabweichung unter dem Normalwert). Der Schweregrad der Erkrankungen war in beiden Gruppen nicht angegeben, die Stichproben sind meiner Meinung nach zu klein.

Normierung: Die Normstichprobe mit 210 Gesunden ist in eine 7-stufige Alterseinteilung aufgegliedert und umfasst die Altersgruppen von 15 bis 74 Jahren, davon werden mit 55–64 und 65–74 Jahren ältere Menschen erfasst. Für den normalen Demenzbereich (60+) ist die Testbatterie mit je 30 Probanden nicht hinreichend untersucht. Oberhalb der Altersgruppen (ab 75 Jahre) wird zur Vorsicht bei der Interpretation geraten. Die Auswertung ist nach Bildungsgraden unterteilt. Die Testbatterie wurde allgemein für *hirnorganisch erkrankte* Menschen entwickelt, bei denen „Gedächtnisstörungen im Vordergrund ihrer Symptomatik stehen".

Praktische Einsetzbarkeit: Ich würde den Test eher in der ambulanten Untersuchung bei gut motivierten intelligenteren Probanden zur Erstdiagnostik und bei leichtgradigen Demenzen unterschiedlicher Genese einsetzen, während die Autoren ihn eher „im unteren mnestischen Leistungsbereich" (WMS-R-Manual, 14) ansiedeln. Die Diskrepanz entsteht wahrscheinlich durch die unterschiedliche Klientel, in einem universitären Rahmen werden andere Probanden untersucht als in einer Psychiatrie-Ambulanz. Viele unserer Probanden betrachten den Test als kognitiv anspruchsvoll, anstrengend und sehr schwierig. Er erfordert eine gute Motivation, Durchhaltefähigkeit bzw. Aufmerksamkeit.

5.2.2.6 IGD – Inventar zur Gedächtnisdiagnostik

Das IGD wurde für den klinischen und den leistungsbezogenen Anwendungsbereich konzipiert" (IGD-Manual, 15). Sowohl die theoretische Beschreibung als auch der klinische Einsatz in „neurologischen, neurochirurgischen und psychiatrischen Kliniken, in Rehabilitationszentren und ambulanten klinisch-psychologischen Einrichtungen" verweist darauf, dass das Einsatzfeld ein anderes ist als das der alterskorrelierten Demenzen. Ein Bezug zu Demenzen wurde nach meinem Kenntnisstand nicht hergestellt. Die Tests des Moduls A „differenzieren im mittleren bis höheren mnestischen Leistungsbereich" (IGD-Manual, 15). Der Test gliedert sich in

- Modul A: Lern- und Merkfähigkeit von neuen Informationen,
- Modul B: semantisches Gedächtnis, Altgedächtnisleistungen zu Fakten und Wissen (Objekt- und Konzeptwissen, Wortkenntnis und Faktenwissen),
- Modul C: autobiografisches Gedächtnis mit episodischer und semantischer Erinnerungsleistung bzw. Erinnerungsqualität.

Im Modul A werden die Subtests geprüft (IGD-Manual, 18):

Tab. 8: Modul-A-Subtests des IGD

Kurzzeit- bzw. Arbeitsgedächtnis	Zahlenspanne visuelles/verbales Arbeitsgedächtnis exekutive Kontrolle
Lernen	verbales Lernen visuelles Lernen Paarassoziationslernen
verzögerter Abruf	verzögerte Rekognition: Wortliste verzögerte Reproduktion: Text verzögerte Rekognition: Figuren
verbales Gedächtnis	verbales Arbeitsgedächtnis verbales Lernen verzögerte Rekognition: Wortliste verzögerte Reproduktion: Text
visuelles Gedächtnis	visuelles Arbeitsgedächtnis visuelles Lernen verzögerte Rekognition: Figuren
Sonstige	prospektives Gedächtnis Priming

Voraussetzungen: ausreichendes Seh- und Hörvermögen, Lese- und Schreibfertigkeiten, feinmotorische Fähigkeiten erforderlich; Neglect oder Hemianopsien können die Testfähigkeit erheblich mindern.

Durchführung: Einzeltestung und Gruppentestung („besonders zeitökonomisch“, IGD-Manual, 14) möglich; die Testanweisungen sind klar und eindeutig schriftlich niedergelegt.

Dauer: Modul A: 50 Minuten; für die Module B und C werden jeweils 20 Minuten veranschlagt.

Auswertung: einfach und klar; die Interrater-Reliabilität (als Kriterium für die Objektivität) wird mit r=0.99 für alle Module angegeben.

Reliabilität: Retest-Reliabilität (N=44), zeitlicher Abstand >1/2 Jahr: Gesamt-r=0.84.

Validität: Modul A (N=41): Die inhaltliche Validität wurde mit Bezug zur Orientierung an „etablierten Gedächtnismodellen“ (IGD-Manual, 28) als gegeben eingestuft. Die Konstruktvalidität wurde im Vergleich zu anderen Gedächtnistests (WMS-R r=0.83, daneben RBMT, VLMT, LMT, FBT) untersucht. Für die Module B und C wurde die Inhaltsvalidität als gegeben gesehen. Es werden keinerlei klinische Untersuchungen im Manual erwähnt, obwohl der Test auch „für den klinischen ... Anwendungsbereich konzipiert“ (IGD-Manual, 15) wurde. Die beschriebenen Zielgruppen scheinen dem Marketing zu dienen, „Tätige in neurologischen, neurochirurgischen und psychiatrischen Kliniken, in Rehabilitationszentren und ambulanten klinisch-psychologischen Einrichtungen“ werden aufgelistet. Da ich sonst nichts zur klinischen Praxis fand, beziehe ich mich auf das einzige Auswertungsbeispiel. Es wird ein Fallbericht dargestellt, dessen Ergebnis bei „unterdurchschnittlichem Befund“ und „Hinweisen auf Gedächtnisbeeinträchtigungen“ die Empfehlung zu einer umfassenden neurologisch-psychiatrischen Untersuchung und einer Verlaufstestung in einem halben Jahr war. Dabei wurde durch die Ehefrau „eine Wesensveränderung ..., insbesondere eine erhöhte Aggressivität und Stimmungslabilität“ berichtet. Der Untersuchungsaufwand von 90 Minuten Testung plus Zeit für Anamnese und Fremdanamnese, Auswertung und Interpretation erscheint mir für so eine kurzgefasste Ergebnisvorstellung im Beispielfall sehr aufwendig. Daneben wird das niedrige Ergebnis speziell im Bereich der Aufmerksamkeit (Arbeitsgedächtnis) nicht betrachtet und nicht mit etwaigen klinischen Beobachtungen während der Testung in Verbindung gebracht.

Normierung: Es liegen Normen für 18- bis 86-Jährige vor (fünf Gruppen, davon eine „über 60 Jahre“; Stichproben: Modul A – N=405, Modul B – N=250, Modul C – N=247). Dabei wurden Menschen mit hirnorganischen Vorerkrankungen, demenzieller Symptomatik, Suchtproblemen und Menschen mit Vorerfahrungen in Gedächtnistrainings ausgeschlossen. Auffällig war, dass die Probanden in Modul A zu 57%, in Modul B zu 48% und in Modul C zu 47% Abiturabschlüsse aufwiesen (weit überdurchschnittlich). Daher ist (wie so oft bei diesen Tests) nicht von einer repräsentativen Normierungsstichprobe auszugehen. Die Normierungsuntersuchungen erfolgten in Gruppentestungen, eine Überprüfung in Einzeltestungen erbrachte keine signifikanten Mittelwertdifferenzen in den Subtests.

Praktische Einsetzbarkeit: Der Test wurde eher für den Bereich der Leistungsdiagnostik konzipiert. Der Test könnte in der ambulanten Untersuchung zur Erstdiagnostik bei intelligenteren Probanden zur Abgrenzung eines Normalbefundes oder bei infrage stehendem MCI eingesetzt werden. Auch in der neuropsychologischen Anwendung bei Menschen mit hirnorganischen Beeinträchtigungen könnte ich mir den Test vor dem berichteten theoretischen Hintergrund vorstellen. Allerdings fehlen dazu die klinischen Untersuchungen. Das IGD ist kognitiv anspruchsvoll, erfordert eine gute Motivation, Durchhaltefähigkeit und Aufmerksamkeit.

5.2.2.7 Weiteres Verfahren: BAT – Berliner Amnesietest

Zu erwähnen ist der Berliner Amnesietest (BAT). Er dient der Erfassung von Lern- und Merkfähigkeitsstörungen (anterograde Amnesie). Er ist für die klinische Einzelfalldiagnostik bei Patienten der Neurologie, Psychiatrie und in der neurologischen Rehabilitation konzipiert. In acht Untertests werden verbale (Worte) und figurale (Muster, abstrakte Figuren) Aufgaben vorgelegt. Es handelt sich dabei um kurzfristiges und mittelfristiges Erinnern („Recall") von Worten, implizites Erinnern mit semantischer, später proaktiver Interferenz (Worte), Muster erinnern (Quadratanordnung), Zahlen nachsprechen, „Recall" von abstrakten Figuren, die zunächst sukzessive nachgezeichnet werden, dann nach erneuter Vorgabe (alle) nach Distraktion aus dem Gedächtnis aufgezeichnet werden sollen. Danach wird eine weitere kurzfristige verbale „Recall"-Aufgabe gestellt. Es können Scores für Amnesie, Korsakow und Demenz ermittelt werden.

Untersucht werden Kurzzeitgedächtnisspannen im Sinne des Arbeitsgedächtnisses, schnelles Vergessen und Leistungen nach Interferenz bzw. Distraktion.

Normen: Normstichprobe: N=227, Alter von 13 bis 65 Jahre, 27% Hochschulabsolventen; die klinischen Gruppen waren sehr unterschiedlich groß, N=52 mit cerebrovaskulärer Insuffizienz plus amnestischer Störung, N=38 „Senioren mit normalem Alterungsprozess", N=23 „Korsakow" und N=6 „Alzheimer".

Praktische Einsetzbarkeit: Der Test untersucht spezifische Lern- und Gedächtnisprozesse. Die Aufgabenstellungen erscheinen mir speziell und eher wenig an den Alltagsanforderungen älterer Menschen orientiert. Die Normierung im Bereich verschiedener Demenzformen scheint mir zu eingeschränkt. Daher wird der Test hier nur am Rande erwähnt. Für die Neuauflage von 2010 ist die Diagnostik des Amnestischen Syndroms „unterschiedlicher Genese" (N=118) angegeben (Verlagsinformation).

Weitere Testverfahren können erwähnt werden: Das *FNPT – Frankfurter Neuropsychologische Testprofil* hat einen Einsatzschwerpunkt in der Neurologie. Die *TÜLUC – Tübinger Luria-Christensen Neuropsychologische Untersuchungsreihe* beinhaltet unter anderem auch die Untersuchung mnestischer Prozesse.

Tab. 9: Zusammenfassung der Einschätzungen zu Demenz- und Gedächtnistests

Demenztest/ Gedächtnistest	Untersuchungsgegenstand	Normierung	Reliabilität / Validität	Einsatzschwerpunkt bzw. Empfehlung	Einschränkungen bzw. Kritik
SKT	Aufmerksamkeits- und Gedächtnisfunktionen. Zielgruppe Patienten mit akuten o. chronisch organisch bedingten Störungen	N>8000; Normierung unklar (Stichproben zusammensetzung) Begriff „kognitiver Abbau" – kein direkter Bezug zu Demenzen	hinreichende Reliabilität; unzureichende Angaben zur Validität – im Bezug zur Normierung	mittelgradige Demenzen bzw. Hirnleistungsstörungen	Motivation wirkt bei den Aufmerksamkeitsleistungen moderierend. Man sollte sich bei der Interpretation auf die operationalisierten Aufgabenstellungen beziehen (fragliche Validierung) und bei Demenzeinstufungen sehr auf das klinische Symptomenbild achten. Test allein kein Kriterium
RBMT, RBMTIII, RBMT-E	Gedächtnistest zur Untersuchung alltagstauglicher Gedächtnisaspekte.	ursprüngliche Normierung im universitären Umfeld, später repräsentative, aber kleinere Stichprobe für ältere Menschen	hinreichende Reliabilität, Validierung an hirnorganisch Beeinträchtigten und mittels einer Checkliste für Gedächtnisstörungen nach langfristiger Beobachtung als Außenkriterium	leichte bis mittelgradige Demenzen; auch bei weniger belastbaren Probanden einsetzbar	bei intelligenten bzw. hochgebildeten Probanden ist die Grundversion des RBMT weniger zur Abgrenzung zum Normalbefund geeignet („Deckeneffekt"), dann eher RBMT-E
NAI	Sammlung von 18 Tests der Bereiche Tempo/ Aufmerksamkeit, Gedächtnis, daneben Fremd- und Selbstbeurteilungsskalen	stark wechselnde Stichprobengrößen je nach Subtest lassen eine einheitliche Bewertung nicht zu; Stichprobenauswahl bleibt unklar, eine „repräsentative Stichprobe" wird erwähnt. Keine Hinweise im Handbuch	differenziert untersucht; die Ergebnisse an sich sind positiv, bei der unklaren Datenbasis und unklaren Demenzdefinition jedoch unzureichend.	mittelgradige Demenzen (Normierungsverfahren); gut: modularer Charakter zur Anpassung an die jeweiligen Erfordernisse; breites Spektrum an Verfahren, Ergänzung durch Fremd- und Selbstbeurteilungsskalen ist nützlich, wenn angewandt.	unklare, bei manchen Subtest stark eingeschränkte Datenbasis; unzureichende Validierung

CERAD-NP und CERAD-plus	Anpassung des amerikanischen Alzheimer-Registers zur Vereinheitlichung der Forschung (Standard). Sprachliche und figurale Aufgaben, weniger alltagsorientiert.	sehr große Normierungsstichprobe von 55 bis 90 Jahren; differenzierte Normen nach Alter und Bildungsgrad	differenzierte Untersuchungen mit guter Datenbasis; fraglich bleibt die Demenzdefinition (Alltagstauglichkeit, Operationalisierungen)	vor allem im ambulanten Bereich zur Abgrenzung zum Normalbefund bzw. zur Frühdiagnostik	Die Testung beinhaltet z.T. unzulängliche Verfahren wie den MMST, allerdings wurde neu normiert. Weniger alltagsorientierte Aufgabenstellungen. Testdauer stellt Anforderungen an die Motivation; Einschränkung der Interpretation durch schiefe Verteilungen
WMS-R	Test zur Erfassung von (normalen) Gedächtnisfunktionen und Aufmerksamkeit; entwickelt für hirnorganisch Erkrankte mit Gedächtnisstörungen.	Altersnormierung in zwei Gruppen zwischen 55 und 74 J., zu kleine Stichprobengrößen (je 30 Pb. in den Altersgruppen) – bildungsmäßig differenziert	Reliabilität gut; Validität unklar: zu kleine Stichproben, bei 125 Pb. waren 17 Alzheimer- und 13 depressive Probanden dabei; keine Angaben zum Schweregrad der Erkrankungen	in der ambulanten Untersuchung zur Abgrenzung zum Normalbefund; bei überdurchschnittlich intelligenten und gut motivierten Probanden einsetzbar	Der Test wurde nach Gedächtnismodellen entwickelt, nicht in der Demenz-Praxis. Ein Bezug zu Demenzen ist schwer herstellbar, die Stichprobe von 17 Alzheimer-Patienten ist zu gering. Besser validiert für hirnorganisch Beeinträchtigte.
IGD	Test zur Erfassung von (normalen) Gedächtnisfunktionen, er sei auch klinisch einsetzbar. Der Verlag wirbt mit Personalauslese.	Normstichprobe nicht repräsentativ (> Hälfte mit Abitur); gut: Altersbereich bis 86 J., jedoch nur eine Gruppe „über 60 J." (N=61)	Reliabilität befriedigend, inhaltliche Validität wird mit etablierten Gedächtnismodellen als gegeben bewertet, Korrelationen mit anderen Tests hinreichend	Tests differenzieren im mittleren bis höheren Leistungsbereich; auch als Gruppentest anwendbar; Anwendung bei intelligenten Menschen als Leistungstest	Der Test wurde eher zur Erfassung normaler Testleistungen entwickelt, im Manual sind keine klinischen Untersuchungen berichtet.
BAT	Erfassung von Lern- und Merkfähigkeitsstörungen (anterograde Amnesie)	unzulängliche Normstichprobe (Bildungsgrad, Altersstufen), klinische Stichproben zu klein außer bei vaskulären Demenzen	wegen der bestehenden Defizite nicht weiter untersucht.	Im Bereich der Demenzen und der Altersgruppe 60+ nicht valide einsetzbar. Für spezielle neuropsychologische Fragestellungen	Spezielle Aufgabenstellungen erscheinen mir wenig an den Alltagsanforderungen älterer Menschen orientiert. Nicht für den Bereich älterer Menschen normiert.

5.2.3 Einzelne Gedächtnisfunktionen

Hier sind selbstständige Testverfahren angeführt. Natürlich kann man für entsprechende Fragestellungen auch Subtests aus Testbatterien heranziehen (s. Kapitel Demenztests und Testsysteme kognitiver Funktionen). Man sollte jedoch bedenken, dass die Reliabilität und Validität von Subtests bei den vorliegenden Validierungsuntersuchungen in der Regel geringer ausfallen, die Interpretation daher einzuschränken ist.

In der Kategorie verbaler Merkfähigkeitstests sind einige sehr ähnliche Tests auf dem Markt bzw. in Gebrauch. Hier werden sozusagen exemplarisch der Memo-Test und der VLMT vorgestellt. Man könnte auch den AVLT oder den CVLT erwähnen.

5.2.3.1 Memo-Test

Der Test bezeichnet sich als selektiver verbaler Erinnerungstest und als Screeningverfahren (Memo-Testmanual, 5). Es werden Werte der kurzzeitigen Merkfähigkeit und der verzögerten Erinnerungsleistung geprüft und verrechnet. Daneben gibt es die Möglichkeit des Vergleichs von unmittelbaren Reaktionen (UR), Langzeitspeicher (LZS), Abruf aus dem Langzeitspeicher (ALZS), dem kontinuierlichen (KALZS) und nicht kontinuierlichen Abruf aus dem Langzeitspeicher (NKALZS).

Voraussetzungen: ausreichendes Hörvermögen, „setzt ... eine ausreichende Kenntnis der deutschen Sprache voraus und darf nicht bei Störungen der Sprachrezeption und -expression verwendet werden“ (Memo-Testmanual, 10). Vorsicht ist auch bei Probanden mit anderen Muttersprachen geboten, selbst wenn sie fließend Deutsch sprechen. Dies gilt auch für alle anderen sprachbezogenen Leistungstests.

Dauer: 5–10 Minuten, plus Zwischenzeit von 15 Minuten bis zur verzögerten Abfrage; gut verständliche klare Testanweisung.

Auswertung: einfach und klar; Vergleichsberechnungen sind bei Angabe von Mittelwerten und Standardabweichungen selbst vorzunehmen. Für die differenzierte Auswertung der Indizes sind fundierte neuropsychologische Kenntnisse erforderlich.

Durchführung: Einzeltestung; die Testanweisungen sind klar und eindeutig schriftlich niedergelegt. Es gibt zwei Parallelformen, daher Verlaufsmessung möglich.

Reliabilität: Die Retest-Reliabilität nach drei Wochen wird mit r=0.86 angegeben.

Validität: Der Test soll „pathologische Gedächtnisleistungen von altersadäquaten Gedächtnisleistungen trennen“ (Memo-Testmanual, 10). Korrelationen mit dem MMST erbrachten bei einer mittleren Wortrate r=0.47

und im verzögerten Abruf r=0.48. Die GDS-Scores sind mit r=-0.58 respektive mit r=-0.64 korreliert.

Normierung: Die „Testwerte sind bildungs- und altersabhängig" (Memo-Testmanual, 13). Drei Altersgruppen: 20–40, 41–60, älter als 60 Jahre (im Schnitt 68,3 Jahre); Vergleichswerte für drei klinische Gruppen (Demente, diffus Hirngeschädigte und Epileptiker) neben einem „Referenzkollektiv" von „122 hirngesunden Normalpersonen ohne Gedächtnisprobleme"; keine Hinweise zur Stichprobenauswahl. Vorsicht in der Benutzung des Tests bei Probanden in höheren Altersgruppen.

Praktische Einsetzbarkeit: Der Test ist rasch einsetzbar und wird von den Probanden akzeptiert. Manche Probanden nehmen die Aufgabe sportiv und wiederholen noch Tage später die Wortliste, um ihre Erinnerungsfähigkeit zu demonstrieren. Die Auswertung erfordert statistische Kenntnisse (Berechnung, Gewichtung, Abwägung in der Interpretation) und grundlegende Rechenfähigkeiten, eine Formel zur Berechnung ist im Manual nicht angegeben. Man könnte z. B. den Standardwert berechnen: SW=((Rohwert-Mittelwert)/Standardabweichung *10)+100. Die Tabellen zu den Testleistungen der Normgruppen und klinischen Gruppen sind in Tabelle 2 und 4 des Manuals zusammengefasst (Memo-Testmanual). Wegen der unklaren Normierung (Stichprobenauswahl unbekannt, kleine Referenzgruppe über 60 Jahre, N=31) sollte man die Ergebnisse vor allem bei Grenzfällen nicht überbewerten. Da der Bereich des sprachlichen Gedächtnisses jedoch bei einer ganzen Reihe von beginnend Dementen schon sehr früh betroffen ist, könnte der Test ein wirkliches Screening in diesem Bereich werden, wenn die Normierung angepasst würde.

5.2.3.2 VLMT – Verbaler Lern- und Merkfähigkeitstest

Der Test erfasst den Erwerb (Lernen) und das Behalten (Erinnern) verbaler Information und liegt in zwei Paralleltestvarianten vor. Er besteht aus einer Lern- und einer Interferenzliste. In der Lernphase werden im Gegensatz zum Memo-Test alle 15 Worte wiederholt (dort werden nur die nicht memorierten Worte wiederholt), anschließend wird die Interferenzliste vorgelesen und geprüft, danach erfolgt eine weitere Abfrage der Lernliste, nach 30 Minuten eine letzte Abfrage. Insgesamt 10 Indikatoren (Leistungs- und Fehlerscores) können berechnet und eine Lernkurve kann erstellt werden. Interpretiert werden die Bereiche Lernen, Konsolidierung und die Wiedererkennensleistung sowie die freie Abrufleistung nach zeitlicher Verzögerung.

Ursprünglich entwickelte der Schweizer Rey den Test im französischen Sprachraum (ab 1941). Daraus wurde der AVLT für den englischen Sprachraum entwickelt. Die deutsche Übersetzung und Weiterentwicklung ist der VLMT (Helmstedter et al. 2001).

Voraussetzungen: ausreichendes Hörvermögen, Sprachverständnis (Achtung bei Probanden mit anderen Muttersprachen!); Aufmerksamkeits- und Sprachstörungen können die Leistungen im VLMT indirekt vermindern. Die Autoren betonen, dass der VLMT „grundsätzlich nicht als Einzelverfahren eingesetzt werden" sollte (VLMT-Manual, 19).

Dauer: 12 Minuten Lernphase und Interferenzprüfung (20 bis 30 Minuten Zwischenzeit, hierin wegen der Interferenz keine Vorlage von Tests mit verbalen Aufgabenstellungen), plus einige Minuten verzögerte Abfrage und Wiedererkennensliste.

Durchführung: klare, eindeutige Testanweisungen, entsprechende Protokollbogen; drei Paralleltestversionen; allerdings liegen nur für die Grundversion A Daten von gesunden Probanden vor (Normierung).

Auswertung: klar strukturierter Ergebnisbogen mit Lernverlaufskurve; die Interpretation der sehr differenzierten Auswertung erfordert entsprechende klinische Erfahrung mit dem Test.

Reliabilität: Retest-Reliabilität zwischen r=0.38 für die Abrufleistung der Interferenzliste und r=0.70 für den fünften Lerndurchgang (entspricht 14,5% bis knapp 50% gemeinsamer Varianz!); die Kennziffern von Wiederholungstestungen mit Paralleltests werden von r=0.6 bis r=0.77 angegeben.

Validität: „Die Frage der klinischen Validität des VLMT beschränkt sich hier auf seine Anwendung bei ZNS-Erkrankungen bzw. … bei neuropsychologischen Fragestellungen" (VLMT-Manual, 30). Daher verweise ich Interessierte auf das entsprechende Kapitel im VLMT-Manual (30–49).

Normierung: drei Kollektive mit insgesamt 515 „hirngesunden Probanden" (VLMT-Manual, 55), darunter 66 „gesunde ältere erwachsene Probanden" einer Universitätsklinik für Psychiatrie (VLMT-Manual, 55); nähere Angaben zur Stichprobenzusammensetzung konnte ich nicht finden. Daher ist davon auszugehen, dass *keine* repräsentative Normierungsstichprobe vorliegt; fünf Altersgruppen von 6–9, 10–14, 15–29, 30–49 und >49 Jahre (Bandbreite von 6 bis 79 Jahre); die Altersregression der Gesamttestwerte wurde in einer grafischen Kurve aufgezeigt, besonders Männer verschlechtern sich mit zunehmendem Alter stark in ihren Testergebnissen. Diese Effekte sind jedoch nicht in die Normwerte eingegangen, es gibt nur eine Altersgruppe ab 50 Jahren. Der Test wurde eher im neurologischen bzw. neuropsychologischen Umfeld (Diagnostik, Rehabilitation) entwickelt, in den angeführten klinischen Studien wurden keine per se Dementen untersucht.

Praktische Einsetzbarkeit: Durch die für das Alterskollektiv der Demenzgefährdeten mangelhafte Normierung (Gruppe >49 Jahre) ist der Test nicht zur regelhaften Anwendung bei Älteren geeignet. Ich würde ihn bei der Notwendigkeit der Untersuchung der Interferenzwirkung evtl. einsetzen.

5.2.3.3 BTT – Block-Tapping-Test

Zusammen mit dem Subtest Zahlennachsprechen bildet der Block-Tapping-Test, der als eigenständiger Test (Pearson Assessment 1997) vorgestellt wird, aber auch in der WMS-R enthalten ist, mit der Aufmerksamkeitsspanne eine wichtige Funktion des (sprachlich-auditiven bzw. visuospatialen) Arbeitsgedächtnisses ab. Ergänzt man dies um die Buchstaben-Zahlen-Folgen des WIE, ist auch eine komplexere Aufgabenstellung aus dem sprachlich-auditiven Arbeitsgedächtnis mit abgebildet. Die Tests sind bei der Abgrenzung zum Normalbereich und bei leichteren Demenzformen sinnvoll und zur Abgrenzung von anderen hirnorganisch bedingten Störungen interessant.

Voraussetzungen: ausreichendes Seh- und Hörvermögen, motorische Fähigkeiten erforderlich.

Dauer: 5-10 Minuten.

Auswertung: einfach und klar.

Weitere Angaben: in der WMS-R ausführlich dargestellt, dort auch normiert und validiert.

Praktische Einsetzbarkeit: bei speziellen Fragestellungen zu Einschränkungen im visuospatialen Bereich.

5.2.3.4 DCS – Diagnosticum für Cerebralschädigung

Das DCS bezeichnet sich als „Hirnfunktionstest für den Bereich des Figuralgedächtnisses“ (DCS-Manual, 13) auf dem Hintergrund gestaltpsychologischer Grundsätze. Dabei sind Bereiche der selektiven Aufmerksamkeit, der Gestaltwahrnehmung, Gestaltspeicherung und der Gestaltreproduktion angesprochen. In mehreren Lernphasen sind Figuren einzuprägen, die mit fünf Holzstäbchen aus dem Gedächtnis nachzulegen sind. Es gibt aktuell (ab 2001) bis zu sechs Lerndurchgänge (in der Version von 1969 gab es bis zu 15). Es wird eine „Lokalisierungspräzision in der Hirnfunktionsdiagnostik“ angegeben (DCS-Manual, 38). Der Test wird für den Bereich der Gerontopsychiatrie als Aufmerksamkeits- und Gedächtnistest empfohlen. Von Vorhersagen einer Hirnleistungsstörung im höheren Alter wird von den Autoren selbst abgeraten, da in den Studien keine hirngeschädigten Probanden über 60 Jahren eingeschlossen waren (DCS-Manual, 26), die Differenzierungsfähigkeit somit nicht überprüft ist.

Voraussetzungen: ausreichendes Seh- und Hörvermögen, feinmotorische Fähigkeiten erforderlich; eine Grenze der Anwendung sei bei einem IQ < 85 gegeben. Die Angaben zur Altersbeschränkung des Tests sind widersprüchlich. Während im Text des Manuals eine Beschränkung des Testeinsatzes bis 60 Jahre beschrieben ist, liegen im Anhang Normen bis zum Alter von 80 Jahren vor.

Dauer: keine Zeitangaben, individuell unterschiedlich durch unterschiedlich lange Lernphasen und Anzahl der Durchgänge.

Durchführung: Paralleltestversion vorhanden; Durchführungsobjektivität und Standardisierung sind durch die klare Testanweisung und Formulierung zulässiger bzw. „nicht möglicher" Hilfen gegeben.

Auswertung: quantitativ und qualitativ. Richtige, Perseverationen, Drehungen/Klappungen und Erfindungen von Figuren werden erfasst. Ein Labilitätsindex wird ermittelt; klare Auswertungsrichtlinien und ausführliche Interpretationshinweise. „Ein höherer Grad der Auswertungsobjektivität (ist) gegeben" (DCS-Manual, 39).

Reliabilität: Die Retest-Reliabilitäten schwankten bei Gesunden zwischen r=0.68 und r=0.83, bei hirngeschädigten Patienten wurde ein r=0.92 ermittelt.

Validität: Vielfältige Validierungsstudien liegen vor, eine „hohe diagnostische Valenz" wird im Bereich der Hirnschädigungsdiagnostik nach langer klinischer Erprobung betont. Eine Studie verweist auf den möglichen Einsatz des Tests als Lern- und Gedächtnistest im Alter, die Normierung ist noch unzureichend (kleine Stichprobe). Interessant ist die differenzielle Validität bei Verlaufsuntersuchungen zur Unterscheidung von Depressiven und dementen Patienten (nur 7% der Depressiven wurden in der Follow-up-Untersuchung falsch eingestuft; DCS-Manual, 27). Dies ist eine wirkliche Alternative zu den unsäglichen Kurzfragebögen zur (invaliden) „Depressionsdiagnostik". Die „Bandbreite" des Tests wurde „eher als eng" angegeben.

Normierung: Der Test wurde mehrfach neu normiert, N=600 (1969), N=107 (1976), weitere Studien bis 1992 werden im Manual referiert.

Weitere Angaben: Der Test enthält als einziges der hier vorgestellten Verfahren eine selbstkritische „Beurteilung nach den Gütekriterien des Testkuratoriums der Föderation Deutscher Psychologenverbände" in einer guten Übersicht (DCS-Manual, 38–40).

Praktische Einsetzbarkeit: Bei speziellen Fragestellungen zu Einschränkungen im visuospatialen Bereich; als nonverbaler Lern- und Gedächtnistest einsetzbar; bei Verlaufsuntersuchungen ist eine Differenzierung von Depressionen und Demenzen im Halbjahreszeitraum bei hoher Trennschärfe möglich. Der eigentliche Einsatz in der Hirnschädigungsdiagnostik kommt bei Probanden über 60 Jahren nicht in Betracht, da der Test in dieser Altersgruppe nicht normiert wurde.

Tab. 10: Zusammenfassung der Einschätzungen der Tests einzelner Gedächtnisfunktionen

Tests für einzelne Gedächtnisfunktionen	Untersuchungsgegenstand	Normierung	Reliabilität/Validität	Einsatzschwerpunkt bzw. Empfehlung	Einschränkungen bzw. Kritik
Memo-Test	verbale Lernfähigkeit und Gedächtnisleistungen	keine Angaben zur Stichprobenzusammensetzung, „Referenzkollektiv" N=122 zu klein	Retest-Reliabilität befriedigend; unzureichende Validierung (MMST und GDS als „Kriterium")	mit Einschränkungen als Element einer Testzusammenstellung im Bereich beginnender Demenzen, jedoch nicht als Einzeltest	Unklare Normierung und unzureichende Validierung schränken die Aussagekraft ein, „Normalbefund" ist nur eingeschränkt interpretierbar.
VLMT	verbale Lernfähigkeit und Gedächtnisleistungen, Interferenzeffekte	N=616, davon 66 „ältere ..." wahrscheinlich keine repräsentative Normstichprobe	Reliabilität befriedigend; die Validierung bezieht sich auf neuropsychologische Fragestellungen im engeren Sinne	nicht regelhaft einzusetzen	Wegen der unzureichenden Normierung und unpassenden Alterseinteilung (> 49 J.) ist der Test regelhaft im Bereich Demenzen nicht sinnvoll nutzbar.
Block-Tapping	visuospatiale Lern- und Gedächtnisleistungen, Arbeitsgedächtnis	zu kleine Stichprobengrößen in den Untergruppen	Reliabilität gut; Validierung unklar: siehe WMS-R	im ambulanten Bereich im Rahmen einer Testzusammenstellung	kleine Stichprobe, unklare Validierung
DCS	Hirnfunktionstest für den Bereich des Figuralgedächtnisses; Abgrenzung Demenz – Depression im Verlauf; Lokalisationsdiagnostik z. B. bei Temporallappenepilepsie	mehrfach neu normiert; über 60 J. eingeschränkt nutzbar	für klinisch neuropsychologische Fragestellungen gut validiert	bei speziellen Fragestellungen zum visuospatialen Bereich interessant: hohe Trennschärfe bei Verlaufsuntersuchungen bezüglich Demenz vs. Depression im Halbjahreszeitraum	Einschränkungen bei den Normen über 60 J.

5.2.3.5 Zusammenfassung

Die vorgestellten Tests sind nicht zur alleinigen Testvorlage im Rahmen der Demenzdiagnostik geeignet, sondern sollten immer als Bestandteil einer Testzusammenstellung gesehen werden. Meist ist die Einsetzbarkeit durch die Spezialitäten der Normierung bzw. Validierung eingeschränkt.

Interessant ist der Nebenbefund beim DCS, dass in einer Verlaufsmessung Demenzen gut von Depressionen getrennt werden können.

5.2.4 Andere Arten der Demenzerfassung

Vor allem in der Forschung, aber auch für die Pflegepraxis wurde eine Reihe von Verfahren entwickelt, von denen ich einige exemplarisch vorstelle bzw. erwähne.

5.2.4.1 Expertenratings

Im Bereich der Demenzen halte ich die in Tab. 11 genannten Expertenratings für erwähnenswert.

Tab. 11: Übersicht Expertenratings

CDR	Clinical Dementia Rating – Fragebogen zur klinischen Einschätzung des Schweregrades einer Demenz
SIDAM	Strukturiertes Interview und Screening für die Diagnose einer Demenz vom Alzheimer-Typ, der Multiinfarkt- (oder vaskulären) Demenz und Demenzen anderer Ätiologie. Einbezogen sind die Aufgabenstellungen des MMST, der Gedächtnisteil wird ausführlicher abgefragt, Aufgaben zum Abstraktions- und Urteilsvermögen, zu Persönlichkeitsveränderungen, (fremdanamnestisch zu erhebende) Fragen zum alltäglichen und sozialen Leben, zum Bewusstsein, zur Ätiologie (mit Hachinski- und Rosen-Score) und zum Verlauf kommen hinzu, der Schweregrad wird eingeschätzt, Diagnosen ermittelt.
CAMDEX	Cambridge Examination for Mental Disorders of the Elderly mit kognitiver Testung (30 Min.) und strukturierter Fremdanamnese (20 Min.), aber auch körperlicher Untersuchung, Wertung von Laborbefunden und Beobachtungsbogen
MLDL-GI	Münchner Lebensqualitätsdimensionsliste/Strukturiertes Interview für psychiatrische Patienten

Aufgrund des Alltagsbezuges ist vor allem das CDR empfehlenswert. Die Verfahren CDR, CAMDEX und SIDAM wurden wiederholt in Studien zur Ermittlung eines externen Außenkriteriums für Demenzen verwandt. Nicht direkt auf die Demenz bezogen, sondern auf die Auswirkungen im alltäglichen Leben ist die MLDL-GI.

5.2.4.2 Gemischtes Assessment: ADAS – Alzheimer's Disease Assessment Scale

Die ADAS wird als Skala zur Verlaufsbeurteilung demenzieller Symptome bezeichnet. Sie wird seit 1993 für wissenschaftliche Verlaufsuntersuchungen und Therapiestudien verwendet. Sie untergliedert sich in die Bereiche:

- kognitive Testung bzw. Untersuchung (wie verbale Wortliste, Benennen von Gegenständen),
- Prüfung der Orientierung,
- Abzeichnen von geometrischen Formen (siehe CERAD),
- Befolgen von Anweisungen (= Praxie-Prüfung, Handlungsaufgabe),
- klinisches Interview zu motorischer, affektiver bzw. psychotischer Symptomatik sowie
- klinische bzw. „Verhaltensbeobachtung" zu den Bereichen Konzentration/Ablenkbarkeit, Kooperation, sprachliche Ausdrucksfähigkeit, Verständnis gesprochener Sprache und Wortfindungsstörungen (m. E. ist dies ein Expertenrating).

Dauer: etwa 45 Minuten.

Reliabilität: Bei Patienten (N=101) lag die interne Konsistenz (Cronbachs Alpha) der drei Skalen zwischen 0.61 (kognitiver Bereich) und 0.76 (Gesamtwert). Bei einer altersgleichen Kontrollgruppe (N=116) lagen die Werte zwischen 0.81 und 0.87.

Validität: Bei einer Gruppe von Patienten (N=64) lagen die Korrelationen mit der klinischen Beurteilung (erfasst mit CGIGEPAD) zwischen r=0.46 (nicht kognitiver Bereich) und r=0.69 (Gesamtwert). In der gleichen Größenordnung liegen auch die Korrelationen mit dem Mini Mental Status Test (MMST), nämlich zwischen r=0.62 und r=0.69.

Normierung: Normen für ambulante und hospitalisierte Patienten sowie für eine Gruppe von Normalpersonen liegen vor. Es werden Cut-off-Werte für die kognitive Skala ermittelt. In der Literatur werden verschiedene Werte angegeben, Ivemeyer/Zerfaß (2006) geben „10/11", Ihl (2003) gibt „13 Punkte (Verdacht ab 6)" an. Wieder werden verschiedene Grenzen gesetzt, statt sich auf Normen mit Vertrauensintervallen zu beziehen.

5.2.4.3 Demenzassessment in der Pflege bzw. Sozialarbeit

Im Bereich der Aktivitäten des täglichen Lebens und weiterer Pflegeassessment-Skalen gibt es eine Reihe von Einstufungen:

- Aktivitäten des täglichen Lebens (ADL, ATL), IADL (Instrumentelle Aktivitäten), B-ADL (ähnliches der Fa. Bayer),
- Barthel-Index (funktioneller Status von Mobilität und Selbstständigkeit),
- FIM (Functional Independence Measurement),
- NOSGER bzw. NOSGER II (Nurse's Observation Scale for Geriatric Patients),
- SoS (Erfassung der sozialen Situation nach Nikolaus)

und andere mehr. Einige Verfahren (bzw. Literaturangaben) sind über das Kompetenzzentrum Geriatrie Nord im Internet (www.kcgeriatrie.de) erhältlich.

5.2.4.4 VABIA: „Test" kognitiver und kommunikativer Fertigkeiten

Für Logopäden, „Sprachtherapeuten und andere geriatrisch Tätige", so die Verlagsankündigung, wurde der VABIA (Valutazione die Bisogni dell'Anziano) 2009 in Deutschland veröffentlicht (Italien seit 2003).

In zwei jeweils 30-minütigen Gesprächen werden Probanden untersucht, wobei der Eindruck einer kognitiven Testung vermieden werden soll. Meist handelt es sich um ein Expertenrating, manchmal sollen die Probanden jedoch Aufgaben bewältigen (z. B. einen Brief versandfertig machen). Die Untersuchungsbereiche differenzieren sich in Kommunikation und Kognition.

Dabei genüge „es nicht, nur Defizite festzustellen und zu quantifizieren – man muss deren Auswirkungen auf den Lebensalltag verstehen" (VABIA, Baretter/Gaio 2009, 72).

Aus den Ratings und Aufgabenbewertungen werden erstellt (VABIA-Manual, 71):

1. das Endprofil (zum Assistenzbedürfnis),
2. die Korrelationstabelle Kognition – Kommunikation und die Performanzskala (Bestimmung therapeutischer Ziele ermöglichen),
3. die Tabelle Kommunikationstyp (Modalitäten für eine erfolgreiche Verständigung in der Betreuungssituation).

Es scheint sich bei diesem Verfahren eher um Einschätzungen als um einen Test im engeren Sinne zu handeln. Auch wendet sich dieses Verfahren eher an Logopäden oder Sprachtherapeuten, die Sprach- und Sprechfähigkeits-

Tab. 12: Übersicht zu den Untersuchungsbereichen VABIA (Baretter/Gaio 2009, 10)

Kommunikation	verbal	Sprachverständnis	Kognition	Aufmerksamkeit	
		kommunikative Aktivität		Lernfähigkeit	
		Pragmatik		Gedächtnis	Immediate Memory
		Spontansprache			Kurzzeitgedächtnis
		Atmung, Stimme, Artikulation			Langzeitgedächtnis (kurz Zurückliegendes)
	nonverbal	Verstehen			prospektives Gedächtnis
		Produktion			Langzeitgedächtnis (lang Zurückliegendes)
	Schriftsprache	Lesen		praktische Fähigkeiten	
		Schreiben		gnostische Fähigkeiten	
		daneben werden Hören und Sehen untersucht		konstruktive Fähigkeiten	
				Orientierung	räumliche Orientierung
					zeitliche Orientierung
				logisches Denken	
				Selbsteinschätzung, Metakommunikation	

untersuchungen sind erheblich differenzierter (z.B. Spontansprache über vier Seiten differenziert eingeschätzt) als die zum kognitiven Bereich: z.B. wird Aufmerksamkeit durch das Aufzählen der Monatsnamen, „Daueraufmerksamkeit“ durch das Aufzählen der Monatsnamen rückwärts „geprüft“.

Zu den Gütekriterien habe ich einige Anmerkungen, jedoch kann ich die Standardisierung bzw. Validierung nicht abschließend beurteilen, weil ich den VABIA noch nicht selbst verwendet habe.

Während das Interview den Betroffenen den Eindruck eines sehr individuellen Vorgehens vermittelt, sind in der ausformulierten Performanzskala für die Auswertung bzw. Interpretation Standardformulierungen vorgesehen, die mir sehr schematisch erscheinen (siehe umseitig das Beispiel zu Level 5). Ein Level wird aus einer Kombination von Punktwerten für Kognition bzw. Kommunikation berechnet (es handelt sich um gemittelte Summenwerte aus angegebenen Untertests), in einer zweidimensionalen Übersicht ist angegeben, für welche Wertebereiche welcher Level als gegeben anzusehen ist (sogenannte „Korrelationstabelle“, VABIA-Manual, 73). So ist z.B. der Wertebereich für Level 5 (s. o.) definiert bei 51–70 Punktwerten im Bereich Kognition in Kombination mit

0–50 Punktwerten im Bereich Kommunikation. Die suggerierte mathematische Genauigkeit kann so nicht gegeben sein, die Formulierungen zu Levelbeschreibungen erscheinen schematisch wie Textbausteine. Die Störungen können z.B. im Bereich Kognition ganz andere als die in den Leveln beschriebenen Hintergründe haben, wo im Beispiel zu Level 5 nur auf Aufmerksamkeit und Orientierung Bezug genommen wird.

Für einen Einsatz als *psycho*diagnostisches Verfahren erscheint es mir wegen der eher beiläufig und holzschnittartig wirkenden Aufgabenauswahl der „Untersuchung" der Bereiche der Kognitionen eher nicht geeignet. Interessant ist jedoch der berichtete Alltagsbezug. Ich sehe aber Schwierigkeiten, in der Zeitvorgabe von 30 Minuten neben dem Interview und der Befragung der Betreuungspersonen auch noch praktische Fertigkeiten in Alltagssituationen zu prüfen, wie beispielsweise die regelrechte Fahrstuhlbenutzung. Ich bitte interessierte Leser, die Kritik als mein persönliches Statement zu werten und sich selbst ein Bild zu verschaffen.

Performanzskala – Level 5

„Der Gesprächspartner hat große Mühe, mit dem älteren Menschen in Beziehung zu treten. Er muss seine Mitteilungen mehrfach wiederholen und unterstützend auf die nonverbale Kommunikation zurückgreifen, weil

- das Verständnis gestört ist,
- Schwierigkeiten vor allem in der Spontansprache auftreten, die sich auf kurze Phrasen (zwei Wörter), elliptische Antworten oder unverständliche Sprache beschränkt,
- die zeitliche Orientierung eingeschränkt ist; es bleibt die örtliche Orientierung im Bereich der alltäglichen Lebensräume,
- die Aufmerksamkeit inkonstant ist,
- die sprachlichen Probleme den Aufbau außerfamiliärer Beziehungen erschweren." (Baretter/Gaio 2009, 74).

5.3 Tests für kognitive Funktionen

Vorab: Eine Reihe von Tests, die hier vorgestellt werden, sind jeweils einem Bereich zugeordnet, obwohl sie auch in anderen kognitiven Funktionsbereichen eingesetzt werden. So ist z.B. das Arbeitsgedächtnis eine Aufmerksamkeitsfunktion, aber in der basalen kognitiven Regulation (teilweise) eine exekutive Funktion. Einige der gebräuchlichen Verfahren sind Subtests in Intelligenztests. So kann man den Matrizentest aus der WIE als gutes Maß der allgemeinen Intelligenz betrachten, ihn jedoch auch im

Sinne einer komplexen kognitiven Problemlöseaufgabe zur Messung exekutiver Teilfunktionen benutzen. Bei Interesse finden Sie ausführliche Übersichten zum Einsatz in der Neuropsychologie zu den Kapiteln Aufmerksamkeit, Gedächtnis und exekutive Funktionen in Schellig et al. 2009, das einen guten Überblick über neuropsychologische Testverfahren in Gänze bietet.

5.3.1 Aufmerksamkeit

Bei circa 80 % aller neurologischen Erkrankungen treten Aufmerksamkeitsstörungen auf. Auch bei psychiatrischen Erkrankungen ist dieser Bereich entsprechend häufig betroffen. Da demenzielle Entwicklungen meist vor dem Hintergrund von hirnorganischen Beeinträchtigungen auftreten, sind die Aufmerksamkeitsfunktionen oft einbezogen. Aufmerksamkeitsstörungen haben erhebliche Auswirkungen auf die Lernfähigkeit, aber auch auf lebenspraktische Bereiche. So ist bei einer Testung immer wieder auf Auffälligkeiten bei diesen Funktionen zu achten. Bei Verdacht sollte man zumindest screeningartig testen, aber auch Verhaltensbeobachtungen festhalten (z. B. Abgelenktheit, Verlangsamung, Versonnenheit, Unruhe, …).

Insgesamt ist die Abgrenzung schwierig: Zum einen vermindert sich die Informationsverarbeitungsgeschwindigkeit mit zunehmendem Alter per se. Die Effekte von diffus-unspezifischem Altersabbau bei den degenerativen Demenzen von Leistungen nach spezifischen Hirnerkrankungen (etwa nach Hirninfarkten, Schädel-Hirn-Traumata, Tumoren) bzw. bekannten psychischen Erkrankungen zu differenzieren, ist nicht einfach und erfordert speziellen neuropsychologischen Sachverstand.

5.3.1.1 d2 – Aufmerksamkeitsbelastungstest

Der Aufmerksamkeitsbelastungs-Test d2 nach Brickenkamp (9. überarbeitete Auflage 2002) dient der Messung der allgemeinen Konzentrationsleistung (elementare Begriffsbildung, Fähigkeit zur raschen und fehlerfreien Verarbeitung elementarer Informationen, rasche und sichere Unterscheidung visueller Reize). Untersucht wird speziell die selektive Aufmerksamkeit. Bestimmt werden

- das Arbeitstempo bzw. die Quantität sowie
- die Bearbeitungsgüte oder Qualität.
- Zudem ist das Arbeitsverhalten bzw. die Arbeitsleistung im zeitlichen Verlauf – bei entsprechender Erfahrung – praktisch beobachtbar (Anfangserregung, Konstanz, In-/Stabilität, Ermüdbarkeit, Ablenkbarkeit, Unruhe, evtl. Verlangsamung u. a. m.).

Der Test wurde ursprünglich für die Fahreignungsdiagnostik entwickelt (1962). Er dient allgemein der Diagnostik „visueller Aufmerksamkeits- und Konzentrationsleistungen" (d2-Manual, 8). Daneben gibt es unterschiedliche Anwendungsfelder in vielfältigen Bereichen der Psychologie (z. B. in der Personalauslese, in der Sportpsychologie, bei fächerspezifischem Schulversagen in der Pädagogischen Psychologie, bei Verhaltensauffälligkeiten, aber auch in der klinischen Psychologie und der Neuropsychologie).

Voraussetzungen: ausreichendes Seh- und Hörvermögen, feinmotorische Fähigkeiten erforderlich; bei motorischen Einschränkungen wie z. B. Spastiken, Lähmungen oder Tremor kann das Ergebnis verfälscht werden. Der Test ist in solchen Fällen i. d. R. nicht durchführbar. Oft können solche Probanden die TAP – Testbatterie zur Aufmerksamkeitsprüfung noch bewältigen, aber auch hier ist Vorsicht bei der Beurteilung der Testleistungen geboten.

Dauer: 16–20 Minuten

Durchführung: als Einzel- und Gruppentest nutzbar; bei Einzeltestung können die Bearbeitungsstrategien, Änderungen im Arbeitsverhalten und etwa Belastet-Sein, Abgelenktheit, Unruhe direkt beobachtet werden.

Auswertung: einfach und klar; neben den oben beschriebenen Parametern können die Konzentrationsleistung und das etwaige Übersprungs-Syndrom als Indiz für instruktionswidriges Verhalten zusätzlich ermittelt werden. Quantitativ und qualitativ werden die Ergebnisse bewertet: Die Subgruppen des mittleren Normalbereiches werden unterschieden von zwar langsam, aber exakt arbeitenden „pedantischen" oder „reflexiven" Probanden, hochkonzentrierten, schnell und fehlerarm arbeitenden, langsamen, konzentrationsgestörten mit vielen Fehlern und impulsiven, rasch, aber nicht selektiv arbeitenden Probanden.

Reliabilität: innere Konsistenz r_{tt} meist über 0.90; nach neuen Berechnungen (Cronbachs Alpha und Split-half-Methoden) lag das r_{tt} über 0.94, somit ist „von einer sehr hohen Zuverlässigkeit" auszugehen (d2-Manual, 28). Die Retest-Reliabilität (gemittelt) liegt meist zwischen 0.75 und 0.92.

Validität: Die Probanden beschreiben die notwendige selektive Aufmerksamkeit und empfinden den Test als belastend. Die Untersuchungen zur Konstruktvalidität und empirischen Validität in den verschiedenen Einsatzfeldern sind vielfältig und im Manual ersichtlich.

Normierung: Der Test wurde mehrfach neu normiert, zuletzt im Jahr 2000 an N=3236 Probanden in Schulen, Betrieben, psychologischen Universitätsinstituten und öffentlichen Einrichtungen. Er ist bis 60 Jahre normiert. Die ursprünglich vorgesehene Untersuchung auch älterer Probanden (bis 80 Jahre) wurde wegen der eingeschränkten Erreichbarkeit fallengelassen. Damit ist der Test wegen der mangelnden Normierung im gerontologischen Bereich praktisch nicht einsetzbar.

Praktische Einsetzbarkeit: Der Test ist – wenn überhaupt – nur bei gut sehenden und schreibgewohnten älteren Probanden nutzbar. Dabei ist kaum abschätzbar, wie sich die Altersnormen real verändern. Zudem legen viele ältere Menschen eine Arbeitshaltung an den Tag nach dem Motto: „In meinem Alter lasse ich mich von niemandem mehr hetzen." Unter dieser Maxime sind die Ergebnisse sicher nicht zu verwenden. Allerdings gibt es immer wieder erstaunlich gute Qualitätsleistungen mit sehr geringen Fehlerkoeffizienten. Vor allem sind die Testvorlagen für die Altersgruppe nicht groß genug gestaltet (Alterssichtigkeit).

5.3.1.2 AKT – Alters-Konzentrations-Test

Der AKT sieht aus wie ein d2, er besteht nur aus Halbkreissymbolen statt Buchstaben, die sehr viel größer gedruckt sind. Er ist rascher zu bearbeiten, die Zeit wird als Parameter erfasst, aber es gibt keine Abbrüche (Limits), die beim d2 die Probanden immer wieder zu subjektiven Selbsteinschätzungen bewegen. Dagegen wird die „Aussagekraft" von Abbausyndromen mit Selbstbewusstsein betont. Man meint, aus diesem knappen Aufmerksamkeitstest tatsächlich entnehmen zu können, ob keine, eine leichte, eine mittelgradige oder eine schwere Demenz vorliegt, gemessen am G-Wert (Gesamtmenge richtig bearbeiteter Zeichen).

Voraussetzungen: ausreichendes Seh- und Hörvermögen, motorische Fähigkeiten erforderlich, die Autoren schlagen vor, bei motorisch beeinträchtigten Probanden den Bogen durch den Versuchsleiter „entsprechend der Anweisung des Patienten" zu bearbeiten (?!).

Dauer: Ich habe in der Handanweisung keine Hinweise zu dieser Thematik gefunden.

Durchführung: Die Instruktionen zur Probe und zur Testdurchführung sind wörtlich wiedergegeben. Auch Anweisungen für Aphasiker und Patienten mit massiver motorischer Beeinträchtigung werden erläutert.

Auswertung: einfach und klar; festgehalten werden Bearbeitungszeit, Richtige, Fehler-%, Gesamtwert. Normwerte können im Vergleich zur Gesamtgruppe und für die drei Untergruppen (siehe Normierung) ermittelt werden. „Durch die standardisierte Testanweisung sowie die Auswertung mittels Schablonen" seien „sowohl Durchführungs- als auch Auswertungsobjektivität gewährleistet" (Handanweisung zum AKT, 12).

Reliabilität: Retest-Reliabilität, Paralleltest- sowie innere Konsistenz wurden untersucht. Es sei „ersichtlich, dass alle Reliabilitätskoeffizienten den Anforderungen, die an psychometrische Tests gestellt (würden), entsprechen" (Handanweisung zum AKT, 12). Geringere Koeffizienten wurden „erklärt".

Validität: Ermittelt wurden ein „logischer Gültigkeitsanspruch", der sich „aus der Beobachtung des Testverhaltens" erkläre (Handanweisung zum AKT, 15). Interkorrelationen mit anderen Tests, MMST, Standard Progressive Matrices, MWT, Zahlennachsprechen aus dem HAWIE, brachten Korrelationen zwischen r=0.33 und 0.66 im Zusammenhang mit dem Gesamtwert, die Korrelation mit der Durchführungszeit brachte r=–0.13 bis 0.39, die Werte wurden als signifikant betrachtet. Bei großen Stichproben sind solche Werte in der Regel zwar signifikant, aber nicht aussagekräftig.

Normierung: Die „Standardisierung" erfolgte auf der Basis von immerhin 1008 Bewohnern einer Pflegeabteilung bzw. eines Wohnheimes in einem Pflegeheim, das als „Eichkollektiv" benannt wurde. Auch (etwas jüngere) Aphasiker waren darunter. Unterteilt wurde nach „Pflegeheimpopulation, Aphasiker und Rüstige". Letztere waren immerhin 441 Personen (Handanweisung zum AKT, 19).

„Die Verminderung der Konzentrationsfähigkeit (wird als) Kriterium für das Vorliegen eines zerebralen Abbauprozesses (dargestellt)" (Handanweisung zum AKT, 6). Damit rechtfertig man die Ermittlung eines „Abbausyndroms" mit dem „G-Wert"(S. 10), der „Gesamtzahl der richtig bearbeiteten Zeichen" (S. 9). Die Stichprobe für das sogenannte Abbausyndrom, hier fälschlicherweise „Pflegeheimpopulation" genannt, umfasste 117 Bewohner. Man pries auch die Untersuchbarkeit apathischer „Patienten" (AKT-Manual, 11). Untergruppen von Alzheimer-Patienten und Multiinfarktdemenz „unterschieden sich nicht". Mein Kommentar: Dafür waren u. a. die Stichprobengrößen von 19 bzw. 17 Probanden zu klein. Ich finde es erstaunlich, wie elaborierte Interpretationen bei mangelhafter Datenbasis und bei scheinbar exakt ermittelten statistischen Kennwerten vorgenommen werden.

Drei Gruppen von <70-, 70–79- und >79-Jährigen.

Praktische Einsetzbarkeit: Die Testautoren propagieren, der Test habe sich als „brauchbar erwiesen" (Handanweisung zum AKT, 6).

Bewertung der Normierung:

Die große Stichprobenzahl ändert nichts an der Tatsache, dass man mit einer derart ausgesuchten Heimklientel tatsächlich nur zu verzerrten Ergebnissen kommen kann. Wozu muss man motorisch schwerst Beeinträchtigte in einem Heim mit einem „Konzentrationstest" untersuchen? Nebenbei wird erwähnt, es diene zur Evaluierung von Ergotherapie bzw. Logopädie.

Theoretischer Hintergrund bzw. Interpretationsrahmen: Es wird der Begriff der „Konzentrationsfähigkeit" (Handanweisung zum AKT, 5) „zur Beurteilung der kognitiven Leistungsfähigkeit" benutzt. Andererseits wird auf die Unabhängigkeit von Intelligenz bzw. Gedächtnis hingewiesen, obwohl AKT-Werte signifikant mit Testleistungen in einschlägigen Tests korrelieren. Ein theoretischer Rahmen wird nicht vorgestellt.

Ähnlich wie beim d2 wird selektive, fokussierte Aufmerksamkeit gemessen. Auch Wilbertz (2009, 179) betont: „Das Konzept der Konzentration sollte ebenso aufgegeben werden wie die Hypothese, dass sich mittels AKT Art und Schweregrad einer demenziellen Erkrankung einschätzen lasse."

Dass man aus den ermittelten Werten auf „Demenz" schließt, ist interpretativ bei dem tatsächlichen Untersuchungsgegenstand unzulässig.

5.3.1.3 FAIR – Frankfurter Aufmerksamkeitsinventar

Das Frankfurter Aufmerksamkeitsinventar ist ein ab 1996 entwickeltes Verfahren zur Untersuchung des individuellen Aufmerksamkeitsverhaltens, das die Problematik der „Konzentrationsleistung ohne Konzentration" vermeidet. Es realisiert die Forderung nach mentaler Koordination. Gefordert wird z. B., Kreise mit drei Punkten und Quadrate mit zwei Punkten (Anweisung zu Testform A) bei einer durchlaufenden Linienführung zu markieren (vollständiges Markierungsprinzip). Untersucht wird die selektive Aufmerksamkeit bei mehreren Reizkriterien, Zielitems und Distraktoren. Das vollständige Markierungsprinzip hat den Vorteil gegenüber dem Durchstreichtest (Bourdon-Prinzip), dass auch die Distraktoren grundsätzlich beachtet werden müssen, während bei Durchstreichtests unklar bleibt, was bearbeitet wurde und was nicht („Ein blindes Huhn findet auch ein Korn"). Die Form A diskriminiert eher im oberen Bereich.

Voraussetzungen: ausreichendes Sehvermögen, einfache motorische Fähigkeiten erforderlich, problematisch bei motorisch bedingter Verlangsamung oder motorisch-neurologischer Symptomatik (z. B. Spastiken, Lähmungen oder Tremor), dann eher TAP durchführen.

Dauer: ca. 10 Minuten.

Durchführung: eigentlich klar; allerdings muss man sich die Angaben zusammensuchen (z. B. Bearbeitungszeit von drei Minuten je Testhälfte, Gesamtzeit).

Auswertung: mit Schablonen einfach und klar; für die Ermittlung der Fehlerarten braucht man etwas Übung. Berechnet werden u. a. der Markierungswert mit Hinweisen zum Instruktionsverständnis, der Leistungswert (Menge der konzentriert bearbeiteten Items in der Zeit), der Qualitätswert (Anteil der konzentrierten Bearbeitungen), der Kontinuitätswert (Ausmaß der kontinuierlich aufrecht erhaltenen Konzentration).

Objektivität: Die Durchführungsobjektivität wird mit vollständiger Standardisierung „gewährleistet" (FAIR-Testmanual, 73). Auch für die Auswertungsobjektivität werden die „standardisierten Regeln" (FAIR-Testmanual, 74) als vollständig objektiv angesehen. Für die Interpretation wird auf die klaren Testnormen verwiesen (S. 75).

Reliabilität: Die Split-half-Reliabilität wurde anhand der ersten gegenüber der zweiten Testhälfte ermittelt. Abgesehen vom Markierungswert hohe Übereinstimmungen. Standardmessfehler und Konfidenzintervalle sind angegeben. Die Retest-Reliabilität wird zwischen 0.85 für Form A und 0.91 für Form B berichtet. Die ermittelten Paralleltestwerte wurden an zu kleinen Stichproben (N=38 bzw. 22) untersucht.

Validität: Inhalts- und Konstruktvalidität wurden postuliert (FAIR-Testmanual, 80). Für die konvergente Validität zum d2 wurden mittlere Werte bis r=0.5 gefunden, die zwar statistisch signifikant, aber nicht wirklich überzeugend wirken. Erklärt wurde dies mit den unterschiedlichen Konstruktionsprinzipien der beiden Tests. Weitere Untersuchungen sind im Manual nachzulesen.

Normierung: Normierung v. a. im Gruppentest. N=1553, nur eine Gruppe davon >35 bis 72 Jahre (insgesamt 162 Probanden), circa 31% der Probanden hatten Abitur oder einen höheren Bildungsabschluss, 30% erwähnten ihren Bildungsabschluss nicht. Es gibt also keine randomisierte Zufallsstichprobe, die hohen Bildungsabschlüsse legen nahe, dass die Probanden aus einem universitären oder ähnlichen Umfeld stammen, d. h. der Test ist wahrscheinlich eher „straff“ normiert, ältere Probanden werden wohl in ihren Testleistungen eher unterbewertet.

Praktische Einsetzbarkeit: Der Test ist m. E. eher für „jüngere Ältere“ (bis Anfang 70 Jahre) geeignet und eher im ambulanten Bereich einsetzbar. Dieser inhaltlich und klinisch wirklich interessante Test wird durch die nicht repräsentative Normierung abgewertet. Die Probanden empfinden den Test als deutlich anstrengender als den d2, er bringt jedoch klinisch gesehen nach meiner Einschätzung – in den entsprechenden Altersgruppen und Bildungsgraden verwandt – Werte, die die Aufmerksamkeitsleistungen regelrecht einstufen.

5.3.1.4 TAP oder TAP-M – Testbatterie zur Aufmerksamkeitsprüfung (Mobilität)

Die Testbatterie ist eine Sammlung von Verfahren zur differenzierten Diagnostik von Aufmerksamkeitsleistungen. Es wurden Verfahren mit geringer Komplexität entwickelt, in denen auf gut zu unterscheidende, sprachfreie Reize mit einem einfachen Tastendruck zu reagieren ist.

Hier können in der Grunddiagnostik die Verfahren Alertness (tonisch und phasisch), die geteilte und die selektive Aufmerksamkeit (letzteres Go/No-go) empfohlen werden. Der Test wird auch bei Fahrtauglichkeitsuntersuchungen eingesetzt. Für solche Fragestellungen sollten mindestens auch die Ablenkbarkeit und die Exekutive Kontrolle geprüft werden (TAP-M).

Tab. 13: Verfahren der Testbatterie zur Aufmerksamkeitsprüfung

Subtest	Version	Beschreibung
Ablenkbarkeit	TAP-M	den Aufmerksamkeitsfokus aufrechterhalten, relevante Informationen erkennen und potenziell ablenkende periphere Stimuli unterdrücken
aktives Gesichtsfeld	TAP; TAP-M	Hiermit wird die Größe des aktiven Gesichtsfeldes gemessen; Orientierungsleistung
Alertness	TAP; TAP-M	Erfassung der tonischen und phasischen Aufmerksamkeitsaktivierung durch Registrieren von Reaktionsgeschwindigkeiten, z. T. mit Hinweisreizen
Arbeitsgedächtnis	TAP	in Schwierigkeitsabstufungen – kontinuierliche Kontrolle des Informationsflusses im Kurzzeitspeicher
Augenbewegung	TAP	Ausrichten des visuellen Aufmerksamkeitsfokus: Erkennen von Seitendifferenzen und Ablösung (disengage)
cross-modale Integration	TAP	gerichtete Aufmerksamkeit bei Informationen aus verschiedenen sensorischen Kanälen; nachlassende Leistungen mit zunehmendem Alter
exekutive Kontrolle	TAP-M	selektive Reaktionen; erfasst mehrere Aufmerksamkeitskomponenten: Aspekte von Arbeitsgedächtnis, selektiver visueller Aufmerksamkeit, Inhibition und mentale Flexibilität auf einer Ebene mittlerer Schwierigkeit
Flexibilität	TAP; TAP-M	Aufmerksamkeitszuwendung und Umstellungsfähigkeit unter bestimmten Bedingungen; Flexibilität der Reaktion bei Wechsel des Fokus zwischen verschiedenen Aufmerksamkeitsmodi verbal (Buchstabe/Zahl) oder figural (Formen – eckig/rund)
Gesichtsfeld- bzw. Neglectprüfung	TAP	grobes Scanning auf Gesichtsfeldausfälle bzw. Neglect; die Größe des aktiven Gesichtsfeldes wird gemessen
Go/No-go	TAP; TAP-M	Untersucht wird die Fähigkeit, rasch auf relevante Reize zu reagieren, ohne sich von irrelevanten Aspekten ablenken zu lassen; selektive visuelle Aufmerksamkeit; Unterdrückung einer nicht gewünschten Reaktion
geteilte Aufmerksamkeit	TAP; TAP-M	visuell-auditive Aufmerksamkeitsverteilung bei gleichzeitiger Beachtung mehrerer Informationskanäle; flexibler Umgang mit konkurrierenden Informationen; kognitive Flexibilität; sozusagen Multitasking
Inkompatibilität	TAP	Fokussierung der Aufmerksamkeit, Interferenzneigung durch eine Reiz-Reaktionsinkompatibilität
verdeckte Aufmerksamkeitsverschiebung	TAP	Verlagerung des Fokus: disengage – move – engage
Vigilanztest bzw. Daueraufmerksamkeit	TAP; TAP-M	längerfristige Aufmerksamkeit, Ermüdbarkeit; Daueraufmerksamkeit bei extrem niedriger Reizfrequenz
visuelles Scanning	TAP; TAP-M	Erkennen spezifischer Reizmuster in einer Matrix, visuelles Abtasten des Gesichtsfeldes

Voraussetzungen: ausreichendes Seh- und Hörvermögen, eher geringe grobmotorische Fähigkeiten (große Taste bedienen); keine Scheu vor einem PC.

Dauer: je nach Zusammenstellung der Untersuchungsverfahren zwischen einigen Minuten und mehr als einer Stunde.

Durchführung: PC–Einzelplatz notwendig; die Erklärungen erfolgen am Bildschirm und sind meist gut verständlich. Manche Probanden brauchen etwas Übung, bevor sie sich an die Aufgaben wagen. Wichtig ist Erfahrung mit den Reaktionen und Arbeitsweisen. Eine genaue Beobachtung des Testverhaltens mit anschließender Befragung bringt oft wertvolle Hinweise auf den Hintergrund der Störung.

Auswertung: Gute statistische Kenntnisse und praktische Erfahrung (für die Einschätzung der Qualität der Reaktionen) mit dem Programm sind erforderlich. Die Ergebnisse können vom Programm grafisch und mit statistischen Kennwerten ausgegeben werden.

Reliabilität: hinreichende bis gute Reliabilität, innere Konsistenz nach Odd-even-Methode, Profildifferenzen; Retest-Reliabilität und Wiederholungseffekte wurden ermittelt (nachzulesen im TAP-Handbuch, Teil 1, 93–104).

Validität: Die Analysen werden differenziert dargestellt. Es handelt sich um eine Anzahl faktorenanalytischer Untersuchungen, Alterseffekte einzelner Subtests werden aufgezeigt. Die klinische Validität im Bereich hirnorganischer Beeinträchtigungen, Auswirkungen bei psychiatrischen Patienten und funktionelle Bildgebungsstudien werden diskutiert. Eine Studie zu Veränderungen spezieller Testleistungen im Alter wird beschrieben (TAP-Handbuch, Teil 1, 105–135).

Normierung: Es liegen Normwerte von normalgesunden Kontrollen vor, die beständig weiterentwickelt werden. Die Stichprobengrößen variieren je nach Teilnehmerzahl. Zu den Normstichproben finden sich Tabellen zur Altersstruktur und zum Bildungsgrad, für die wichtigen Subtests entsprechen die Bildungsgrade in etwa der Normalpopulation, in Teilstichproben überwogen jedoch die Probanden mit höherer Schulbildung deutlich. In der Normberechnung werden beide Aspekte bei Ermittlung der Vergleichswerte bzw. Signifikanzen berücksichtigt. Aktualisierungen der Normen können übermittelt werden. Altersgruppen von 19- bis zu 90-Jährigen.

Die oft verwandten und hier empfohlenen Subtests sind nach meiner Einschätzung gut normiert bei erwähnenswerten Stichprobengrößen. Sie wurden nach Geschlecht, Alter und Schulbildung „aufgeschlüsselt" (TAP-Handbuch 1, 87 und Handbuch 2). Dort zeigen die ungleichen Besetzungen der Altersgruppen und der überproportional hohe Bildungsstand in einigen Altersstufen im Vergleich zur Normalpopulation, dass (nach meinem Dafürhalten) nicht immer repräsentative Normstichproben vorliegen.

Tab. 14: Normierung der TAP-Subtests

Subtest/Bedingung	Altersrange	Stichprobengröße
Alertness	19–89	N=604
selektive Aufmerksamkeit (Go/No-go) – 2 aus 5	19–90	N=417
geteilte Aufmerksamkeit – Doppelaufgabe	19–90	N=808
Aufmerksamkeitsflexibilität (Umstellungsfähigkeit) – alternierend	19–90	N=811
exekutive Kontrolle	wird derzeit neu normiert	

Dies wird durch die Berücksichtigung des Bildungsgrades in der Auswertung wohl ausgeglichen (Tab. 14).

Praktische Einsetzbarkeit: Die Testsammlung ist mittlerweile auch für den regelhaften Einsatz bei Älteren konzipiert. Empfehlen würde ich die vorstehend genannten 4–5 Subtests, die den Untersuchungsbereich i. d. R. gut abdecken.

Allgemein: Viele Probanden empfinden die Testung als langweilig und anstrengend, sind jedoch stolz, wenn sie die Testung bewältigt haben. Hin und wieder gibt es Probleme wegen des Computereinsatzes („Ich habe noch nie…“). Meist ist die Scheu davor jedoch rasch überwunden, wenn klar ist, dass maximal zwei recht große Tasten zu bedienen sind.

Die Konfiguration des PC oder Laptop erfordert Fachkenntnisse, die durch den technischen Support der Herstellerfirma unterstützt wird.

TAP-M und die Untersuchung der **Fahrtüchtigkeit**: Es nehmen viele ältere Autofahrer am Verkehr teil. Manchmal ist eine Einschätzung der Fahrtüchtigkeit durchaus sinnvoll. Sie hat im Rahmen einer gerontopsychiatrischen Ambulanz im Zweifelsfall unangenehme Folgen, die aus Diskussionen um die Fahrtüchtigkeit bekannt sind. Man muss mit Compliance-Problemen der Untersuchten rechnen, sobald es um Einschränkungen geht. Manche brechen dann die Behandlung ab. Daher erfordert der Umgang mit diesem Thema viel Fingerspitzengefühl der Behandler und das Treffen des richtigen Zeitpunktes. Die Einsicht in Notwendigkeiten einer Beschränkung oder Selbstbeschränkung ist oft nicht sehr ausgeprägt, dagegen wird oft harsch um die Eigenständigkeit und Unabhängigkeit gekämpft, die mit dem Führerschein verbunden ist.

Die TAP-M ist in diesem Bereich gerade für ältere Autofahrer validiert (AGILE-Projekt; BASEL – Basel study for the Elderly; BIVV/CARA – Projekt des Belgischen Instituts für Straßensicherheit). Jedoch sind die Ergebnisse zu ergänzen durch eine 90-minütige Fahrprobe bei einem entsprechend vorbereiteten Fahrlehrer.

5.3.1.5 STROOP-Test/FWIT: Farbe-Wort-Interferenz-Test (s. a. Aufmerksamkeit)

Die Autoren bezeichnen den Test allgemein als Leistungstest für Forschung und Diagnostik. Man könne ihn auch als „Situationstest zur standardisierten Beobachtung unter Stressbedingungen einsetzen“ (FWIT-Handanweisung, 48). Er ist dem Bereich der selektiven Aufmerksamkeitstests zuzurechnen und wird als „sensumotorischer Speed-Leistungstest (bezeichnet), der … Grundfunktionen des Lesens, Benennens und der Selektivität erfasst“ (FWIT-Handanweisung, 7). In drei Durchgängen sind Farbworte zu lesen, Farben zu benennen und die Farben von farbig geschriebenen Wörtern zu nennen. Dabei wird der „Stroop-Effekt in dem schnellen, automatisierten Prozess des Lesens gesehen, der mit dem langsamen intentionalen Prozess der Farbbenennung interferiert. Die erfolgreiche Leistung im Stroop-Test erfordert verschiedene aufmerksamkeitsbezogene und kognitive Prozesse, einschließlich der richtigen Erkennung des Konfliktes zwischen Wort und Wortfarbe sowie der Hemmung automatischer Prozesse wie der Tendenz, das Wort zu lesen, statt die Farbe zu nennen“ (Dissertation aus Halle, Autor unbekannt, zitiert nach der Internetadresse: sundoc.bibliothek.uni-halle.de/diss-online/07/07H082/t4.pdf, 29, 30.4.10).

Der Test biete „einen raschen Einblick in die allgemeine psychische Leistungsfähigkeit des Probanden“. Die Anwendungsbandbreite wird von den Autoren von hirnorganischer Funktionsdiagnostik, dem Altersabbau über Entwicklungsdiagnostik bis hin zur Personalauslese von Managern angegeben (FWIT-Handanweisung, 7). Im Interferenzversuch wird eine komplexere Umstellungsfähigkeit in der Aufmerksamkeitsumstellung verlangt.

Voraussetzungen: ausreichendes Seh- und Hörvermögen, feinmotorische Fähigkeiten erforderlich, Lesefähigkeit.

Dauer: 10–15 Minuten.

Durchführung: Einzeltestung.

Auswertung: einfach und klar.

Reliabilität und Validität: Die Gütekriterien sind nicht direkt benannt. Wohl wurde offenbar die innere Konsistenz („Aufgabeninhalte und innere Struktur“) anhand einer Korrelationsmatrix und Faktorenanalyse geprüft („entspricht weitgehend den Erwartungen“, FWIT-Handanweisung, 13). Die Validität wurde im Vergleich mit anderen Tests untersucht, Intelligenztests, Merkfähigkeits- und Wortflüssigkeitstests, Sensomotoriktests sowie Tests aus dem Bereich der Aufmerksamkeit. Die Ergebnisse sind zwar statistisch bedeutsam, jedoch in der eher niedrigen gemeinsamen Varianz nicht hervorzuheben. Auch Lehrer- bzw. Vorgesetztenurteile wurden mit entsprechenden Ergebnissen herangezogen.

Normierung: allgemeine Normstichprobe N=480; es ist von sechs Substichproben die Rede, Angestellte, Akademiker, Klinikpatienten, Senioren, Soldaten und Berufskraftfahrer „beiderlei“ Geschlechts werden angeführt. Die hohe Streubreite von Leistungen und Heterogenität der Untersuchten („auch Anstaltspatienten und Altersheiminsassen“) wird als Argument benutzt, um die Stichprobe „bevölkerungsrepräsentativ“ zu nennen. Diese Interpretation klingt zwar elegant, erscheint aber nicht schlüssig.

Altersbereich von 16 bis 84 Jahren, davon fünf Gruppen von 60–64, 65–69, 70–74, 75–79 und 80–84 Jahre. Die Normen für Erwachsene (N=850) „umfassen Personen aus sehr unterschiedlichen Lebensbereichen (ähnlich wie die allgemeine Leistungsnorm)“ (FWIT-Handanweisung, 38).

Praktische Einsetzbarkeit: zur Messung der selektiven Aufmerksamkeit; in der Umstellungsfähigkeit können etwas komplexere Arbeitsgedächtnisfunktionen in Richtung auf exekutiv gesteuerte Aufmerksamkeitsfunktionen untersucht werden. Insofern ist der Test, der im neuropsychologischen Bereich immer wieder eingesetzt wird, recht interessant. In der Handanweisung werden keine klinischen Studien angeführt und keine klinischen Anwendungsbereiche aufgezeigt.

5.3.1.6 Buchstaben-Zahlen-Folgen (WIE)

Die Buchstaben-Zahlen-Folgen stammen aus dem Wechsler-Intelligenztest für Erwachsene. Das Arbeitsgedächtnis und die Aufmerksamkeitsspanne werden untersucht.

Voraussetzungen: ausreichendes Seh- und Hörvermögen.

Dauer: wenige Minuten.

Durchführung: Eine Buchstaben-Zahlen-Kombination wird vorgelesen und sofort abgefragt.

Auswertung: einfach und klar.

Reliabilität: Testhalbierungsmethode (wegen der gestaffelten Schwierigkeitsgrade der Aufgaben) zwischen 0.73 (Figuren legen, FL) und 0.97 für den Gesamt-IQ; Retest-Reliabilität zwischen 0.48 und 0.93, bzgl. Gesamt-IQ r=0.96; die Gesamtergebnisse und Indizes sind jeweils messgenauer als die einzelnen Subtests. Auch Standardmessfehler und Vertrauensintervalle sind für die Altersgruppen angegeben, sodass signifikante Unterschiede ermittelt werden können.

Validität: siehe WIE.

Normierung: N=1897; repräsentative Normstichprobe; davon 699 Probanden zwischen 65 und 89 Jahre; die Einbeziehung von Probanden in die Normierung erfolgte nach dem Zufallsprinzip, die Gruppen wurden nach Alter, Geschlecht und Bildungsgrad zusammengesetzt.

Fünf Gruppen von 65–69, 70–74, 75–79, 80–84 und 85–89 Jahren.

Praktische Einsetzbarkeit: zur etwas komplexeren Prüfung des Arbeitsgedächtnisses.

5.3.1.7 Symbolsuche (WIE)

Die Symbolsuche stammt aus dem Wechsler-Intelligenztest für Erwachsene. Die selektive Aufmerksamkeit wird im Zusammenhang mit dem Arbeitsgedächtnis untersucht.

Voraussetzungen: ausreichendes Seh- und Hörvermögen, motorische Fähigkeiten erforderlich.

Dauer: mit Instruktion ca. 3–4 Minuten.

Durchführung: Bearbeitung des Testheftes durch die Probanden; der WIE ist als Einzeltest konzipiert.

Auswertung: einfach und klar.

Reliabilität, Validität, Normierung: siehe Ausführungen zum WIE im folgenden Kapitel.

Praktische Einsetzbarkeit: als selektiver nicht sprachgebundener Aufmerksamkeitstest; etwas komplexer als der d2.

5.3.1.8 ZVT, ZVT-G – Zahlenverbindungstest; TMT – Trail-Making-Test

Der ZVT ist eine deutsche Entwicklung nach Art des Trail-Making-Tests (TMT) und liegt in der zweiten, überarbeiteten und erweiterten Auflage seit 1987 vor. Er wird als Speedleistungstest zur Ermittlung der „kognitiven Leistungsgeschwindigkeit“ (ZVT-Handanweisung, 5) bezeichnet. In vier Durchgängen werden Ziffern von 1 bis 90 der Reihe nach mit einem Kugelschreiberstrich verbunden.

Die Autoren betrachten den Test als nonverbalen Intelligenztest, bei dem die Speed-Komponente der Intelligenz gemessen wird und die eine gute Möglichkeit zur Schätzung der Allgemeinen Intelligenz sei. Zudem kann über die Informationsverarbeitungsgeschwindigkeit ein Einfluss hirnorganischer Störungen untersucht werden. Keller/Grömminger (1995) stellen den Test als „bewährtestes Testverfahren zur Erfassung der kognitiven Verlangsamung“ vor (v.Cramon et al. 1995, 71).

ZVT im Alter: Im Rahmen des NAI (Nürnberger Altersinventar) werden zwei jeweils 30 Ziffern umfassende „Matrizen“ vorgelegt.

Voraussetzungen: ausreichendes Seh- und Hörvermögen, feinmotorische Fähigkeiten und Zählenkönnen erforderlich.

Dauer: normalerweise 5–10 Minuten, bei Verlangsamung jedoch erheblich länger.

Durchführung: Die allgemeinen Testanweisungen und Durchführungsanweisungen sind genau und verständlich festgehalten. Gut finde ich, dass die Angaben zum „allgemeinen Testaufbau und (zur) Testprozedur“ sowie zur Testanweisung und Testauswertung am Heftrand mit einem schwarzen Balken markiert sind, sodass man sie in der Praxis gut findet. Die Darstellungen sind übersichtlich und handhabbar. Eine wirklich gute Idee, die anderen Testautoren zur Übernahme empfohlen wird.

Auswertung: einfach und klar, berechnet wird die mittlere Bearbeitungszeit, die Normwerte können als T-Wert, Prozentrang (PR), Standardwert (SW), „IQ“ oder c-Wert abgelesen werden.

Reliabilität: Die Retest-Reliabilität (r_{tt}=0.90) sowie innere Konsistenz (r_{tt}=0.94) wurden untersucht (Ergebnisse für Erwachsene im Einzeltest). Bezüglich ZVT-G (im NAI) wurden die Split-half-Reliabilität (r_{tt} zwischen 0.89 und 0.98) und die Retest-Reliabilität (r_{tt}=0.89) ermittelt.

Validität: Ermittelt wurden im Erwachsenenbereich Korrelationen mit verschiedenen Intelligenzverfahren (HAWIE, IST, RAVEN, CFT 3), sie liegen zwischen r=0.40 und r=0.83. Hoch sind die Korrelationen mit anderen Verfahren, die ebenso einen Speedfaktor aufweisen (z. B. ZST und Mosaiktest). Im NAI-ZVT-G zeigen sich Korrelationen z. B. mit dem ZST von 0.60 und Labyrinth-Test von 0.66. Näheres zu einer Faktorenanalyse kann im NAI-Kurzmanual nachgelesen werden.

Normierung: Der Test ist *nur bis* zum Alter von *60* Jahren normiert, vier Erwachsenengruppen (N=741 Erwachsene, Angabe Handbuch; N>2000, Angabe Hogrefe Testverlag); nicht repräsentativ (Studenten untersuchten je drei Probanden aus vorgegebenen Altersklassen in ihrem Bekanntenkreis). Da die Speedkomponente mit dem Alter nachlässt, ist der Test ohne entsprechende Normierung nicht einsetzbar.

Allerdings gibt es die *Altersvariante* mit zwei Testmatrizen (reduziert auf 30 Ziffern) im NAI, die in drei Altersgruppen an N=1240 Testpersonen normiert wurde (55–69, 70–79, 80–96 Jahre), nähere Angaben zur Stichprobe und den Gründen für die Altersunterteilung der drei Subgruppen fand ich nicht. Daneben liegen Normwerte für Patienten „mit hirnorganischen Veränderungen“ im Alter vor (N=141) (NAI-Handbuch, 4–7). Auch die CERAD-Version des TMT ist für den Altersbereich normiert.

Praktische Einsetzbarkeit: zur Abklärung einer (hirnorganisch bedingten) Verlangsamung, bei unserer (Alters-)Klientel kommen hierfür *ausschließlich* die Testvariante des NAI oder aber der TMT (siehe CERAD)

Tab. 15: Zusammenfassung der Einschätzungen zu Aufmerksamkeitstests

Aufmerksamkeitstests	Untersuchungsgegenstand	Normierung	Reliabilität/Validität	Einsatzschwerpunkt bzw. Empfehlung	Einschränkungen bzw. Kritik
d2	Arbeitstempo, Quantität u. Bearbeitungsgüte, Arbeitsverhalten	groß angelegte Normierung, jedoch nur bis 60 J., dadurch für den Einsatzbereich nicht sinnvoll nutzbar	beide in Untersuchungen belegt	nur im Ausnahmefall einsetzbar, es gibt genug Alternativen	Bei Menschen über 60 J. fehlt die Normierung. Wegen des Problems der punktuellen Aufmerksamkeitsfokussierung halte ich den FAIR für geeigneter.
AKT	visuelle Konzentrationsleistung, selektive Aufmerksamkeit	N=1008; große, aber nicht repräsentative Normstichprobe (Bewohner eines Pflegeheims und „Rüstige“ eines Wohnheims)	durch die Überziehung des Messanspruchs und die sehr eigenwillige Stichprobenauswahl sind die statistisch gut ermittelten Werte wertlos	keine Empfehlung	Der von den Testautoren propagierte „Demenzwert“ ist inhaltlich und testkonstruktiv unhaltbar.
FAIR	visuelle selektive Aufmerksamkeit, kontinuierlich aufrecht erhaltene Konzentration	N=1553; bestenfalls eigenwillige Normierung, jedenfalls keine repräsentative Zufallsstichprobe	gute Split-half-Reliabilität, Retest-R. zu geringe Datenbasis	ambulanter Bereich, eher „jüngere Ältere“; durch das vollständige Markierungsprinzip wird die fortlaufende Bearbeitung gewährleistet	Die Art der Normierung schränkt den Einsatz eines klinisch sehr interessanten Verfahrens leider etwas ein.
TAP-M	Sammlung von Verfahren zur Differentialdiagnostik von	die gebräuchlichen Subtests sind hinreichend bis gut normiert, keine	hinreichend bis gute Reliabilität, differenzierte Unterlagen zur Validität; zur Fahr-	zur differenzierten Aufmerksamkeitsdiagnostik einsetzbar, auch zur Fahr-	Einschränkungen in der Normierung werden durch die Gewichtung der Testwerte nach Alter

	Aufmerksamkeits-leistungen	repräsentative Normstichprobe	eignungsdiagnostik bei Älteren validiert	eignungsdiagnostik	und Bildungsgrad aufgewogen.
FWIT Stroop-Test	sensomotorischer Speed-Leistungs-test, Umstellungs-fähigkeit, Arbeits-gedächtnis-funktionen	N=850, Stichprobe nicht wirklich repräsentativ	statistisch bedeutsame, aber nicht sehr hohe Korrelationen sowohl der Reliabilität als auch der Validität	Untersuchung von Arbeitsgedächtnis-funktionen z. B. bei hirnorganisch Beeinträchtigten	eingeschränkte Normierung; keine klinischen Studien berichtet und keine klinischen Anwendungs-bereiche aufgezeigt
Buchstaben-Zahlen-Folgen (WIE)	Arbeitsgedächtnis, Aufmerksamkeits-spanne	gut normiert, auch im Altersbereich differenziert, siehe WIE	siehe WIE	im ambulanten Be-reich; Abgrenzung zum Normalbefund im Rahmen einer grundlegenden Untersuchung	–
Symbol-suche (WIE)	selektive Aufmerksamkeit, Arbeitsgedächtnis	gut normiert, auch im Altersbereich differenziert, siehe WIE	siehe WIE	selektiver, nicht sprachgebundener Aufmerksamkeitstest, etwas komplexer in der Aufgabenstellung	–
ZVT, ZVT-G, TMT	kognitive Leistungs-geschwindigkeit; Speed-Faktor der Intelligenz; hirn-organische Verlangsamung	Normierung bis 60 J., nicht repräsentativ; verkürzte Version im NAI (N=650) „altersparallelisiert“, 3 Gruppen bis 96 J.; Repräsentativität nicht beurteilbar	hohe Retest-Reliabilität und innere Konsistenz; Validität – hohe Korrelationen mit Speed-Tests; wegen der Normierung nicht zuverlässig einschätzbar	Die Altersvariante aus dem NAI st nutzbar. Im Alter wird er wohl hauptsächlich zur Abschätzung der kognitiven Leistungs-geschwindigkeit bzw. Verlangsamung benötigt.	unzureichende Normierung des ZVT; die Angaben zur Alters-normierung sind nicht hinlänglich beschrieben. Besser normiert und nutzbar ist der TMT (in der CERAD enthalten)

in Betracht, da die Volltestvariante des ZVT für den Altersbereich nicht normiert ist.

Der TMT, der in der CERAD-Plus enthalten ist, umfasst komplexere Aufgabenstellungen. Die Zahlen sind nicht nur im direkten Umfeld der bearbeiteten Zahl zu suchen. Mit der Vorlage B (alternierend eine Zahl, dann einen Buchstaben ansteuern) wird auch die exekutive Monitoringfunktion im Arbeitsgedächtnis angesprochen. Daher ist speziell dieser Test ein erster guter Indikator in diesem Untersuchungsfeld und wird empfohlen.

5.3.1.9 Zusammenfassung und Ausblick

Auffällig waren immer wieder Normierungseinschränkungen in diesem Bereich, obwohl die Tests in der allgemeinen Leistungsdiagnostik eingesetzt werden und zur Abgrenzung von Normalbefunden dienen sollen. Hier erscheinen Verbesserungen sinnvoll, besonders, wenn gut konzipierte Tests sonst unnötig in ihrer Wertigkeit eingeschränkt werden.

Darüber hinaus stellt sich die Frage: Wozu Aufmerksamkeitstestung bei älteren Menschen? Ich habe in der Literatur zu einer *Praxis* in diesem Bereich (außer in der Fahreignungsdiagnostik) nichts Wesentliches gefunden. Auch unter Kollegen ist es offenbar kein Thema. Jedoch werden bei neurologischen und speziell auch hirnorganischen Störungen viele kognitive Leistungen durch Defizite in den Aufmerksamkeitsfunktionen überlagert und falsch eingeschätzt. Und Aufmerksamkeitsdefizite unterschiedlicher Ursachen behandelt man anders als Demenzen. Man sollte dabei jedoch auch auf etwaige motorische Einschränkungen achten, um keine Fehlschlüsse zu ziehen.

5.3.2 Testsysteme zu kognitiven Funktionen

Einsatz von Intelligenztests im Alter, wozu? Sicher ist an einen regelhaften Einsatz weniger zu denken, jedoch bieten sie ein Repertoire von gut normierten Verfahren zur Erfassung einer ganzen Reihe kognitiver Funktionen, auf die im Bedarfsfall zurückgegriffen werden kann. Hier werden nur wenige Verfahren beispielhaft vorgestellt: Der WIE als neues und alltagsorientiertes Testsystem, das LPS 50+ wegen der Altersanpassung mit vergrößerten Aufgabenvorlagen und entsprechenden Normierungen, die verschiedenen Matrizentests wegen der „Sprachfreiheit". Grundsätzlich könnte man den ZVT, ZVT-G und den TMT auch als Intelligenztests bezeichnen, da sie im Alter meist aus anderen Gründen eingesetzt werden, habe ich sie im Kapitel Aufmerksamkeit abgehandelt (siehe dort).

Andere Verfahren wie der IST 2000-R u. ä. sind eher bei höher Begabten einsetzbar. Den unsäglichen MWT (Formen-MWT-A und MWT-B) habe ich wegen der mangelhaften Validierung nicht besprochen. In meinen Augen ist er eher eine Art Wortschatztest für Bildungswissen, aber gewiss kein Intelligenztest. Er wird gern von manchen Ärzten in Gutachten benutzt (Durchführung „durch Hilfspersonen“ und Auswertung nach Eigenwerbung in fünf Minuten zu erbringen, abrechenbar).

5.3.2.1 WIE – Wechsler-Intelligenztest für Erwachsene

Der WIE liegt seit 2006 als Intelligenztest vor. Bekannte Vorläufer waren der HAWIE und der HAWIE–R. Insgesamt wurde der Test jedoch deutlich verändert, Aufgabenstellungen wurden aktualisiert und neue Subtests eingeführt. Die altbekannte Unterteilung in Verbal- und Handlungsteil wurde ergänzt durch neue Indexwerte: das Sprachverständnis – SV, die Wahrnehmungsorganisation – WO, das Arbeitsgedächtnis AGD, die Arbeitsgeschwindigkeit – AGS. Geprüft werden die in Tab. 16 genannten Fertigkeiten.

Voraussetzungen: ausreichendes Seh- und Hörvermögen, feinmotorische Fähigkeiten erforderlich.

Dauer: Bei 11 Untertests (IQ und Indexwerte) werden 60–90 Minuten angegeben; 13 Tests: 10–15 Minuten mehr.

Durchführung: Die Anweisungen und Vorbedingungen sind klar und übersichtlich. Der Umgang mit dem Test erfordert etwas Erfahrung.

Auswertung: einfach und klar.

Reliabilität und Validität: Beide sind zusammenfassend auf insgesamt 18 Seiten dargestellt. Angenehm ist, dass hier die gut zu bewertenden Ergebnisse nüchtern und differenziert vorgestellt werden ohne irgendein Eigenlob; vorbildlich.

Normierung: Normierungsstichprobe N=1897 (Deutschland, davon 20% aus den neuen Bundesländern, Österreich und Schweiz nach festem Schlüssel), kontrollierte Stichprobenzusammensetzung nach Geschlecht, Alter, Schulabschluss und Land. Genauere Angaben liegen nicht vor.

13 Altersgruppen, davon 55–64, 65–69, 70–74, 75–79, 80–84 und 85–89 Jahre.

Praktische Einsetzbarkeit: Regelhaft dürfte der Test in der Gerontopsychiatrie nur sehr selten durchgeführt werden. Bei besonderen Fragestellungen ist jedoch die Normierung bis zu einem Alter von 89 Jahren von Vorteil. Ich kann mir jedoch nicht vorstellen, den Test – wie empfohlen in Gänze – mit Älteren in einer Sitzung durchzuführen. Hier sollte man die Grenzen der Belastbarkeit beachten.

Tab. 16: WIE-Untertests

Untertest	**Inhaltliche Bedeutung**
Verbaltests:	
Wortschatz-Test	Wortschatz, Beschreibung von Wortbedeutungen
Gemeinsamkeiten finden	Sprachlich-begriffliches Abstraktionsvermögen
rechnerisches Denken	Rechenaufgaben, Verständnis sprachlich formulierter Aufgabenstellungen, schlussfolgerndes Denken, formale Operationen mit numerischem Material
Zahlen nachsprechen	Gedächtnisspanne (Kurzzeitgedächtnis), bei numerischem Material (relativ geringer Zusammenhang zu allgemeiner Intelligenz)
allgemeines Wissen	Umfang des Wissensbestandes, Abrufbarkeit desselben, Schulbildung
allgemeines Verständnis	alltagsweltliches Urteilsvermögen, sprachliche Ausdruckskraft
Buchstaben-Zahlen-Folgen	Arbeitsgedächtnis und Aufgabenspanne
Handlungstests:	
Bilderergänzen	visuelles Auffassungsvermögen
Zahlen-Symbol-Test	psychomotorische Geschwindigkeit, Konzentrationsvermögen
Mosaik-Test	räumliches Vorstellungs- und Rekonstruktionsvermögen, Problemlösen
Matrizen-Test	visuelle Informationsverarbeitung, schlussfolgerndes Denken; (relativ sprachfrei) Vervollständigung, Analogien, Klassifikation und serielles Schlussfolgern
Bilderordnen	detailgetreue Auffassung komplexer, sozial geprägter Situationen und interpersonaler Handlungszusammenhänge, Problemlösen
Symbolsuche	Konzentrationsvermögen
Figurenlegen	Vertrautheit mit Formen (plan, nicht räumlich); Fähigkeit, Teil und Ganzes zu erkennen

5.3.2.2 LPS 50+ – Leistungsprüfsystem für 50- bis 90-Jährige

Die Testbatterie basiert auf der Theorie der sechs Primärfaktoren der Intelligenz nach Thurstone und dient der Prüfung der Struktur von Intelligenzleistungen.

Voraussetzungen: ausreichendes Seh- und Hörvermögen, feinmotorische Fähigkeiten erforderlich.

Dauer: ca. 1 Stunde.

Tab. 17: Subtests des LPS50+

Subtest	Beschreibung
1+2	Allgemeinbildung, verbales Wissen
3 4	Logisches Denken – visuelle Aufgabenstellungen Logisches Denken – Umgang mit Buchstaben und Zahlen
3+4	Denkfähigkeit, Erkennen von logischen Regeln (fluide Intelligenz)
5 6	Worteinfall Wortflüssigkeit
5+6	Worteinfall und Wortflüssigkeit (Word Fluency)
7 8 9 10	gedankliches Drehen von Symbolen in einer Ebene (Space 1) räumliches Vorstellen und Formen (Space 2) dreidimensionale Vorstellungsfähigkeit (Space 2) Erfassung von Wesentlichem bei ablenkenden Einzelheiten
7–10	technisches Verständnis
11 12	praktische Verfügbarkeit visueller Inhalte schnelles Erkennen von Wörtern
11+12	Ratefähigkeit, intuitives Erfassen von Wesentlichem (Closure 1)
13 14	rasche Wahrnehmung sowie Tendenz zu Sorgfalt schnelles Vergleichen
13+14	schnelles Wahrnehmen von Gleichem oder Abweichungen (Perceputal speed)

Durchführung: zwei Paralleltestversionen, auch als „Kurztest“ (6 der 14 Subtests) durchführbar.

Auswertung: einfach und klar.

Reliabilität: Split-half-Reliabilität mit r_{tt}=0.852 bis 0.995, Genaueres in der Handanweisung.

Validität: Konstruktvalidität mit Untertest- und Gesamttestinterkorrelationen sowie Hauptkomponentenanalysen; daneben wurde die Dedifferenzierungshypothese intellektueller Leistungen im Alter untersucht und konnte nicht bestätigt werden.

Normierung: N=272, mehr als zwei Drittel Frauen; „Die Probanden waren Angehörige von Patienten des Aachener Klinikums, Angestellte von Behörden, Mitglieder von Sportvereinen, Besucher von Altentagesstätten, „Graue Panther Wuppertal, usw.“ (Handanweisung zum LPS50+, 5). d. h. von einer randomisierten Stichprobe kann nicht ausgegangen werden. Menschen mit Abitur oder Studium waren im Bezug zur Alterspopulation überdurchschnittlich vertreten. Zwei Gruppen von 50–69- und 70–90-Jährigen.

Praktische Einsetzbarkeit: Der LPS in der Allgemeinversion gilt mittlerweile als veraltet. Die Normierung der Altersversion ist jedoch neueren Datums, wenn sie auch nicht den Gütekriterien der Zunft entspricht. Der Test ist nach meiner Ansicht praxisnäher als viele andere Intelligenztests, besonders der Teil zum „technischen Verständnis" ist in der Praxis interessanter als manch theoretischer Kennwert. Allerdings gibt es im klinischen Bereich im Alter eher wenig Bedarf an solchen Untersuchungen.

5.3.2.3 SPM – Standard Progressive Matrices, auch Raven genannt, sowie APM und CPM; ähnlich FRT – Figure Reasoning Test

Die Grundform der SPM wurde bereits 1938 von Raven veröffentlicht. Er gilt als der sprachfreie Intelligenztest schlechthin. Im Englischen wurde zunächst von „clear thinking" gesprochen, Vergleiche und Analogien von steigendem Komplexitätsgrad sind zu bearbeiten. Es geht also um schlussfolgerndes induktives Denken, räumliche Wahrnehmungsdifferenzierung und räumliches Vorstellungsvermögen, Regelerkennung und Anwendung von Prinzipien. In vielen Untersuchungen wurde bestätigt, dass mit dem Test die allgemeine Intelligenz (G-Faktor) erfasst wird (hierzu SPM-Manual, 7). Mit dem Test sollten nach Raven Ergebnisse erreicht werden, die unabhängig von „sozioökonomischen Einflussfaktoren und Wertesystemen der sozialen Lernumwelt" seien (SPM-Manual, 7). Durch die eingegrenzte Differenzierung in den obersten und unteren Leistungsbereichen wurden separate Tests entwickelt: Die CPM (Coloured Progressive Matrices) für Kinder und „geistig retardierte Personen" und die APM (Advanced Progressive Matrices) für überdurchschnittlich intelligente Probanden. Die Sets A und B sind Gestaltaufgaben, bei C wird eine Grundfigur progressiv weiterentwickelt, in D werden Prinzipien von Anordnung und Kombinationen von Figuren geprüft, Set E arbeitet mit Analogien, wobei Teilfiguren additiv oder subtraktiv variiert werden.

Seit 1949 gibt es ein ähnliches Verfahren, den FRT – *Figure Reasoning Test* von Daniels.

Voraussetzungen: ausreichendes Sehvermögen

Dauer: 45 Minuten Bearbeitungsrahmen, es geht auch erheblich schneller; keinen Zeitdruck auf die Probanden ausüben; in den Instruktionen wird ausdrücklich auf das Primat Richtigkeit der Lösungen im Vergleich zur Geschwindigkeit betont.

Durchführung: Die Testanweisungen sind sprachlich oder sprachfrei sowie als Einzel- oder Gruppentest möglich.

Auswertung: klar; bei der Berechnung der IQ-Werte aus den Altersnormen sind statistische Kenntnisse notwendig.

Tab. 18: Zusammenfassung der Einschätzungen zu kognitiven Testsystemen/Intelligenztests

kognitive (Intelligenz) Testsysteme	Untersuchungsgegenstand	Normierung	Reliabilität/ Validität	Einsatzschwerpunkt bzw. Empfehlung	Einschränkungen bzw. Kritik
WIE	Indizes zu Sprachverständnis, Wahrnehmungsorganisation, Arbeitsgedächtnis, Arbeitsgeschwindigkeit	N=1897; kontrollierte Stichprobenzusammensetzung, Auswahl nicht genau beschrieben	nüchterne und differenzierte Darstellung, gut zu bewertende Ergebnisse	bei Fragestellungen zu speziellen kognitiven Funktionen	Grenzen der Belastbarkeit der Probanden beachten (z. B. Testdauer)
LPS 50+	Allgemeinbildung und verbale Aufgaben, Denkfähigkeit, logische Regeln, Word Fluency, technisches Verständnis, Ratefähigkeit und Erfassung von Wesentlichem, Wahrnehmungsfähigkeit	N=272; kleine, sehr phantasievoll zusammengesetzte, aber nicht repräsentative Normstichprobe	gute Reliabilität, Validität faktorenanalytisch untersucht	der Test wurde für ältere Probanden normiert; Praxisnähe des Tests; Kurzform	eingeschränkte Normierung
SPM APM CPM (FRT)	DER sprachfreie Intelligenztest schlechthin, er sei frei von sozioökonomischen Einflussfaktoren	Grundstichprobe mit „stratifizierter Zufallsauswahl“, Seniorenstichprobe; unzureichend dargestellt, Güte der Normierung nicht wirklich beurteilbar	viele Untersuchungen übersichtsartig dargestellt	„sprachfrei“	fragwürdige Normierung; Alternative: Matrizentest aus dem WIE ist validiert & kürzer handhabbar.

Reliabilität und Validität: Viele Untersuchungen (vor allem zu Kindern und Jugendlichen) werden in den Testheften übersichtsartig dargestellt.

Normierung: Normerhebung in den USA und in Großbritannien anhand einer „stratifizierten Zufallsauswahl" ohne nähere Angaben oder Stichprobengrößen; elf Erwachsenengruppen von 18 bis 68+, die Ergebnisse einer Seniorenstichprobe (N=218, ohne Angabe der Stichprobenerhebung) werden nach 60–70, 71–80 und 81–90 Jahre unterteilt und mit Mittelwert, Median und Standardabweichung dargestellt. In einer Untersuchung von Russ (2003) werden bei einem N=1161 sieben Gruppen zwischen 15 und 86 Jahre differenziert, es handelt sich jedoch um eine klinische Stichprobe und eine veränderte Instruktion. Insgesamt sind viele Normierungsuntersuchungen sachlich, aber unzureichend dargestellt, so kann man sich keinen Eindruck von der Güte der Normierung verschaffen.

Praktische Einsetzbarkeit: ein relativ kurzer Test aus dem Bereich; bei Untersuchungen zeigten sich immer wieder sehr hohe statistische Zusammenhänge zur Allgemeinen Intelligenz. Die Probanden bearbeiten den Test meist mit großem Interesse. Der Matrizentest im WIE weist ähnliche statistische Kennwerte wie die SPM auf, ist kürzer in der Anwendung und er wird als schwierig zu bearbeiten erlebt.

5.3.3 Exekutive Funktionen

Exekutive Funktionen umfassen nicht nur Handlungsplanung und Handlungskontrolle, Problemlösen, das supervisory attentional system der Aufmerksamkeit des Arbeitsgedächtnisses (etwa: Aufmerksamkeitssteuerung), sondern auch den Umgang mit Regeln und Antizipation. Im Dysexekutiven Syndrom gibt es nicht einen linearen Symptomenkomplex, je nach Lokalisation und Ausdehnung der Störung können unterschiedliche Funktionen betroffen sein. Besonders auffällig ist dies in den Auswirkungen auf Persönlichkeitsveränderungen. Besonders eindringlich sind dabei die Fallschilderungen, bei denen eine Enthemmung des Triebbereichs und des sozialen Verhaltens (Unangepasstheit) im Vordergrund stehen. Andere Betroffene zeigen eine deutliche Antriebsminderung mit sorgloser Gleichgültigkeit und Teilnahmslosigkeit, sie wirken ziellos und passiv, klagen kaum und wirken eher nachsichtig (Laissez-faire). Auch wegen der Verschiedenartigkeit der Ausprägungsformen ist eine schematische Diagnostik nicht möglich.

Es wurden etliche Verfahren entwickelt, die meist einzelne Aspekte exekutiver Funktionen untersuchen. Manche sind sehr interessant, oft jedoch nur schwer erhältlich.

Im Rahmen älterer psychiatrischer Untersuchungen wurden Patienten immer wieder nach Erklärungen von Sprichwörtern oder Metaphern befragt (z. B. „Der Apfel fällt nicht weit vom Stamm"), wobei Abstraktionsvermögen oder Denken auf Metaebenen geprüft werden. Ähnliche Aufgaben werden u. a. im Subtest „Allgemeines Verständnis" des WIE (alltagsweltliches Urteilsvermögen) gestellt.

Aber auch Aufgaben zu Deduktion, zum divergenten Denken, komplexen Planen (wie der „Tower of Hanoi" oder „Tower of London") und alltagspraktische Aufgaben gehören dazu. D.Y. v. Cramon et al. (1995) beschreiben mindestens 27 Verfahren aus dem Bereich. Einige sind gängigen Testverfahren entnommen, einige stammen aus bekannten Regeln zur psychiatrischen Exploration. Manche sind kaum normiert. Zu den beschriebenen Persönlichkeitsveränderungen gibt es m. E. keine normierten Untersuchungsverfahren. Hier ist neben der Fremdanamnese wichtiger Bezugspersonen eine genaue Verhaltensbeobachtung unerlässlich. Im Einzelfall ist z. B. zu differenzieren, ob Verhaltensauffälligkeiten u. a. durch Missachten von Regeln, durch eine allgemeine Triebenthemmung oder durch eine Überforderung im Arbeitsgedächtnis hervorgerufene Reduktion der Verhaltenskontrolle erklärbar sein könnten. Als diagnostisches Vorgehen in diesem Feld empfehlen v. Cramon et al. (1995) die

- „Erhebung einer genauen Anamnese über alltagsrelevante Problemlösefähigkeiten mit den Bezugspersonen (1 Std.)",
- „systematische Verhaltensbeobachtung" über 2–3 Wochen,
- Untersuchung mit Testverfahren (2–3 Std.),
- „Überprüfung praktischer Problemlösefertigkeiten während einer Belastungserprobung oder eines Arbeitsversuchs" (Matthes-v. Cramon/v. Cramon 2000, 147).

So „gehört die Diagnostik der Störungen (exekutiver Funktionen) zu den zeitlich aufwendigsten und am meisten erfahrungsabhängigen Untersuchungen"(Matthes-v. Cramon/v. Cramon 2000, 147). Zwar dürfte der berichtete zeitliche und inhaltliche Anspruch im normalen klinischen Alltag einer gewöhnlichen Gerontopsychiatrie kaum so intensiv umzusetzen sein, aber ein verantwortungsvoller Umgang mit der Thematik geht weit über den Einsatz von Screeningverfahren hinaus.

Im Folgenden stelle ich einige gebräuchliche Tests aus diesem Bereich vor.

5.3.3.1 WCST – Wisconsin Card Sorting Test

Ab 1948 wurde dieser Test von Berg als Verfahren zur Umstellungsfähigkeit im Denken („procedure for investigating flexibility of thinking in human subjects", WCST-Manual, 39) veröffentlicht. Der WCST wurde entwickelt, um Störungen in den exekutiven Funktionen zu untersuchen. Er erfasst speziell die Entwicklung und Erprobung von angemessenen Problemlösungsstrategien unter sich verändernden Reizbedingungen, um ein späteres Ziel zu erreichen. Dies erfordert strategische Planung, die gerichtete Erforschung der (logischen) Regeln sowie das Einbeziehen von – sich verändernden – Rückmeldungen aus der Umgebung. Die kognitiven Strategien und das zielgerichtete Verhalten sind auf die Erreichung der Absicht abzustimmen.

Karten sind jeweils zu Vorlagen nach verschiedenen Kriterien zuzuordnen, wobei die Kriterien zu erproben sind. Erschwerend kommt hinzu, dass sich die Kriterien im Laufe der Untersuchung mehrfach ändern, was jedoch nicht angekündigt wird.

Voraussetzungen: ausreichendes Seh- und Hörvermögen, Farbtüchtigkeit beim Zuordnen der Karten einfache motorische Fähigkeiten.

Dauer: sehr unterschiedlich.

Durchführung: Es ist sinnvoll, sich vorab eine deutsche Übersetzung der englischsprachigen Testinstruktion (WCST-Manual, 5) anzufertigen, um standardisierte Bedingungen einzuhalten. Die Protokollierung ist eindeutig, sie erfordert eine gute Konzentration und Genauigkeit seitens der Untersucher. Es ist wichtig, bei aller Freundlichkeit die professionelle Distanz zu wahren und den Probanden unter keinen Umständen einen Lösungshinweis zu geben. Neben der Protokollierung der eigentlichen Testleistung ist die Beobachtung der Problemlösestrategien, des allgemeinen Testverhaltens und des emotionalen Umgangs mit der Situation von Bedeutung und entsprechend festzuhalten. Diese verunsichert die meisten Probanden, manche werden zur Äußerung interessanter Persönlichkeitsvarianten provoziert. Da die Reaktionen der Betroffenen sehr vielfältig sein können, ist dieses Verfahren für Anfänger eine Herausforderung. Man braucht gute professionelle Skills und praktische Erfahrung, wenn die Reaktionen heftiger werden. Man sollte das Verfahren zunächst im Kollegenkreis üben, bevor man es einsetzt.

Auswertung: erfordert genaue Einhaltung der komplizierten Auswerterichtlinien, Erfahrung und gute Englischkenntnisse; die numerische Auswertung und Codierung von Fehlertypen, Perseverationen etc. ist genau angegeben, aber sehr komplex und daher nicht einfach zu handhaben. Wichtig ist auch die Berücksichtigung der Verhaltensbeobachtungen. Die Einbeziehung in die klinische Diagnostik erfordert Erfahrung mit dem Syndrom bzw. Krankheitsbild.

Reliabilität: Interrater- (0.88–0.96) und Intrarater-Reliabilität (0.83–1.00) wurden angegeben (WCST-Manual, 39–41). Daneben wurden „generalizability coefficients“ und Standardmessfehler ermittelt. Eine Retest-Untersuchung ist bei der Natur des Testes nicht möglich.

Validität: In Diskriminanzanalysen konnten Menschen mit Hirnschädigungen von der Normalstichprobe unterschieden werden (Fähigkeit zum abstrakten Denken und die effiziente Entwicklung von Konzepten), aber nicht in allen Untersuchungen fand sich eine spezifische Sensitivität bei Frontalhirnläsionen (WCST-Manual, 47). Meist konnte eine Gruppe mit nicht frontalen Hirnverletzungen gegen die anderen klinischen Gruppen (frontal, frontal-plus und diffus) abgegrenzt werden. Man sollte bedenken, dass eine spezifische psychische Funktion gemessen wird und nicht eine organische Läsion.

Normierung: „U. S. Census Age-matched Adult Sample" (WCST-Manual, 67), N=899 aus sechs verschiedenen Untersuchungen, davon 384 Erwachsene, die nach Alter, Bildungsgrad und Zugehörigkeit zu ethnischen Gruppen ausgewählt wurden („were selected"); Altersbereich von 6 Jahre, 6 Monate und 0 Tage bis 89 Jahre, 11 Monate und 30 Tage; elf Erwachsenengruppen wurden jeweils nach sechs Bildungsstufen unterteilt, dreizehn Kinder- und Jugendlichen-Gruppen ohne Bildungsunterteilung. Wie man allerdings bei vier untersuchten Probanden in der obersten Altersgruppe und sechs Bildungsgruppen zu ausdifferenzierten Normwerten über jeweils zwei Seiten kommt, ist mir nicht ersichtlich.

Es werden vielfältige klinische Studien berichtet, darunter zwei mit näher ausgeführten Stichproben: „normal" N=356 und N=459 mit jeweils vier klinischen Gruppen, die diskriminanzanalytisch untersucht wurden.

Praktische Einsetzbarkeit: Die meisten Probanden finden den Test interessant, sind aber zwischenzeitlich rasch frustriert, wenn ihre Lösungsversuche nicht erfolgreich sind. Hier unterscheiden sich die Strategien von stark kontrolliert vorgehenden von eher bauchgesteuerten Probanden. Die klinische Beobachtung und Zusammenführung mit Auffälligkeiten im Alltagsverhalten sind ebenso wichtig wie die Testwerte. Und: Nicht jede Hirnschädigung in diesem Bereich ist klinisch bzw. im Test auffällig und nicht jede klinische Auffälligkeit hat ein organisches Korrelat. Untersuchungen zur Standardisierten Linkschen Probe im Vergleich brachten das Ergebnis, dass der WCST bei linksfrontalen Läsionen sensitiver ist, die SLP bei rechtsfrontalen Läsionen. Bei bifrontalen Läsionen differenzieren beide Tests auf mittlerem Niveau.

Vorteil: sprachfrei.

Nachteil: Der Test ist ein einziges Mal einsetzbar und eignet sich nicht zur Wiederholungsmessung.

5.3.3.2 BADS – Behavioural Assessment of the Dysexecutive Syndrome

Das BADS ermöglicht eine verhaltensorientierte Erfassung von unterschiedlichen Aspekten des Dysexekutiven Syndroms (DES, benannt nach Baddeley). In den Untertests werden verschiedene Alltagsanforderungen simuliert:

Test 1 – Instruktionswechsel („Erfassung des flexiblen Wechsels zwischen Instruktionen“, BADS-Handanweisung, 5)
Test 2 – Handlungsaufgabe („Problemlösung erfordert die Entwicklung eines Handlungsplanes“, BADS-Handanweisung, 5)
Test 3 – Schlüsselsuche (Untersuchung effizienter Suchstrategien, BADS-Handanweisung, 6)
Test 4 – Zeitschätzung
Test 5 – Planungsaufgabe Zoobesuch in zwei Varianten („Planungsfertigkeiten“ gegenüber Instruktionsbefolgung, BADS-Handanweisung, 7)
Test 6 – Modifizierter Sechs-Elemente-Test („Planen, Organisieren und Monitoring“, BADS-Handanweisung, 7).

Die funktionelle Definition der Erfassung der Störung der „Zentralen Exekutive“ umfasst in diesem Test u. a. Aufmerksamkeitsfunktionen, die Umstellungsfähigkeit, die Fähigkeit, einen Sachverhalt vollständig zu erfassen, Fähigkeiten zur Handlungsplanung und –initiierung angesichts konkurrierender Aufgabenstellungen (Prioritäten setzen), Anwendung divergierender Strategien in veränderten Situationen (Abänderung von Routinesituationen).

„Zielsetzung (der Testung) ist die Vorhersage von Alltagsschwierigkeiten, die sich aus dem Dysexekutiven Syndrom ergeben können“ (BADS-Manual, 4). Das Dysexekutive Syndrom wird in engem Zusammenhang mit den vielgestaltigen psychischen Folgen von Frontalhirnläsionen gesehen. Das Konzept des „supervisory system“ der Aufmerksamkeitskontrolle (nach Shallice) ist eine Komponente.

Voraussetzungen: ausreichendes Seh- und Hörvermögen, Schreiben, Rechnen, feinmotorische Fähigkeiten erforderlich.

Dauer: ca. 15–30 Minuten, selten auch erheblich länger (Erfahrungswert, im Handbuch war kein direkter Hinweis auf die Durchführungsdauer zu finden).

Durchführung: Einzeltestung; die Instruktionen sind wörtlich abgedruckt (BADS-Handbuch, 8–12) und werden durch klare Anweisungen auf dem Ergebnisbogen ergänzt. Die Protokollierung des Sechs-Elemente-Tests sollte man vorab mindestens einmal geübt haben.

Auswertung: Meist einfach und klar mit Profilwerten direkt im Ergebnisbogen; für den Subtest Schlüsselsuche gibt es Auswertungsregeln und Beispiele für alle Kriterien, für den Subtest Zoobesuch ist eine Auswertungsanweisung beigefügt.

Reliabilität: Interrater-Reliabilität r=0.96–1.00; eher unbefriedigende Retest-Ergebnisse bei zu kleiner Stichprobe (N=29), dabei gute Übereinstimmung bei der Handlungsaufgabe; Retest-Untersuchungen sind nur eingeschränkt interpretierbar, da bei exekutiven Funktionen jeweils neue

Aufgabenstellungen gefordert sind. Es gab hierbei keine Angaben zur Stichprobengröße oder -zusammensetzung.

Validität: Auch hier fand ich keine Angaben zur Stichprobengröße bzw. Zusammensetzung. Eine klare Differenzierung zwischen Norm- und Patientenstichprobe war möglich, am besten zeigte sich der Unterschied beim Sechs-Elemente-Test. Der Gesamtprofilwert korrelierte auf mittlerem Niveau mit der vorliegenden Fremdeinschätzungsskala DEX durch Bezugspersonen. Wie zu erwarten, gab es keine Zusammenhänge zur Selbstbeurteilungsskala.

Normierung: N=216; „ausbalancierte Stichprobe" (BADS-Handbuch, 8) nach Geschlecht, Alter (vier Gruppen, 16–87 Jahre) und Intelligenzniveau (drei Gruppen); leichte Einschränkungen der Repräsentativität der Stichprobe durch mangelnde Zufallsauswahl ergeben sich bei einigen „überdurchschnittlichen" und wohl doch einer erheblichen Anzahl „unterdurchschnittlicher Testpersonen", um die sich eine „Organisation kümmerte" („lange arbeitslos", „soziale Probleme", „keine richtige ... Ausbildung", BADS-Handbuch, 8).

Vier Altersgruppen, davon eine >64-Jährige; im Alter lassen die Testleistungen nach, daher sind alterskorrigierte Werte für die Klassifikation der Testleistung angegeben (BADS-Handbuch, 17).

Praktische Einsetzbarkeit: Positiv erscheint mir der Alltagsbezug des Tests. Wegen der Variabilität der möglichen Störungen und weil nur der Gesamttestwert hinreichend validiert ist, empfehle ich grundsätzlich die Vorgabe des gesamten Tests. Bei unserer Klientel zeigten sich besonders Differenzen im Sechs-Elemente-Test. Eine genaue Verhaltensbeobachtung und eine Fremdanamnese erscheinen neben der Testung unerlässlich.

5.3.3.3 SLP – Standardisierte Link'sche Probe

Die praktische Aufgabe besteht darin, aus vielen kleinen Würfeln einen größeren Würfel mit einer farblich abgegrenzten Außenfläche zu bauen.

Die Autoren bezeichnen den Untersuchungsgegenstand als „handlungsorientierten Problemlösungstest" (SLP-Manual, 40). „Die Link'sche Probe prüft schwerpunktmäßig die Exploration und Problemidentifikation, das Erkennen und Lösen von Teilzielen, die Handlungsplanung und Handlungsorganisation (sequenziell und geordnet), das zielgerichtete Handeln und die Kontrolle, Modifikation und Korrektur von Handlungen bzw. des Lösungswegs" (SLP-Manual, 15).

Eingeschätzt im Sinne eines Expertenratings werden nach operationalisierten Kriterien Exploration bzw. Sortieren, eine mögliche Teilzielbildung, Planung des Vorgehens, die Beachtung bzw. der Umgang mit der Kantenlänge, die Handlungsorganisation, ob ein geordneter Bauablauf bzw. ein mentaler räumlicher Bauplan erkennbar werden, ob kontrolliertes Handeln wahrnehmbar ist, ob oder wie eine Korrektur ausgeführt wird, wie der Endzustand des Würfels zu bewerten ist, ob Hilfen benötigt wurden und der Zeitbedarf. Zur Prüfung der exekutiven Funktionen wird die Kombination der SLP mit dem WCST empfohlen.

Voraussetzungen: ausreichendes Seh- und Hörvermögen, Farbtüchtigkeit, feinmotorische Fähigkeiten der Hände und Arme, „Anforderungen an die Sprechmotorik“ (SLP-Manual, 7).

Dauer: 5–12 Minuten, selten länger.

Durchführung: Einzeltestung; die Testanweisung ist eindeutig. Das Testverhalten wird zunächst frei protokolliert, dann in das Auswertungsschema als Expertenbewertung überführt. Dabei wird eine Ratingskala verwandt. Kontraindikation für eine Testung: „Patienten mit ausschließlich visuo-räumlichen oder sensomotorischen Defiziten“ bzw. Patienten, die „in der visuellen Wahrnehmung grundlegend gestört (z. B. Neglect)“ sind.

Auswertung: einfach und klar; eine gemeinsame Normwerttabelle; bei Bedarf können die Werte nach Bildungsgruppe bzw. Geschlecht aus Mittel- und Standardabweichungen in Standardwerte umgerechnet werden.

Objektivität: Die Durchführungsobjektivität wird durch das Einhalten der Instruktion als gegeben bewertet. Die Beurteilung erfolgt über Ratingskalen. Die Interrater-Reliabilität lag bei einem Experten verglichen mit angelernten Praktikanten für den Gesamttest bei 0.98, der niedrigste Wert betraf das „kontrollierte Handeln“ mit r=0.64, die anderen Werte lagen deutlich höher. Die Bewertungsobjektivität wird als „zufriedenstellend“ eingestuft (SLP-Manual, 23).

Reliabilität: Die Interrater-Reliabilität (Korrelation) liegt bei r=0.98, was für ein Ratingverfahren sehr hoch ist; Cronbachs Alpha liegt für die Normstichprobe bei 0.84, für die Gesamtstichprobe und die klinische Verwendung bei 0.93.

Validität: Es wurden zwei Untersuchungen angeführt, eine bei präfrontalen Läsionen (N=69) und eine zu Effekten der hemisphäriellen Läsionsbereiche auf die Testleistung. Patienten wurden mit weiteren Leistungstests untersucht, 7% der Patienten hatten keinerlei auffällige Werte, bei 23% wurden ausschließlich dysexekutive Störungen beobachtet, während sie in den anderen kognitiven Leistungsbereichen unauffällig erschienen. In der zweiten Studie zeigte sich im Ergebnis, „dass die Leistungsdefizite beim SLP bei rechtsfrontalen Läsionen signifikant größer sind“, dagegen erschien der WCST bei linksfrontalen Läsionen sensitiver. Bei bifrontalen Störungen ergaben sich bei beiden Tests mittlere Werte. Aus Korrelationsanalysen mit anderen Tests zeigt sich die spezifische Testleistung der SLP im Sinne von visuospatialen Funktionen.

Normierung: N=220, Alter von 14–60 Jahre, Verhältnis Männer zu Frauen = 4:3, knapp 1/4 Akademiker; Untersucht wurden: „Krankenhausmitarbeiter, Angehörige, hirngesunde Patienten und Jugendliche ... (aus) Jugendeinrichtungen" (SLP-Manual, 18). Obwohl die Autoren angeben, sie hätten die Stichprobe nach soziodemografischen Gesichtspunkten „kontrolliert", halte ich diese für nicht repräsentativ. Die Patientenstichproben erscheinen mir etwas klein (N=69 mit präfrontaler Beteiligung [Bildgebung, neurochirurgische Behandlung], N=38 unausgelesen). Im angegebenen Alterskollektiv sei die SLP „nahezu altersunabhängig". Die Altersgruppe bis 60 Jahren wird als „höheres Lebensalter" bezeichnet (SLP-Manual, 21).

Praktische Einsetzbarkeit: Es handelt sich um ein spezialisiertes Verfahren, das im Bedarfsfall im Rahmen einer Testzusammenstellung verwendet werden sollte. Zu bedenken ist die mangelnde Normierung für ältere Menschen. Oft ist das Ergebnis jedoch so eindeutig, dass sich eine Diskussion erübrigt. Zu bedenken ist, dass visuokonstruktive Defizite das Ergebnis überlagern können, eine Abgrenzung dann kaum noch möglich sein dürfte.

5.3.3.4 Weitere Verfahren

Lange habe ich nach dem 20-Fragen-Test gesucht: Probanden sollen mittels 20 Fragen (Ja/Nein-Antworten) ein spezielles Objekt aus 42 Bildern identifizieren. Dabei werden die Zahl der Fragen und eingrenzende vs. ausschließende Strategien oder angewandte Konzepte bewertet im Kontrast zum einfachen Raten oder Pseudoeingrenzungen. Der Test ist regulär im deutschsprachigen Raum meines Wissens nach nicht als Test erhältlich (vorgestellt bei Matthes-v.Cramon/v.Cramon 2000, 135), wird jedoch im Rahmen des D-KEFS – Delis-Kaplan Executive Function System (vertrieben in den USA und in Großbritannien) als Subtest angeboten. Das D-KEFS wurde in den USA an einer randomisierten Stichprobe von 1500 Untersuchten standardisiert und enthält neun Subtests:

Tab. 19: Subtests des D-KEFS

Word Context Test	Sorting Test	Twenty Questions Test
Tower-Test	Color-Word Interference Test	Verbal Fluency Test
Design Fluency Test	Trail Making Test	Proverb Test

Dabei geht es u. a. um die Umstellungsfähigkeit bzw. Flexibilität im Denken, Strategien und Umsetzung von Problemlösung, Planung, Impulskontrolle, Konzeptentwicklung, abstraktes Denken, verbale bzw. spatiale Kreativität.

Im Jahr 2010 ist mittlerweile ein neuer Test in diesem Bereich auf dem Markt, der HOTAP – Handlungsorganisation und Tagesplanung, ein Testverfahren zur Erfassung der Planungsfähigkeit im Alltag. Der Titel klingt vielversprechend, vor allem, da alltagstaugliche Verfahren nicht gerade breit gestreut sind. Nach den Ausführungen des Testverlages werden „die kognitiven Aspekte exekutiver Funktionen quantifiziert" (Hogrefe Testkatalog). Unter anderem müssen Fotokarten mit alltagstypischen Tätigkeiten in die richtige Reihenfolge gebracht werden (Kaffeekochen, Wäschewaschen, Einkaufen). Einzelhandlungen sind in einen vorstrukturierten Tagesplan einzufügen. Handlungskarten sind anhand weniger Vorgaben, unter Anwendung alltagslogischer Überlegungen und unter Uhrzeiten zu sortieren.

Reliabilität und Validität werden im mittleren bis hohen Bereich angegeben, jedoch ist die Datenbasis meines Erachtens relativ gering (N=166, Altersrange von 19–90 Jahre). Klinische Normen wurden bei Patienten einer orthopädischen Reha-Klinik (!) erhoben. Dies erscheint mir, ohne dass ich den Test selbst schon gesehen hätte, dann doch zu dürftig für einen validen Einsatz bei Dementen mit entsprechenden Funktionsstörungen oder hirnorganisch Erkrankten.

5.3.4 Sprache & Sprechen

Eine beginnende amnestische Sprachsymptomatik (Wortfindungsstörungen) und die diskreten grammatikalischen Veränderungen sind oft nur schwer zu erfassen, da die Patienten manchmal sehr geschickt umschreiben können oder die Themen wechseln. Wortfindungsstörungen, wie sie bei Menschen manchmal schon im Vorfeld beginnender Demenzen auftreten, können durch die hier vorgestellten Tests eher nicht erfasst werden. Man sollte bedenken, dass diese Tests für eine andere Klientel entwickelt wurden. Im Boston Naming Test (in der CERAD enthalten) finden sich manchmal inhaltliche Hinweise zu Störungen der Benennfunktion. Die hier besprochenen Verfahren können nach Schlaganfällen, anderen Hirnerkrankungen oder bei (schwerwiegenderen) vaskulären Demenzen sinnvoll benutzt werden.

Tab. 20: Zusammenfassung der Einschätzungen von Tests zum dysexekutiven Syndrom

Tests exekutiver Funktionen	Untersuchungsgegenstand	Normierung	Reliabilität/Validität	Einsatzschwerpunkt bzw. Empfehlung	Einschränkungen bzw. Kritik
WCST	Entwicklung und Erprobung angepasster Problemlösungsstrategien unter wechselnden Bedingungen	N=899; „Consensus age matched sample“	beide Kriterien gut durchuntersucht	bei V. auf dysexekutives Syndrom	Die sehr spezielle Untersuchung erfasst nur eine Subgruppe von Menschen mit exekutiven Störungen. Probanden mit Symptomatik reagieren manchmal leicht frustriert; einmalige Testung; englischsprachiges Handbuch, die diffizile Auswertung erfordert Training und Erfahrung; zu starke Differenzierung der Gruppen ohne entsprechende Datenbasis
BADS	6 Subtests aus dem Bereich der exekutiven Kontrolle	N=216: kleine, nicht repräsentative Stichprobe	Interrater-Reliabilität gut, unbefriedigende Retest-Reliabilität; Validität auf mittlerem Niveau, Außenkriterium (gut)	Alltagsbezug des Tests	erfasst nur eine Untergruppe des dysexekutiven Syndroms, Komponenten der Selbststeuerung werden nicht gemessen; Test bitte nur in Gänze anwenden
SLP	handlungsorientierter Problemlösetest, komplexer, als er zunächst scheint	N=220, bis 60 J. normiert; keine repräsentative Normstichprobe	gute Reliabilität, Validierung noch entwicklungsbedürftig	spezialisiertes Verfahren, nicht allein anzuwenden	mangelnde Normierung: keine Normwerte für ältere Probanden

5.3.4.1 KAP – Kurze Aphasieprüfung

Der Test wurde zur Diagnostik von *Aphasien* entwickelt. Es geht um „eine erworbene Störung des Umgangs mit der Sprache in jedweder Modalität infolge einer hirnorganischen Läsion" (KAP-Handanweisung, 8). Neben einem Rating der Spontansprache werden neun Subtests zu den Bereichen Sprechen, Nachsprechen, Schriftsprache, Lesen, Benennen, Sprachverständnis, Sinnverständnis und Umsetzung von Gehörtem (Token Test) durchgeführt. Aus dem Profil bzw. der Symptomatik lassen sich Zuordnungen zu verschiedenen Aphasietypen ermitteln.

Voraussetzungen: ausreichendes Seh- und Hörvermögen, motorische Fähigkeiten erforderlich.

Dauer: 30 Minuten.

Durchführung: ruhiger Raum, Störungen vermeiden; die Äußerungen des Probanden sind per Tonaufnahme festzuhalten.

Auswertung: Die reine Testwertermittlung ist klar. Die Nomenklatur in diesem Bereich ist speziell, die Einschätzung erfordert Wissen und Praxis.

Reliabilität: Interraterreliabilität: 77% genaue Übereinstimmung zwischen mehreren Untersuchern, 97% bei Berücksichtigung von Nachbarkategorien; Split-half-Reliabilität zwischen r=0.84 und 0.95, Retest-Reliabilität zwischen ς =0.88 und 0.96.

Validität: KAP gegenüber klinischem Urteil: bei 8 Kategorien 0.77, bei 4 Kategorien 0.97; Vergleich mit dem AAT: im Mittel ς=0.87; diagnostische Konkordanz mit dem AAT 62%; mittels einer Diskriminanzanalyse ließen sich zwischen 82 und 92% der Patienten richtig zuordnen.

Normierung: Standardisierung im klinischen Bereich mit N=162, davon 29 ohne Aphasie. Da es sich um eine klinische Anwendung handelt, kann man dies hinnehmen; keine Altersnormierung, wäre auch nicht zu erwarten.

Praktische Einsetzbarkeit: Bei hirnorganisch bedingten Sprach- und Sprechstörungen handelt es sich um ein gut differenzierendes Verfahren. Bei manchmal doch auffälligen Wortfindungsstörungen beginnend Dementer sind in meiner Praxis fast immer Normalbefunde herausgekommen. Ein Einsatz kommt vor allem infrage, wenn zusätzliche hirnorganische Beeinträchtigungen vorliegen (z. B. nach Hirninfarkt oder nach entsprechendem Unfall u. a. m.).

5.3.4.2 AAT – Aachener Aphasietest

Der AAT ist ein „für die deutsche Sprache entwickeltes, psychometrisch abgesichertes und normiertes Verfahren zur Diagnose von Aphasien" (AAT-Handanweisung, 5), dabei geht es um die Identifizierung von Aphasien, eine Zuordnung zu einem der „Standardsyndrome" oder zu Nicht-Standard-Aphasien bzw. darum, den Schweregrad festzustellen.

Untersucht wird zunächst die Spontansprache, die nach den Kriterien Kommunikationsverhalten, Artikulation und Prosodie, automatisierte Sprache, semantische, phonematische und syntaktische Struktur untersucht wird. Danach folgen Subtests: Token Test, Nachsprechen, Schriftsprache, Benennen, Sprachverständnis. Ziel ist die Zuordnung zu den vier Hauptformen bzw. zu den Sonderformen der Aphasien.

Voraussetzungen: ausreichendes Seh- und Hörvermögen, motorische Fähigkeiten und Schreibfähigkeit erforderlich.

Dauer: 60–90 Minuten.

Durchführung: ruhiger Raum, Störungen vermeiden; die Äußerungen des Probanden sind per Tonaufnahme festzuhalten; ausführliches Testprotokoll.

Auswertung: klar, genaue Auswertungsrichtlinien; erfordert Übung und Beherrschung des Themenbereiches und des recht speziellen linguistischen Vokabulars in der Praxis.

Die Testkonstruktion erfolgte auf dem Hintergrund linguistischer Sprachtheorien. Die Schwierigkeitsgrade der sprachlichen Modalitäten und der sprachlichen Komplexität wurden bei der Testkonstruktion systematisch variiert und konnten empirisch validiert werden. Da Expertenratings vorgenommen werden, wurde die Objektivität untersucht (0.65 bei der Spontansprache).

Reliabilität: Untersucht wurden die innere Konsistenz, die Generalisierbarkeit und die Profilzuverlässigkeit (0.86). Eine Schwankungsbreite von circa 10% wird angegeben. Die Retest-Reliabilität bei kurzfristigem Retest schwankte zwischen 0.86 und 0.97.

Validität: Die Konstruktvalidität wurde faktoren- und clusteranalytisch untersucht. Das Leistungsniveau korrelierte einerseits mit dem Schweregrad, jedoch auch mit der Art der Störung. Die Patienten mit klinisch diagnostizierten entsprechenden Störungen konnten zu 92% insgesamt (Aphasie oder keine Aphasie) und zu 86% einer der vier Hauptgruppen richtig zugeordnet werden.

Normierung: rein klinischer Test mit entsprechenden Stichproben (*Standardisierungs*stichprobe zur Testkonstruktion von je 30 Probanden mit globaler Aphasie, Wernicke-Aphasie, Broca-Aphasie und amnestischer Aphasie) aus verschiedenen, meist neurologischen Kliniken, oft aus dem universitären Bereich, Kontrollgruppen mit Patienten mit rechtsseitigen Hirnstörungen und hirnorganisch „gesunde Patienten aus unserer Klinik" (AAT-Manual); keine Normstichprobe nicht Betroffener. Die klinische *Normierungs*stichprobe umfasst 376 aphasische und 100 nicht aphasische Patienten. Die Altersbeschränkung war mit „unter 70 J." angegeben.

Einheitliche Auswertung über alle Altersstufen.

Praktische Einsetzbarkeit: Im Bereich der Demenzen ist der Test nur im Ausnahmefall denkbar, wenn zusätzlich eine aphasische Symptomatik besteht. Meist ist es hinlänglich, die rascher durchführbare aussagekräftige KAP anzuwenden.

5.3.5 Andere Untersuchungen

Natürlich könnte man noch eine Vielzahl von Verfahren anführen. Beispielhaft und ohne Anspruch auf Vollständigkeit möchte ich folgende Verfahren benennen:

- Der berühmte *Benton-Test* ist besonders bei Neuropsychologen beliebt und wird von Spezialisten differenziert eingesetzt. Die Bewertung dieses Tests ist sehr verschieden, je nach Rezensent wird von „veraltet“ bis „bewährtes Instrument“ geurteilt.
- Ähnlich ist es bei der bekannten *Rey-Osterrieth-Complex-Figur.* Hier gibt es eine ganze Reihe von Variationen von Vorlagen und von Scoring Systemen, bei Strauss et al. (2006) werden mindestens zehn Auswertungsvarianten vorgestellt. Amerikanische Normen für ältere Menschen sind bei Strauss et al. (2006, 811–841) dargestellt.
- Das Wiener Testsystem ist computergestützt seit Langem in der Neuropsychologie bewährt. Im *WTS – Wiener Testsystem Neuro* werden Tests in den Bereichen Aufmerksamkeit, Gedächtnis, exekutive Funktionen und Motorik angeboten. Eingesetzt werden Verfahren aus diesem Testsystem vor allem zur Erfassung neuropsychologischer Störungen infolge von Läsionen oder Krankheitsprozessen des Gehirns (z.B. Schädel-Hirn-Trauma, Multiple Sklerose, Schlaganfall). Zudem werden einige Verfahren in der Untersuchung älterer Personen eingesetzt, beispielsweise bei der Diagnostik zur Erhaltung und Förderung ihrer kognitiven Leistungsfähigkeit.
- Auch im *HTS – Hogrefe-Testsystem* werden PC-gestützte Verfahren in den Bereichen Eignungsdiagnostik, Beschwerden bzw. Befindlichkeit angeboten, jedoch nicht speziell für ältere Probanden (mit Ausnahme des LPS 50+).
- Neu ist die *TBWB – Testbatterie zur waffenrechtlichen Begutachtung*, die seit 2009 vertrieben wird. Manche Ältere haben immer noch Waffen in Besitz. Man sollte um die Problematik wissen, jedoch könnte man diese Beurteilung entsprechend geschulten Spezialisten überlassen. Meist sind diese jedoch nicht auf den Störungskreis der Demenzen spezialisiert.

5.3.6 Strategien und Grenzen in speziellen Untersuchungssituationen

5.3.6.1 Untersuchungen bei sensorischen oder motorischen Leistungseinschränkungen

Sehr häufig kommen stark Hörgeminderte zur Untersuchung, hin und wieder werden stark Seheingeschränkte oder Blinde zur Untersuchung angemeldet. Hier geht es zum einen um Verständigung, zum anderen muss die Testauswahl entsprechend an die Behinderung der Probanden angepasst werden.

Problematisch ist daneben die Testung von Menschen mit weiteren Beeinträchtigungen, z. B. Sprechstörungen, sodass man sie nicht oder kaum versteht, oder Neglect bzw. Gesichtsfeldeinschränkungen, wodurch Testergebnisse verfälscht werden, wenn man es nicht rechtzeitig bemerkt.

Auch die Untersuchung von Probanden mit weitgehend zurückgebildeter hirnorganisch bedingter motorischer Symptomatik ist insofern nicht einfach, weil durch die manchmal klinisch kaum zu erkennenden Einschränkungen doch deutliche Veränderungen von Testwerten auftreten. Weiß man nichts davon, kann man zu völlig falschen Schlussfolgerungen kommen, siehe Kommentar zum Fallbericht B.

5.3.6.2 Kulturfairness

Eine Leistungstestung von Menschen anderer Muttersprachen ist in der Regel sehr schwierig bis unmöglich. Auch sind die Normen meist nicht entsprechend angepasst. Daher sind die Bewertungen bei der dann doch eher unsicheren Datenbasis einzuschränken. Dolmetscher sind in diesem Rahmen keine Hilfe. Schon bei der Anamneseerhebung wird nach meiner Erfahrung oft nicht richtig übersetzt, manchmal wird Partei ergriffen oder eine kulturell opportune Antwort übermittelt. Zudem stört ein zusätzlicher Beobachter die Untersuchung. Nur, wenn der zu Untersuchende mit der deutschen Sprache sehr vertraut ist, könnte ein Versuch unternommen werden. Auch ist zwischen sprachlichen und Tests anderer Modalitäten zu unterscheiden. Testwertveränderungen durch mangelndes Instruktionsverständnis oder mangelnde Mitarbeitsbereitschaft können übersehen werden.

5.3.6.3 Äußere Bedingungen

Es ist wichtig, die Untersuchung nach Möglichkeit an die Gegebenheiten der Probanden anzupassen, man sollte dazu auf die Grenzen der Testbarkeit achten. Diese können im Probanden selbst begründet sein, aber sie können auch äußere Bedingungen betreffen. Dass bei einem Konzentrationstest der Testleiter das Ankreuzen übernimmt, wenn der Proband ihm zunickt (AKT-Handanweisung, 7), oder dass bei einem Test berichtet wird, man könne ihn auch nutzen, wenn kein Testraum zur Verfügung steht, solche Verfahrensweisen sind nie ernstlich auch nur zu erwägen. Aus leidvoller Erfahrung muss ich betonen, dass z. B. auch Baulärm leicht eine Grenze überschreiten kann, bei der an eine Testung nicht mehr zu denken ist. Und wenn es ökonomische Einschränkungen gibt, muss geprüft werden, bis zu welchem Punkt man den Probanden noch gerecht werden kann, z. B. wenn die Testdurchführung stattfinden kann, aber die zugehörige Dokumentation nicht mehr oder nur noch stichpunktartig schematisch zu leisten ist.

5.3.7 Zusammenfassung und Überblick

In einem Überblick wurden die Ergebnisse zu den einzelnen Tests jeweils am Ende der Abschnitte zusammengetragen. Wenn man das Kapitel zu den Testverfahren insgesamt rekapituliert, kommen immer wieder Zweifel. Was kann man einsetzen, wie sind Schwerpunkte und Einschränkungen zu bewerten?

Dass so viele Tests nur eingeschränkt normiert sind, hätte ich nicht erwartet, als ich begann, diese Aufzeichnungen anzufertigen. Alle wunderbaren Untersuchungen werden wertlos, wenn die Datenbasis nicht stimmt. Offenbar sind ältere Menschen für universitäre Untersucher schlecht erreichbar. Die Autoren des Aufmerksamkeitsbelastungstests haben die Normierung deswegen für über 60-Jährige abgebrochen und haben das Problem zumindest ehrlich benannt. Aber ansonsten: Lohnt es etwa die Mühe nicht? Ich meine: Mitnichten!

Die zentralen Probleme von Demenztests scheinen mir jedoch zu sein, dass Autoren immer wieder keine wirkliche Demenzdefinition bzw. keine Definition mit Praxisbezug verwenden, alte Tests manchmal „neu“ zusammenstellen, teilweise auch neu normieren, meist aber den Alltagsbezug nicht herstellen. Da sind Tests wie der nur schwer erhältliche RBMT eine Ausnahme. Der Subtest „Weg“ ist z. B. ein in der Praxis sehr brauchbarer Indikator dafür, ob sich ein Patient bei uns in der Klinik zurechtfindet oder nicht. Dies verweist darauf, dass man nicht einfach nur testet, sondern dass Schlüsse auf der Basis der „objektivierten“ Ergebnisse mit Folgen für den Alltag gezogen werden. Stellungnahmen an Auftraggeber werden formuliert, Entscheidungen werden getroffen. Aufgrund der Konsequenzen ist ein verantwortlicher Umgang mit den Tests (und den Menschen) unerlässlich.

5.4 Veränderungen der Persönlichkeit

Mit dem Alter würden sich Persönlichkeitszüge holzschnittartig verfestigen. „Stur wie ein Panzer“ seien manche, die gleichen Verhaltensmuster würden beständig wiederholt, wird beschrieben. Viele Kollegen therapieren Ältere nicht – vor dem Hintergrund des Vorurteils, die Änderungsfähigkeit bzw. Änderungsbereitschaft Älterer sei zu gering. Wie immer, kann man auch hier keine Pauschalaussagen treffen. Der Verfestigungstendenz steht in unserer therapeutischen Praxis eine Tendenz gegenüber, dass gerade Ältere Problembereiche noch verarbeiten, abschließen wollen und sehr zielstrebig daran arbeiten. Zudem stehen gerade Ältere unter dem Druck einer erhöhten Anpassungsleistung bei zunehmenden Einschränkungen oder Eingrenzungen, z. B.: Freunde sterben oder ziehen zu den Kindern. Sollte man den Führerschein behalten? Ist die Wohnung nicht zu groß? Der soziale Status und das Ansehen ändern sich nach der Aufgabe der Berufstätigkeit, Betreuungen bedrohen die Eigenständigkeit.

5.4.1 Wie ändert sich die Persönlichkeit?

In unserer Praxis sehen wir immer wieder Menschen mit mehr oder minder verdeckten Ängsten und Depressionen, die von Älteren jedoch eher verborgen werden, worüber sie nicht gerne sprechen. Kritische Erfahrungen wurden in der Not früherer Jahre eher weggesteckt, jedoch nicht verarbeitet. Mit zunehmendem Alter kommen bei manchen Betroffenen alte Bilder wieder zum Vorschein, die sie nicht loslassen, etwa Bilder von Gräueln an der Front oder Bilder von Sterbenden in Bombennächten. Lange wurden diese Geschehnisse verborgen, „weggesteckt“ – damals war das Überleben wichtiger und Erinnern mochte man sich auch nicht.

Abbauprozesse, Nachlassen der Abwehr, aber auch die Zulässigkeit der Thematiken in der Gesellschaft bringen Problembereiche wieder ins Bewusstsein (siehe z. B. die Kriegsfolgenforschung, Radebold 2003).

Aber wie verändert sich die Persönlichkeit? Wird sie reifer im Alter, wie es im Ideal gern gesehen wird? Werden Demente immer „gröber“ im Verhalten und „flacher“ im Empfinden? Änderungen im Laufe einer demenziellen Entwicklung treten meist allmählich und schleichend auf. Und manche unerträglich erscheinende Eigenschaften sind bei einfühlsamem Umgang gerade auch bei ausgeprägt Dementen zu mildern. Und doch betonen Angehörige: Er oder sie sei „nicht mehr wiederzuerkennen“.

5.4.1.1 Resilienz

Gibt es schützende Faktoren gegenüber einer demenziellen Entwicklung? Auch dies ist in jeder Untersuchung zu bedenken.

Es gibt Untersuchungen, die auf Einflussfaktoren körperlicher Fitness oder geistiger Betätigungen hinweisen. Jedoch sind dies immer statistische Ergebnisse mit einer erheblichen Streubreite. Und wen eine demenzielle Entwicklung trifft, dem nützen auch die signifikantesten Ergebnisse nichts. Dennoch werden Resilienzfaktoren berichtet, besonders das Kohärenzgefühl (Antonovsky), es ist ein „Grundgefühl des Vertrauens darauf, dass die Ereignisse des Lebens verstehbar und erklärbar sind, dass Ressourcen zur Verfügung stehen, um das Leben zu bewältigen und dass es sinnvoll ist, sich in der Welt zu engagieren“ (Schneider et al. 2007, 121). In den ELDERMEN-Studien zeigte sich, dass „subjektive Einschätzungen von Altersveränderungen einen stärkeren Einfluss auf das subjektive Wohlbefinden (haben) als eine objektive Behinderung“ (Schneider et al. 2007, 126). Manche Menschen mit milden kognitiven Beeinträchtigungen zeigen heftige psychische Reaktionen auf das Geschehen, während sich andere „scheinbar unbeeinträchtigt“ mit mittelgradigen Demenzen im heimischen Umfeld bewegen können.

5.4.1.2 Depression bei beginnender Demenz

Anfänglich steht die Krankheitsverarbeitung im Vordergrund der Veränderungen bei einer demenziellen Entwicklung. Man möchte es nicht wahrhaben. Wenn dann unterschwellig die Erkenntnis dämmert, vergewissert man sich seiner Normalität („ist nicht so schlimm“, „jeder hat doch mal einen schlechten Tag“). Mancher sucht die Schwäche zu verbergen, verharmlost, sieht weg. Mancher baut sich auf und lässt niemanden an sich heran, verteidigt seine Autonomie. Andere reagieren depressiv oder verängstigt. In dieser Phase kommt es vermehrt zu Suiziden, besonders, wenn Defizite für Außenstehende offensichtlich werden (Scham). Die Verarbeitung des Geschehens ist eine hohe Anforderung, die nicht jeder gut bewältigen kann. So beschrieb ein älterer Patriarch seine Situation bei beginnender Demenz, die zuvor noch niemand bemerkt hatte, als einen „Erdrutsch“, er betrachtete sich „wie verschüttet“. Er sah seinen Ausweg nur noch im Tod.

5.4.1.3 „Organische Wesensänderungen“

Im weiteren Verlauf einer demenziellen Erkrankung treten die Depressionen zurück. Manchmal erscheinen die Menschen gleichmütiger, manchmal unruhig suchend oder „verwirrt“. Aggressive und andere Impulsdurchbrüche werden berichtet. Man beschrieb eine „Vergröberung“ oder eine „Rückentwicklung der Persönlichkeit“ und parallel dazu zugeordnete Kindheitsphasen (siehe Reisberg-Skalen). Dass diese Analogie untauglich für eine Beschreibung schwerer demenzieller Vorgänge im Alter ist, ist inzwischen hinlänglich bekannt. Manche Symptomenbeschreibungen zeigen Ähnlichkeiten zu Wesensänderungen beim Dysexekutiven Syndrom.

Wie sich jemand dann verändert verhält, kann vielfache Ursachen und Auslöser haben. Die Primärpersönlichkeit wirkt sicher mit. Wenn das Urteilsvermögen, ethische Erwägungen oder soziale Kompetenzen nachlassen, wird bedürfnisbezogenes Handeln sowie eine allgemeine und manchmal auch sexuelle Enthemmung (jedoch ohne Erreichung einer Triebabfuhr) zunehmen, die Ichbezogenheit und teilweise auch Rücksichtslosigkeit wird dann öfter von Menschen des Umfeldes thematisiert. Im Umgang wird dies umso spürbarer, je mehr der Betroffene konfrontiert wird. Ein gutes Miteinander, Ernstnehmen der Person und wohlwollendes Verständnis, das von Angehörigen oder Betreuungspersonen angeboten werden kann, kann manche Wogen glätten. So kann man auch organisch bedingte Verhaltensänderungen durchaus positiv beeinflussen, z. B. mit der Validation von Naomi Feil oder der Integrativen Validation nach Nicole Richard.

Mit der Zeit treten organische Veränderungen noch stärker in den Vordergrund, wenn sich im Extrem z. B. die sprachliche Ausdrucksfähigkeit oder Werkzeugfähigkeiten stark zurückbilden, jemand beispielsweise nicht mehr weiß, wie mit einer Gabel umzugehen ist bzw. was etwas ist. Eine „affektive Verflachung“ wird beschrieben, Angehörige sind oft sehr erschrocken, wenn der Demente sie nicht mehr erkennt oder als fremd aus dem Hause weisen möchte. „Lost in Dementia“ (Mc Shane et al. 1998, 253) ist bei schweren Ausprägungsformen eine griffige Beschreibung.

5.4.2 Fragebögen und deren Aussagefähigkeit

Meine ärztlichen Kollegen diskutieren gerne mit mir über den Nutzen von Fragebögen. Insbesondere bei depressiven Patienten. Da muss es doch was geben, womit man die Depression griffig erfassen kann? „Zwei Fragen und Sie können die Suizidalität erfassen.“ Mit solchen Hinweisen wird dafür geworben, dass Hausärzte Patienten zu Depressionen befragen. Und: Die Patienten sind fast immer ehrlich. Die zwei Fragen bringen viel. Wenn man zuhört bzw. wenn man „die Zeit dafür“ (wenige Minuten) hat. Eine Studie hat dies untersucht. Es werden fast alle depressiven Patienten identifiziert (97%), aber auch Gesunde im Verhältnis 6:1! Und es haben sich viel mehr Frauen als Männer an der Untersuchung beteiligt. Ist das ein Test? Kann man solche Ergebnisse verallgemeinern? – Es wird in solchen Fällen eine Depressionsabklärung empfohlen.

Zwei Screeningfragen zur Suizidalität

„Haben Sie sich im letzten Monat oft niedergeschlagen, traurig, bedrückt oder hoffnungslos gefühlt?"
„Hatten Sie im letzten Monat deutlich weniger Interesse und Lust an Dingen, die Sie sonst gerne tun?" Zusätzlich eine Hilfefrage: „Brauchen Sie dafür Hilfe?" (Antwortmöglichkeiten: „Ja, heute",„Ja, aber nicht heute",„Nein".) (Aroll et al. 2005)

Es gibt eine ganze Flut von Fragebögen, Eigenschaftstests u. ä. – nur, was erfährt man? Menschen, die glauben, dass sie depressiv sind, kreuzen das an. Aber Menschen mit schwerwiegenden, mit larvierten oder somatisierten Depressionen fehlt oft die Erkenntnis. Oder jemand meint, „Psycho... ist Quatsch!" Da bildet sich die (vorhandene) Depression eben meist nicht ab. In meiner Erfahrung mit Menschen mit somatoformen Schmerzstörungen stellte ich fest, dass die Aussagekraft der entsprechenden Fragebögen sehr begrenzt ist. Natürlich kann man sich mit vorab ausgefüllten Fragen einen ersten Überblick verschaffen. Wichtig ist es, bei diesen Fragebögen nicht nur auf die „reine Zahl" zu sehen, sondern immer mitzubedenken, was der Proband, was andere anstreben mit dem Ergebnis und wie psychische Phänomene in das Selbstbild integriert sind. Daher ist es wichtig, hier die Zielsetzung der Untersuchung und die Sicht der Probanden im Blick zu haben. Ins Gespräch kommen muss man sowieso. Denn ohne Vertrauen funktioniert auch keine Testung.

Tab. 21: Fragebögen zur Abgrenzung einer Depression

ADS ADS-L	Allgemeine Depressivitätsskala; 15 bzw. 30 Fragen (Hautzinger/Bailer 1993)
BDI	Beck-Depressions-Inventar (dt., Hautzinger/Bailer 1995), 21 Fragen; nach Wagener/Winkelhausen (1999, 34) sind „die am häufigsten genannten Beschwerden zu 21 keiner ätiologischen Theorie verpflichteten Items komprimiert" worden.
BfS	Befindlichkeitsskala (v. Zerssen 1975)
2 Fragen	Zwei (bzw. drei) einfache Fragen zum Depressions-Screening in der Grundversorgung (dt. Eichler nach Aroll et al. 2005)
GDS	Geriatrische Depressionsskala (nach Yasavage; Gauggel/Birkner 1998)

Tab. 22: Expertenratings zur Abgrenzung einer Depression

HAMFD	Zur Einschätzung des Schweregrades einer bereits diagnostizierten Depression; Rating auf der Grundlage eines 30-minütigen Interviews. Informationen sollen nicht durch direkte Abfrage der Items gesammelt werden.
IDS	Inventar depressiver Symptome

In Tab. 21 zähle ich kurz einige von den Probanden auszufüllende Fragebögen zur Abgrenzung einer Depression auf, die Skalen und Ratings zur Demenz sind im Kapitel Demenzscreening enthalten.

Daneben sind Einschätzungen des Untersuchers zu Depressionen nach einem Interview anzuführen (Expertenratings, Tab. 22).

Ähnliche Skalen gibt es zu anderen Formen psychischer Beeinträchtigungen (z. B. Angst). Hier gibt es z. B. seit 2009 einen neuen Fragebogen zu sozialer Angst und sozialen Kompetenzdefiziten – SASKO. Der Fragebogen erfasst einen Teil möglicher Angstsymptomatik und ist für gesunde Erwachsene (N=413, Altersrange von 18–78 Jahre) normiert. Die klinische Stichprobe (N=68, 22–62 Jahre) ist etwas klein und nicht für die speziellen Problembereiche älterer Menschen mit Ängsten konzipiert.

5.4.3 Klinische Beobachtung und zielgeleitete Befragung

Im persönlichen Gespräch kommen andere Wahrnehmungsebenen hinzu, Inkongruenzen lassen nachfragen, Berichte zu persönlichen Entwicklungsdaten können auf Problembereiche hinweisen. Die Anamnese und der biografische Hintergrund sind sowieso zu erheben und in die Diagnostik einzubeziehen. Es ist schwierig, die aus Erfahrung erwachsende klinische Beobachtung und Einschätzung zu beschreiben. Für wissenschaftlich geschulte Psychologen ist dies sicher eine Klippe in der Diagnostik. Erstaunlich finde ich es immer wieder, dass dieser Punkt selbst in einigen Lehrbüchern umgangen und oft einfach nicht behandelt wird. Manchmal wird auch die zusammenfassende Diagnostik allgemein ausgelassen.

Wenn man jedoch bewusst mit dem Thema umgeht, den Probanden zu den Beobachtungen befragt, die möglichen Hypothesen vorsichtig anreißt und „empirisch" überprüft, kann man gemeinsam wertvolle Erklärungsmodelle bzw. Ableitungen entwickeln, die über eine verbale Ausformulierung reiner Testindizes deutlich hinaus geht. Zudem kann man infrage stehende Themen oft auch in der Praxis überprüfen: Findet sich der Patient

z. B. zurecht (Weg zeigen lassen) oder kann er Geld zählen? Im stationären Rahmen ist dies oft einfacher als in einem ambulanten Setting, v. a., wenn es sich um eine beginnende Symptomatik handelt.

Bei Menschen mit (beginnenden) Demenzen ist es immer wieder wichtig, neben der Befragung und Untersuchung des Probanden Einschätzungen aus dem persönlichen Umfeld der Betroffenen zu erhalten. Dabei sollte man berücksichtigen, dass diese Berichte je nach der persönlichen Beziehung bzw. eigenen Interessen und Anforderungen in Einzelfällen „gefärbt" sein mögen (wenn z. B. jemand erben möchte), bei Belastung („kann nicht mehr") anders als bei speziellen eigenen Interessen („wird schon gut gehen"). Manche Angehörige sorgen sich sehr, andere sehen über alles hinweg, um sich nicht zu engagieren. Die Situation, den Angehörigen in der immer noch stigmatisierten Psychiatrie zu wissen, ist für viele Menschen zunächst sehr belastend. Manche mögen auch den schleichenden Abschied nicht annehmen. Trotzdem sind die Berichte oft klar und anschaulich.

6 Psychologische Leistungsdiagnostik: Grenzen und Anwendung

Mit der Testvorstellung die Ausführungen zu beenden, widerstrebte mir. Also wollte ich mich als Praktikerin über den neuesten Stand in Forschung und Lehre zur psychologischen Diagnostik unterrichten. Aber selbst in aktuellen Handbüchern zu Testverfahren, zu Demenztests, manchmal auch in Lehrbüchern zur Diagnostik war nach der Vorstellung der Testverfahren Schluss. Wie wird heute fachgerecht psychologisch diagnostiziert? Ich bin ja von Berufs wegen neugierig. Testet man ohne Ergebnisse? Wohl kaum. Aber warum wird dieses Kapitel oft ausgelassen?

Auch ich tue mich schwer, darüber zu schreiben. Geht es um „Kunst", Können, Wissenschaft oder etwa um Vorurteile, Schubladendenken? Was ist „state of the art"? Gibt es Standards? Wohl kaum, nach dem, was ich zu einzelnen Tests ermittelt habe. Wie steht es um die Güte der klinisch psychologischen Leistungsdiagnostik? – „Sie müssen aber auch darüber schreiben, welchen Unsinn so manche Kollegen mit den Tests anstellen", sagte mir in diesem Zusammenhang ein Kollege aus der Testkonstruktion.

Meine Intention ist nicht, hier einen *Standard* für Leistungsdiagnostik zu setzen, ich möchte auch *kein* Lehrbuch der psychologischen Diagnostik schreiben. Vielmehr möchte ich die fachliche Diskussion unter Kollegen anregen und mit Ihnen einige Überlegungen aus der Sicht der Praxis diskutieren. – Die Vorstellungen von valider Diagnostik, die ich zu diesem Bereich gefunden habe, sind wirklich sehr divergent.

6.1 Zwischen Wissenschaft, Erfahrung und Kostendruck

Psychologische Demenzdiagnostik wird normalerweise nicht für sich allein erfolgen, sondern in der Regel im Rahmen einer klinischen oder sozialrechtlichen Diagnostik oder (seltener) einer rechtlichen Begutachtung in Zusammenarbeit mit Ärzten und gegebenenfalls auch unter Mitwirkung von anderen Mitarbeitern (Ergotherapeuten, Pflegekräfte, Sozialarbeiter u. a. m.) stattfinden.

6.1.1 Ansätze in der Diagnostik

Assessment oder Diagnostik? Unter Fachkollegen wird „psychologisches Assessment“ klinisch-psychologischer Diagnostik entgegengesetzt. Manche halten den Diagnostikbegriff vor dem Hintergrund des medizinischen Diagnostikbegriffs für belastet. Psychologisches Assessment diene der Erfassung psychischer Merkmale. Einschätzungen, Abwägen und Beurteilungen spielen eine Rolle. Was ist bei so einer Definition der Unterschied zur psychologischen Diagnostik? So halte ich den Assessmentbegriff für einen Euphemismus. In der Klinik sind diese Abgrenzungen nicht wirklich wesentlich.

Psychologische Diagnostik unterscheidet sich jedoch von der medizinischen Sicht der Diagnostik von Krankheiten. Neben der Diagnostik einer Demenz als Krankheit, der Differentialdiagnostik und Diagnostik im Krankheitsprozess, wird nicht nur auf die Minderleistungen geachtet, sondern die Leistungen des Probanden, seine Stärken, seine Persönlichkeit werden in Relation zu den anderen Befunden gesetzt. Auch Resilienzfaktoren sind in diesem Rahmen nicht außer Acht zu lassen. So können Menschen mit gleicher hirnorganischer Bildgebung und ähnlichen Laborwerten, manchmal auch bei ähnlichen Testwerten im Alltag, sehr verschieden zurechtkommen oder hilfebedürftig sein. Psychologen nutzen verschiedene Diagnostikmodelle:

- Neben dem von mir beschriebenen „ganzheitlichen“ Vorgehen in einer multimodalen Diagnostik gibt es weitere Vorstellungen.
- Im phänomenologischen Ansatz geht es klassisch um die Erfassung von Erkrankungen im medizinischen Sinne (z. B. nach ICD-10, „Demenz ist…“), um Klassifikation oder um Beschreibung.
- Eine andere Variante ist „Testing the Limits” (individuelles Lernpotenzial, vorhandene Kapazität, kognitive Plastizität).
- „Statistiker“ sehen multidimensionale Abweichungen von (postulierten) Normen. Vor Interpretationen wird gewarnt. In dieser Gruppe bezieht man sich auf Indizes und probabilistische Modelle. Dass man mit den probabilistischen Werten Aussagen über Gruppen, aber nur eingeschränkt über Einzelpersonen machen kann, wird gern übersehen.

6.1.2 Diagnostik in Theorie und klinischer Anwendung

In der Statusdiagnostik können stabile Merkmale, in der Prozessdiagnostik Veränderungen bzw. Verläufe gemessen werden. Es gibt Klassifikationen. Phänomenologisch kann beschrieben, hermeneutisch gedeutet werden, Verhalten kann analysiert werden. Platzierung und Selektion werden einander gegenübergestellt. Normbezüge sind oft wichtig, aber was sind angemessene Normen? Dies haben Sie in den vorangegangenen Kapiteln ausführlich auseinandergesetzt bekommen. Die Vorstellungen von Wissenschaftlern, Testkonstrukteuren und Praktikern klaffen weit auseinander. Gegenseitige Vorurteile gibt es in der Bandbreite von Elfenbeintürmen bis zur blinden Praxis.

6.1.3 Bewertung der numerischen Befunde

Ein „Modell" für Diagnostik, man könnte es auch „Paradigma" nennen: In dem Vorlesungsskript von Jürgen Guthke, ehem. Professor an der Universität Leipzig, fand ich das recht griffige Beispiel einer **Streichholzschachtel.**

In einer Untersuchung könnten Sie diese Schachtel messen, wiegen, das Gewicht schätzen, die Schachtel beschreiben (z. B. als eine „normale" oder, wenn Sie es nicht gut meinen, „ordinäre" Streichholzschachtel). Sie können ihre Funktionen beurteilen, z. B. ob die Reibefläche noch funktioniert, wie sie gestaltet ist, wie viele Streichhölzer sie enthält oder fassen könnte, ob sie neuwertig ausschaut oder ramponiert ist. Die meisten Menschen werden sich wohl dafür interessieren, ob sie etwas mit dieser Schachtel anfangen können. Ob noch Streichhölzer darin sind und ob diese funktionieren. Die Rolle der Hülle als Clownsnase oder Aufbewahrungsort für Utensilien wird nur wenige interessieren. Auch als Sammlerobjekt käme die Schachtel infrage. Sie sehen, man kann doch viel mehr aus einer einfachen Schachtel machen.

Deutlich komplexer ist die Erfassung und Bewertung der Testleistungen von Menschen mit möglichen Demenzen, das Beispiel ist vereinfachend. Der Test sollte die zu untersuchenden Bereiche gut erfassen (Messbereich) und für die Leistung angemessen und ausgewogen sein (ein Fieberthermometer taugt nichts in einer Tiefkühltruhe). Eine Normierung erfolgt meist nach dem Modell einer Standardnormalverteilung. Dass dies nur begrenzt zur Abgrenzung von pathologischen Werten geeignet ist, habe ich im Kapitel zur Testtheorie dargestellt. Bei Abgrenzung von Minderleistungen zu einem engen Normbereich „normaler" Leistungen kommt es oft zu schiefen Verteilungen (siehe zum Beispiel Savings Wortliste in der CERAD), z. B. F-, Chi^2-, Poisson-Verteilungen oder empirisch ermittelte Verteilungen, wenn diese sich mit theoretischen Funktionen nicht hinreichend erfassen lassen.

Manchem Kollegen kann man schlecht verdeutlichen, dass ein Testwert nicht einfach eine klare Zahl ist, sondern dass der Wert in Bezug zu Vergleichs- und Normgruppen, Vertrauensintervallen und Standardabweichungen bzw. Standardmessfehlern oder komplexer ermittelten Vertrauenswerten zu betrachten ist. Was ist denn nun der Cut-off-Wert? Ist der Proband nun „normal“ oder ist er „dement“? Manche fordern die „reine Zahl“. Alles andere sei unnütz und Geschwafel. Wenn dann von multidimensionaler Diagnostik, Korrelations- und Regressionsmodellen, korrelativen Zusammenhängen und Vertrauensintervallen berichtet wird, schaltet auf der anderen Seite mancher ab.

6.1.4 Vom Testwert zur psychologischen Diagnostik – Einzeltestwerte, statistische Urteilsbildung und klinische Diagnostik

Theorie und klinische Praxis der psychologischen Diagnostik klaffen weit auseinander.

Wissenschaft: Wissenschaftlich geprägte Kollegen treten für die statistische Urteilsbildung, z. B. per Klassifizierung (Diskriminanz- und Regressionsanalysen u. a. m.) ein und führen an, dass „die Prognosegenauigkeit“ bei „statistischen Verfahren der Datenintegration der klinischen Urteilsbildung überlegen“ sei (Untersuchungen von Meehl/Sawyer, siehe Amelang/Schmidt-Atzert 2006, 381). Dass es sich dabei um die Untersuchung zu einem einzelnen Test handelte und die Werte um 0.03 variierten, erwähnen Diagnostik-Kritiker nicht. Statistische Vorhersagen gelingen, wenn Formeln zur Vorhersage eines Kriteriums vorliegen und wenn die Patienten ins Schema der Normierung passen, die Normierung stimmt. In unserem Falle, wenn es Berechnungsformeln zur Vorhersage einer „Demenz“ oder verschiedener Demenzformen gäbe. Es gibt aber kaum eindeutige Klassifikationen, oft kaum eine valide Kriteriumsdefinition.

Klinik und Praxis: Hier dagegen wird Wert auf die „Zusammenschau“ mit anamnestischen, fremdanamnestischen und biografischen Daten auf dem Hintergrund der Testleistungen gelegt. Beispielsweise können stark ablenkbare Menschen schlechter lernen und zeigen dann in den entsprechenden Gedächtnistests niedrige Testwerte. Die Getesteten können dement sein, aber auch eine ganz andere Störung kann die jeweiligen Leistungen entsprechend mindern. Bei solchen Fragestellungen hilft auch keine noch so gute Berechnungs- und Prognoseformel. Für eine fundierte Praxis würde ich vorschlagen:

- Die erreichbaren statistischen Größen und Vorhersagemöglichkeiten sollte man nutzen. Sie sind jedoch immer in Bezug zu den Vertrauensintervallen und zur Güte des oder der Tests zu sehen. Von den Testautoren sollten realistische und aussagekräftige statistische Kennwerte eingefordert werden (z. B. bei den vielen „schiefen“ Verteilungen; siehe Russ 2003, 10). Auftraggeber, die eine klare Entscheidung wollen, tendieren leicht dazu, die statistischen Größen nicht im Sinne von Wahrscheinlichkeiten zu sehen, und neigen dazu, diese Zahlen zu überschätzen. Dem sollte man entgegenwirken.

- Einzelwerte sollten immer in Bezug zu anderen Testwerten, zu Testverhalten, Alltagsbeobachtungen und anderen verknüpften Werten gebracht werden.
- Eine klinische Einschätzung erfordert viel Erfahrung. Erfahrung mit den unterschiedlichen Krankheitsbildern und ihrer Differenzierung, Erfahrung mit den Besonderheiten, Möglichkeiten und Grenzen der jeweiligen Tests und Erfahrung mit den Menschen, die man untersucht und bewertet. Differential- und Ausschlussdiagnostik gehören dazu.
- Diagnostiker sollten daneben selbstkritisch mögliche Fehlerquellen in ihrem Entscheidungsprozess bedenken. Eine kollegiale Falldiskussion im Sinne einer Intervision lässt einen über den eigenen Tellerrand blicken.
- Und wir sollten nie vergessen: Es sind die Menschen, für die wir arbeiten. Auch in ihrer Erkrankung sollten wir sie in ihrer Individualität und Einzigartigkeit achten und wertschätzen.

6.1.5 Erfahrung: Totschlagargument oder Expertenwissen?

Wenn ich vier Mal hintereinander in einem Absatz das Wort Erfahrung benutze, erregt dies sicher Widerspruch. Trotzdem braucht man Jahre, um in einem Arbeitsgebiet praktisch halbwegs firm zu werden. Als Anfängerin gab mir ein langjährig tätiger Kollege mit auf den Weg: „Das braucht fünf Jahre, bis Du halbwegs kompetent in der Psychiatrie arbeiten kannst." Ich brauchte damals eine Weile, bis ich die Auswirkungen dieser Äußerung verstanden hatte. Und der Spruch hat mich zuerst geärgert. Ich hatte doch so viel gelernt. Aber der Kollege hatte recht. Es braucht lange, bis man das Arbeitsgebiet überblickt, weiß, wie man wann handeln kann und sollte, wie man etwas verständlich formuliert und mit den Patienten in ihrer Erkrankung wertschätzend und kompetent umgehen kann. Das Wissen allein, das man von der Universität mitbringt, reicht nicht.

Andererseits verführt die Routine dazu, nachlässig zu werden, weniger hinzuhören. Erfahrung ist auch kein Ruhekissen. Das eigene Gebiet immer wieder kritisch zu bedenken, es zu reflektieren, Neues dazuzulernen, ist notwendig, macht aber die Arbeit für mich immer wieder neu, spannend und interessant.

6.1.6 Einflüsse und Fehlerquellen in der Diagnostik

Bei aller Erfahrung spielen in den Diagnostikprozess Wahrnehmungs- und Bewertungsprozesse hinein, die Ergebnisse beeinflussen oder verfälschen können. Kurz gefasst: Bedenken Sie vor und während der Untersuchung sowie im diagnostischen Prozess Ihr Menschenbild und die spezielle Haltung zum Probanden. In der bereits zit. Mitschrift einer Psychodiagnostik-Vorlesung von Prof. Guthke an der Universität Leipzig fand ich eine interessante Aufstellung zu „Fehlerquellen ‚Menschenbeurteilungen'", die einzeln als auch in Kombination auftreten können und mit denen wir nur umgehen können, indem wir sie uns immer wieder neu bewusst machen und bedenken (stinfwww.informatik.uni-leipzig.de/~psy97gry/scripts/diagn.doc – private Mitschrift Tobias Elze 2001). Ein Tipp für Praktiker: Diskutieren Sie mit guten Psychologiepraktikanten über Ihre inhaltliche Arbeit und die Methoden.

Halo- oder Hof-Effekt: eine als zentral angesehene Eigenschaft überstrahlt andere; implizite Persönlichkeitstheorien bewirken ähnliches.

Tendenz zur Mitte: Extremwertscheue; manche Probanden benutzen diese Strategie in Fragebögen.

Milde-Effekt: Negative Extremwerte werden gemieden. Mögliche Gefahren für Beteiligte werden nicht bedacht, z. B. fatal bei Fahrtüchtigkeitsuntersuchungen.

Sequenz-Effekt: Einfluss gerade zuvor beurteilter Probanden auf das gegenwärtige Urteil; also aufpassen, v. a. wenn man plötzlich wiederholt „ähnliche Fälle" sieht.

Kontrast-Effekt: wie Sequenz-Effekt, aber Attribution gegenteiliger Eigenschaften; ein schlechtes Prüfungsergebnis wird noch schlechter bewertet, wenn zuvor eine Reihe brillanter Prüfungen stattfanden.

Projektions-Effekt: Eine eigene schlechte Eigenschaft oder Problematik wird auf andere projiziert (Psychoanalyse).

Vorurteils-Effekt: Die sich selbst erfüllende Prophezeiung oder der Rosenthal-Effekt sind Synonyme. Positive oder negative Haltungen des Testleiters zu den vermuteten Testleistungen wirken sich auf die tatsächliche Testleistung aus.

Bezugssystem- bzw. Anker-Effekt: Vorerfahrungen oder Bezugssysteme gehen in die Beurteilung ein. Davon kann sich m. E. kein Diagnostiker wirklich freisprechen. So glauben Mitarbeiter von Memory-Sprechstunden an Universitäten oft fest daran, dass alle Demenztests zu lasch normiert seien. Zu ihnen kommt eine spezielle Klientel. (Ähnlich habe ich es auch selbst erfahren: In einer ADHS-Sprechstunde in unserer Klinik hatten wir über einige Jahre nur Hochbegabte oder überdurchschnittlich intelligente Menschen untersucht und schließlich glaubten wir fast, alle

ADHS'ler seien hochbegabt. Die Situation hatte ihren Hintergrund in Informationen, die in Internet-Chats über die Abteilung kursierten).

Übertragungseffekt: Dieser kann bei Probanden, aber auch bei Diagnostikern auftreten: Gefühle gegenüber anderen Personen (z.B. Vaterangst) werden auf das Gegenüber übertragen. Daher sollte man sich im Diagnoseprozess den ersten Eindruck (Sympathie/Antipathie) bewusst machen und bedenken.

Unangemessene Kausalattribuierungen: Einem Verhalten werden vermutete Ursachen zugeschrieben. Ältere Menschen in Heimen werden z. B. oft zu Unrecht als dement eingestuft.

Aber auch Probanden arbeiten nicht immer angemessen mit.

- Mitarbeiten ist eine *Motivationsfrage.* Es gibt Menschen, die sagen klar: „Nein, das mache ich nicht!" Einige jedoch versuchen es mit einer passiven Verweigerungshaltung, die man nicht immer sofort erkennt. Und das Beispiel vom Anfang des Buches zeigt ja deutlich, was passieren kann, wenn bei dieser Motivationslage „Befunde erhoben" werden.
- *Simulation und Aggravation:* Es soll auch Menschen geben, die eine Demenz vortäuschen (wollen), ich habe jedoch kaum einen gesehen, wenn man von demjenigen absieht, der sich zur Vertuschung einer Straftat in der Abteilung zu „verstecken" suchte. Wir hatten zwar erkannt, dass etwas nicht stimmte, jedoch nicht die richtigen Schlussfolgerungen gezogen.

  Es gibt aber immer wieder Menschen mit (schwerwiegenden) Depressionen, die fest davon überzeugt sind, sie seien jetzt zu allem Übel auch noch dement.
- *Herunterspielen:* Dagegen versuchen einige mit allen Mitteln, eine Untersuchung zu umschiffen. Sie lernen eifrig die Fragen zur Orientierung und die einschlägigen Worte auswendig und rezitieren manchmal schon vorab.

Erfahrungswerte aus der Praxis

Abgesehen von wenigen Ausnahmen kommt es in der Demenzdiagnostik kaum zur Simulation. Verharmlost wird immer wieder nach dem Motto eines Patienten: „Ich hab doch keinen Sockenschuss!" Öfter versuchen Depressive (unbewusst) zu aggravieren.

6.1.7 Diagnostik unter dem Druck von Sparsamkeit und Effizienz oder: die Fünf-Minuten-Terrine

Unter der Forderung, etwas für alle zu bieten, entstand das Modell, den MMST überall einzusetzen bzw. neuerdings auch die Hausärztliche Basisdiagnostik, die den MMST beinhaltet. Man beugt sich dem Druck der Wirtschaftlichkeit. Die Testung wird von Hilfspersonal durchgeführt. Dafür kann man ärztlicherseits abrechnen. Wenn man allerdings den MMST bei schwer beeinträchtigten Probanden anwendet und dabei genau beobachtet, kann man z. B. Hinweise auf ein Delir oder andere Erkrankungen bekommen. Man kann Aufmerksamkeitsaspekte berücksichtigen. Und beispielsweise Verhaltensbeobachtungen erheben: Ist der Proband abgelenkt? Ist er unruhig und kann sich deshalb nicht recht konzentrieren? Wie ist die Mitarbeitsbereitschaft? Ist eine Erinnerungsleistung durch andere Faktoren beeinflusst? Gibt es Limitierungen im Arbeitsgedächtnis oder überschatten Ängste die Leistung? Gibt es Hinweise auf spezielle hirnorganische Leistungsminderungen? Was ist mit exekutiven Funktionen? Nicht immer kann man Aussagen zu diesen Themen aus einem kurzen Screening treffen. Aber auch dann braucht man etwas Zeit, indem man selbst testet, die relevanten Befunde zusammenführt und zu bewertet.

Eine fundierte (neuro-)psychologische Demenzdiagnostik kann nach meinem Wissensstand nicht wirklich wirtschaftlich mit Krankenkassen abgerechnet werden. Nach GOÄ gibt es einige wenige Positionen zur Abrechnung für einen beschränkten Personenkreis (die aufgeführten Diagnostikverfahren sind sowohl bei Kassenpatienten wie auch nach GOÄ hoffnungslos veraltet), auch IGel-Leistungen werden erwähnt (bei Interesse siehe Ivemeyer/Zerfaß 2006, 37–45). Obwohl nur relativ selten getestet wird, werden Demenztestungen, abgesehen von den oft unzulänglichen Screenings, als zu teuer und aufwendig erachtet.

IGel-Leistungen

Damit sind die sog. „individuellen Gesundheitsleistungen" gemeint. Ärzte dürfen diese Leistungen gesetzlich Versicherten als selbst zu bezahlende Gesundheitsleistungen anbieten.

Die S3-Richtlinie „Demenz" von November 2009 empfiehlt zur Erstdiagnostik den MMST, DemTect, TFDD und Uhrentest. Immerhin wird erwähnt: „Kurztestverfahren sind besonders in Fällen leichter oder fraglicher Demenz oder bei seltenen und ungewöhnlichen Demenzformen unzureichend, da sie Deckeneffekte haben bzw. relevante kognitive Funktionen nicht abbilden. Eine vertiefte neuropsychologische Untersuchung leistet deshalb bei einem klinisch nicht eindeutigen Befund, im frühen Stadium oder zur ätiologischen Zuordnung des Demenzsyndroms einen wesentlichen Beitrag. Gleichwohl kann eine Demenzdiagnose nicht alleine anhand eines neuropsychologischen Tests gestellt werden, da sie als wesentliches Merkmal zusätzlich Funktionseinschränkungen bei Alltagsaktivitäten umfasst." (DGPPN/DGN 2009, 33) Die Forderungen umfassen dazu „alle aus der Anamnese sich ergebenden Informationen ..., die einen Einfluss auf das Leistungsvermögen der untersuchten Person haben können, wie soziokultureller Hintergrund, Ausbildungsgrad, besondere Fähigkeiten, früheres Leistungsniveau, Sprachkompetenz, sensorische Funktionen, psychiatrische oder körperliche Erkrankungen sowie Testerfahrungen ..." (S. 33). Teilweise werden Untersuchungsverfahren (wie die CERAD) vorgeschlagen, besonders geschultes medizinisch-psychologisches Personal wird für die Durchführung erwähnt, „die Interpretation ... ist im jedem Fall Aufgabe des Spezialisten" (S. 33). Auch die Veränderungsmessung nach sechs Monaten ist vorgesehen. Inhaltlich ist die vertiefte Untersuchung sicher verantwortlich beschrieben. Wie kann der Spezialist jedoch auf die Besonderheiten der Untersuchung eingehen, wenn die Untersuchung von Hilfs- oder medizinisch-psychologischem Personal durchgeführt wird, wie geschult auch immer? Einige unzureichende Screenings sind jetzt abrechenbar, da „wirtschaftlich". Aber: Wer bezahlt die erwähnten vertieften neuropsychologischen Untersuchungen?

6.2 Befundbericht

Der testpsychologische Befundbericht ist nicht mit einer kurzen Aufzählung von Zahlen oder handschriftlichen Kürzeln abgetan. Es handelt sich sowohl um eine fachliche Dokumentation als auch das Festhalten der erbrachten Dienstleistung. Gerade in der Verlaufsuntersuchung muss man auf vorangegangene Befunde zurückgreifen, um retrospektiv oder im Verlauf die Entwicklung einschätzen zu können. Zudem haben geordnete Befunde eine deutliche Außenwirkung im Sinne fachgemäßer Arbeit. Nicht zu vergessen ist die pekuniäre Seite der Dokumentation der Leistungserbringung.

Laufer/Godolowski (2000) haben mit dem Aufsatz „Der neuropsychologische Bericht" (289–299) einen Standard entwickelt, auf den ich mich beziehe und den ich in meiner praktischen Arbeit für den Bereich der Demenzdiagnostik adaptierte (siehe hierzu auch Sturm 2000, 265–276).

„Der ... Bericht muss so konzipiert sein, dass er entlang eines ‚Roten Fadens' eine für den Leser verständliche und nachvollziehbare Darstellung der (neuropsychologischen) Maßnahmen, der resultierenden Beurteilung sowie der weiteren Empfehlungen bietet. Dies macht eine sinnvolle Auswahl und Integration der jeweils relevanten Informationen ... notwendig ... Im Einzelfall ist zielorientiert eine adäquate Auswahl aus den potenziell möglichen Berichtsbestandteilen zu treffen, (die) ... sich an wesentlichen Zielfragen orientiert." (Laufer/Godolowski 2000, 294).

- *Fragestellung* bzw. Auftrag, Zielsetzung der Untersuchung, Kontext
- *Vorbefunde:* Krankenakte, Vorbehandlungen, vorausgehende Behandlungsempfehlungen; weitere Diagnosen und Nebendiagnosen, Ergebnisse bildgebender Verfahren, Angaben zur Medikation, psychische Vorerkrankungen mit etwaiger Gefährdung
- *Exploration, Anamnese und Fremdanamnese* mit Beobachtungen, Symptomen und Verlaufsbeschreibungen
- *Untersuchungsplanung:* Zielorientierung, Indikation, Auftrag, Fragestellung, evtl. testbehindernde Faktoren und Umgang damit, Bezug zum prämorbiden Niveau
- Die *Befunderhebung* umfasst:
  - kognitive Funktionen mit Orientiertheit, basalen und höheren Wahrnehmungsleistungen, intellektuellem Niveau und Leistungsprofil, Aufmerksamkeitsleistungen, Lern- und Gedächtnisfunktionen, Planungs- und Kontrollfunktionen, sensomotorischen Leistungen und motorischen Planungen, visuoperzeptiven, visuokognitiven und visuokonstruktiven Leistungen, Zahlenverarbeitung und Rechenleistungen, (beruflichen Fertigkeiten) und domänenspezifischem Wissen;
  - affektive Funktionen und die psychische Situation;
  - Persönlichkeit;
  - Selbsteinschätzung, subjektives Erleben der Problematik und Fremdeinschätzungen dazu; Erwartungen, Ziele und Einstellung zur Untersuchung bzw. Behandlung, Compliance, Motivation;
  - Verhaltensbeobachtung: z. B. Mimik, Gestik, Sprache und Sprechen, allgemeine Motorik, Blickkontakt und Körperhaltung, Ansprechbarkeit, Aktivitätsniveau, Reagibilität, affektive Äußerungen, Einsatz sozialer Fertigkeiten im Kontakt, bizarres Verhalten, Umgang mit Regeln, um nur einiges aufzuzählen;
  - Testdiagnostik, wiederum mit Verhaltensbeobachtung;
  - Ziel- bzw. Zukunftsperspektiven;
  - Fremdeinschätzungen;
  - Wertung von evtl. Verharmlosungs-, Aggravations- oder Simulationstendenzen.
- *Befunde:* Darstellung von Anamnese und Exploration, Verhaltensbeobachtung, Selbsteinschätzung bzw. Fremdeinschätzung des Probanden; Testbefunde, Erprobungen oder Simulationen. Wenn eine demenzielle Entwicklung nicht völlig von der Hand zu weisen ist, sollten unbedingt fremdanamnestische Daten berücksichtigt werden.

- Ergebnisdarstellung mit *Befundwertung* unter Berücksichtigung der Verhaltensbeobachtung, der Vorbefunde und der fremdanamnestischen Angaben, diagnostischer Einschätzung, Gewichtung eines positiven Leistungsbildes (erhaltener Funktionen) gegenüber beeinträchtigten Funktionen bzw. Resilienzfaktoren gegenüber kritischem Verhalten (Selbst- oder Fremdgefährdung), aber auch Einflüsse der Medikation. Dabei geht es nicht nur um kognitive Funktionen, sondern auch um affektive und motivationale Aspekte, Sozialverhalten und Persönlichkeitsfaktoren. Hierbei sind sowohl Leistungen als auch Einschränkungen bzw. Beeinträchtigungen zu würdigen, die Befunde sind zu gewichten und in Beziehung zueinander zu setzen. Resilienz- und Persönlichkeitsfaktoren sind einzubeziehen.
- *Stellungnahme* zum Auftrag bzw. zur Beratung von …
- Psychologen benutzen gern das Wort „Treatment“: Einleitung und Planung von *Maßnahmen*, Empfehlungen, Schlussfolgerungen (in Absprache mit …), Anpassung der weiteren Behandlung, wenn der Diagnostiker in diese einbezogen ist. Gegebenenfalls Empfehlungen für eine Nachsorge.

„*Wie?*“, werden Sie sagen. „*Das alles soll berücksichtigt werden?*“ – „*Das ist doch zeitnah gar nicht machbar?*“ – „*Das ist doch unökonomisch?*“ Jedoch muss man sich zumindest ein Bild machen, wenn man verantwortlich Stellung nehmen soll. Nicht alles muss durch genaue Zahlen untermauert sein, wenn valide Verhaltensbeobachtungen die Testergebnisse bestätigen. Erfahrene Diagnostiker „scannen“ schon während der Exploration die wichtigsten Funktionen und passen die Befunderhebung an die Voraussetzungen des Probanden flexibel an. Wichtig ist, dass die wesentlichen Aspekte beachtet und eingestuft wurden. Dazu gehören jedoch ein fundiertes Wissen und Erfahrung sowohl mit den Patienten als auch mit den gebräuchlichen Tests. Zu Beginn meiner Arbeit musste auch ich während der Testung z. B. Verfahren wechseln oder einen zweiten oder dritten Test nachschieben, wenn der sensible Bereich nicht erfasst wurde.

6.3 Exemplarische Kasuistiken

Einige Fallberichte möchte ich Ihnen vorstellen. Alle Probanden wurden mit Demenzverdacht angemeldet oder zum Ausschluss einer Demenz zur Untersuchung vorgestellt. Natürlich kann ich nicht alle Ergebnisse en detail anführen, dies würde den Rahmen sprengen. Dazu wurden die persönlichen Daten anonymisiert und leicht verändert. Die Testdaten sind echt. Auch die Begleitumstände im Fallbericht B., die dazu führten, dass Vorbefunde nicht zugänglich waren, lagen so vor.

Bei Frau A. besteht eine Demenz vom Alzheimer-Typ.

Auch Herr B. wurde zur Ermittlung des Schweregrades einer Demenz vorgestellt, leidet aber an den Auswirkungen eines Schlaganfalls.

Frau C. kam mit Befürchtungen, an einer beginnenden Demenz zu leiden, brachte aber von den Testleistungen her einen Normalbefund.

Frau D. war über der Befürchtung verzweifelt, zu allem Übel auch noch an einer Demenz zu leiden.

Frau E. war zeitlebens bisher hoch leistungsfähig. In den Testwerten brachte sie Normalbefunde. Handelt es sich jetzt um Mild Cognitive Impairment, ist es ein Normalbefund oder muss man Abstriche machen, weil einer der Tests in der Altersstufe nicht mehr normiert ist?

6.3.1 Fallbericht A. (weiblich, 85 Jahre) – Fragestellung: Schweregrad bei bestehender Demenz – nicht voruntersucht

Zunächst erfolgte eine *Fremdanamnese* des Sohnes, Frau A. war nicht dabei.

Beschwerden und alltägliches Leben: Seit einem Jahr nach dem Tod des Vaters lebe der Sohn in der Nähe der Mutter. Seitdem habe diese langjährige Konflikte mit dem Vater auf ihn übertragen. Die Mutter halte ihm Kontrolle vor, er sorge sich um die Mutter. Er müsse sich um die Finanzen kümmern. Zuvor habe das der Vater organisiert, die Mutter habe sich nie damit befasst. Das „Kurzzeitgedächtnis" der Mutter habe sehr nachgelassen. Daten könne sie nicht benennen, einen weiteren Sohn und Enkel habe sie nicht mehr erkannt. Der Herd wurde abgestellt. Die Fenster seien abschließbar, da Frau A. beständig die Heizung abstelle, die Fenster auch im Winter öffne und kein normales Temperaturempfinden mehr habe. Frau A. erhalte Essen auf Rädern, sie esse jeweils nur einen Teil, um sich den Rest später auf der Heizplatte der Kaffeemaschine aufzuwärmen. Deswegen habe es schon einen Kurzschluss gegeben. Die zeitliche Orientierung wird als eingeschränkt beschrieben. Sie finde sich in bekannter Umgebung zurecht und gehe jeden Tag den gleichen Weg mit dem Rollator spazieren. Im Haushalt könne sie noch den Tisch decken und abwaschen. Ihr Bett mache sie selber. Die Kaffeemaschine könne sie zwar bedienen, benutze sie aber auch zweckentfremdet. Weitere Hausarbeiten und kleinere Reparaturen im Haushalt könne sie nicht mehr erledigen. Sie arbeite nicht mehr im Garten. Jeden Morgen hole Frau A. die Zeitung im Dorf. Kleidung muss zurechtgelegt werden, gelegentlich knöpfe sie falsch zu. Sie betreibe Katzenwäsche. Zähneputzen erfolge nur bei Kontrolle. Sie benutze beim Essen eine Kittelschürze und ein Lätzchen mit Gummizug, trotzdem bekleckere sie sich immer wieder. „Sie isst nicht richtig", führte der Sohn an, meint, Frau A. esse nicht genug. Neuerdings habe Frau A. gelegentlich eingenässt. Bei Durchfall sei der gesamte Raum verschmiert gewesen. Erklärungen seien Frau A. nur schwer verständlich zu machen, das meiste vergesse sie umgehend. Im Kontakt mit Außenstehenden sei sie sehr beredt, sie erzähle jedoch stets das Gleiche. Bekannte hätten nachgefragt, wie man mit ihr umgehen solle.

Hobbies: Sie löse gerne Rätsel. Jedoch stricke sie nicht mehr wie früher, nehme auch nicht mehr an der Gymnastik teil. Dagegen gieße sie Blumen „zu Tode". Sobald Merkfähigkeit gefragt sei oder komplexere Aufgaben anständen, könne sie diese Aufgaben nicht mehr bewältigen. Sie gehe kaum aus, habe die Kirchgänge, den Kontakt zum Frauenkreis und zum Verein völlig eingestellt.

Biografie: Frau A. lebt seit ihrer Geburt in (Kleinstadt). Drei Geschwister von Frau A. wurden erwähnt. Während der Schulzeit habe sie in der kleinen Nebenerwerbslandwirtschaft mitgearbeitet; Volksschulabschluss. Nach der Schule musste sie zum Reichsarbeitsdienst, als Einzige aus dem Städtchen weit weg in die Großstadt. Danach habe sie im Ort bei Bauern im Haushalt, später über 30 Jahre im Dienstleistungsgewerbe gearbeitet. 1946 hat Frau A. geheiratet, der Mann sei als Flüchtling in die kleine Stadt gekommen. Ihr Mann (+1 Jahr) habe zunächst einen Sozialberuf erlernt. Später habe er als Industriearbeiter gearbeitet. Ein Jahr nach Erreichung des Rentenalters sei er gestorben, sie seien damals ca. 50 Jahre verheiratet gewesen. Es gäbe mehrere Enkel. Nur an eine Enkelin erinnere sie sich. Es gibt Streit zwischen Mutter und Sohn. Vorwürfe scheinen dem Sohn zu schaffen zu machen.

Schweregrad der Beeinträchtigung nach CDR = 2 (bis zu 3).

Anamnese: Frau A. berichtet selbst, sie fühle sich vergesslich, die vordere Haustür sei abgeschlossen, damit sie nicht unbedacht Fremde ins Haus lasse. Der Sohn habe ihr bedeutet, es könne für sie bedrohlich werden. Sie könne durch die Hintertür das Haus verlassen, zeigte mir den Schlüssel. Sie schäme sich, wolle ihn nicht umhängen: „Ich bin doch kein Kind." Immer bei sich trage sie dagegen einen Notrufknopf, den sie akzeptiert. Morgens, wenn sie aufstehe, müsse sie neben dem Telefon einen bestimmten Knopf betätigen, dass alles in Ordnung sei.

Vorgeschichte: Sie sei vor ca. 30 Jahren (wann unklar) „gefallen", als ein Bus beim Überholen ihr Fahrrad am Lenker gestreift habe. Sie sei bewusstlos gewesen und erst im Krankenhaus einen Tag später wieder erwacht. Sie berichtete von einer Platzwunde und einem Bluterguss an der linken Stirnseite. Ob sie anderweitig beeinträchtigt war, konnte sie nicht angeben. Auch der Sohn konnte nichts dazu berichten.

Zur psychopathologischen Einschätzung: Die Orientierung war bei normalem Wachheitsgrad deutlich eingeschränkt. Frau A. trat betont forsch und viel redend auf. Es entstand der Eindruck von kontraphobischem Verhalten. Zum Sohn scheint eine Beziehung mit gegenseitigen Verletzungen zu bestehen, wobei sie die Leistungen des Sohnes ausdrücklich lobte. Zwischenzeitlich war die Probandin mehrfach den Tränen nahe, wenn es um ihre Gedächtnisproblematik oder um den Tod des Mannes ging.

Psychologische Untersuchung

Zur Anwendung kamen:

- RBMT – Rivermead Behavioural Memory Test
- MMST – Mini Mental Status Test

Verhalten der Probandin während der Testsituation: Frau A. konnte erst nach einer ganzen Weile dazu bewegt werden, bei der Testung mitzuarbeiten, da das Redebedürfnis sehr groß war. Sie erschien aufgeregt, arbei-

Tab. 23: Ergebnisse im RBMT

Subtests	**Rohwert**	**Profilwert**	**Testverhalten**
Vorname	0 von 2	0	keine Erinnerung
Nachname	0 von 2		
Gegenstand	0 von 4	0	hatte ihre Uhr völlig vergessen; ratlos, wo die geblieben sein könnte
Verabredung	0 von 2	0	keine Erinnerung, ratlos
Bilder wiedererkennen	8 von 10	0	kann den Topf/Stieltopf nicht benennen, statt Armbanduhr = „Weckeruhr"
Geschichte – sofortige Wiedergabe Geschichte – verzögerte Wiedergabe	1 von 21 1 von 21	0 0	Reaktion: „… hab das angehört … aber nichts erzählen … Da ist einer überfallen worden." (später) „Ist einer überfallen … oder was … "
Gesichter	3 von 5	0	4 Gesichter erkannt, aber auch ein falsches
Weg (sofort) Weg (verzögert)	1 von 5 0 von 5	0 0	wirkt absolut desorientiert und ratlos
Mitteilung (s & v)	0 von 6	0	keine Erinnerung, geht über den Hinweis hinweg
Orientierung	4 von 9	0	weitgehend desorientiert; kann den Monat, Wochentag, ihr Geburtsdatum und Alter benennen
Datum	0 von 2	0	rät (falsch)
St. Profilwert Summe (max. 24)		**0**	**schwerwiegende Gedächtnisstörung, die Grenze des Testbereichs dieses Tests ist erreicht**
Screeningwert (max. 12)		**0**	

Tab. 24: Ergebnisse im MMST

Untertest	Inhaltliche Bedeutung	Punkte	Ausprägung
1. Orientierung		3 von 10	weitgehend desorientiert (richtig: Freitag, März, Deutschland)
2. Merkfähigkeit	kurzfristig	3 von 3	
3. Aufmerksamkeit und Rechenfähigkeit		5 von 5	prompt und ohne Zögern richtig
4. Erinnerungsfähigkeit	langfristige Merkfähigkeit	0 von 3	keine Erinnerung
5. Sprache und Handlung		9 von 9	Satz: „Ich bin schon so alt und kann nicht mehr alles richtig beantworten."
GESAMTSCORE		**20 von 30**	im Screening insgesamt: Einstufung als noch „leichte Demenz", dabei erhebliche Beeinträchtigung der Orientierung und der mnestischen Leistungen; kognitiv und in der Praxie nicht eingeschränkt

tete motiviert und sachgerecht mit. Nebenbei berichtete sie von ihrem „Gedächtnisschwund" und lobte den Sohn, der sie gut betreue.

RBMT – Rivermead Behavioural Memory Test: Der RBMT erfasst Störungen alltäglicher Gedächtnisfunktionen und spricht dabei auch verschiedene Sinnes- und Verarbeitungsmodalitäten (optisch, akustisch, handlungsbezogen) an. Frau A. arbeitete motiviert mit.

Zusammenfassung

Orientierung: Zeitlich nur unzureichend orientiert, örtlich und zur Zeitgeschichte weitgehend desorientiert; Zeitgitterstörungen; normaler Wachheitsgrad, kein Hinweis auf eine akute Verwirrtheit.

Gedächtnis: Im Gesamtergebnis ist von einer mindestens mittelschweren Beeinträchtigung der Gedächtnisfunktionen auszugehen. Dabei sind alle mnestischen Leistungsbereiche betroffen.

Kognitiver Bereich: Im (einfachen) Screening normale Testleistungen; keine Störungen der Praxie. Das kontraphobische Verhalten wird zeitweilig von einer leichten depressiven Symptomatik überlagert.

6.3.2 Fallbericht B. (männlich, 71 Jahre) – Fragestellung: Demenzgrad

Hier möchte ich Ihnen eine Untersuchung chronologisch vorstellen. – Der Proband war nur begrenzt belastbar und die Untersuchungen dauerten aufgrund der Verlangsamung erheblich länger als üblich. Von einem vorausgegangenen Hirninfarkt erfuhr ich erst nach einiger Zeit nebenbei durch den Probanden. Zunächst war nur eine mögliche Demenz im Blickfeld.

Psychologische Untersuchung I

Zur Anwendung kam:

- CERAD-NP – Neuropsychologische Testbatterie

Verhalten des Probanden während der Testsituation: Herr B. war untersuchungsbereit, bemüht und arbeitete gut mit. Er war sichtlich angestrengt, betonte den Schweregrad der Aufgabenstellungen. Er erschien allseits hinreichend orientiert und bewusstseinsklar. Bei deutlichen Sprachstörungen imponierte zunächst das Sprechen im Telegrammstil, oft fehlten Satzteile (z. B. „Schule bin ich gewesen … (Mittelstadt) gesinn …"). Manches wurde mit viel Anstrengung umschrieben bzw. pantomimisch erläutert oder er schrieb es in akkurater Schrift auf (für ihn erreichbare) Papierhandtücher. Er konnte seinen rechten Arm vom Bewegungsradius nur eingeschränkt benutzen, zeigte mir dies von sich aus (Kraft in beiden Händen gleich). Als er Vertrauen gefasst hatte, war sein Redebedürfnis enorm. Obwohl er gegen Ende der Untersuchung sichtlich angestrengt und wohl auch erschöpft war, fand er in seinen Mitteilungen kein Ende.

Affektiv erschien er schwingungsfähig und adäquat im Ausdruck. Es wurde kein Hinweis auf eine Depression oder anderweitige psychische Erkrankung ermittelt. Wiederholt ließ er einfließen: „Ich bin kein Rabauke". Männern gegenüber war er recht drastisch über Frauen hergezogen. Hier im Kontakt zeigte er sich mir gegenüber jedoch freundlich, fast charmant und recht höflich.

CERAD-NP – Neuropsychologische Testbatterie: Die CERAD-NP wurde als Forschungsinstrument zur Erfassung von Störungen verschiedener Gedächtnisfunktionen (verbal, figural) und zu Arbeitsgedächtnisfunktionen entwickelt. Herr B. arbeitet motiviert und angestrengt mit. Jedoch begrenzte er sein Engagement und hatte klare Vorstellungen davon, wann er „genug" geleistet hätte.

Tab. 25: Ergebnisse im CERAD-NP

Normgruppe Männer	70 bis 79 J.	Schulbildung über 12 J.	
Subtest	**Rohwert**	**Standardwert**	**Testverhalten**
Verbale (semantische) Flüssigkeit	6	71.1	3 – 0 – 2 – 1 deutlich durch die Sprachstörung behindert
Boston Naming Test	6	6.7	4 – 2 – 0 (Pfeife) „Fußball … machen die das." (zeigt) „… Schiedsrichter …" (Zahnbürste) „Zahnrüste" (Maske) „Affe … Unglück … Karneval" (Hängematte) „im Sommer macht man das … schön … Wetter … Baum und dann hängt das" (Trichter) „M …, nein, in Nürnberg … in den Kopf"
Mini Mental Status Status	19	10.9	Orientierung: 8 Lernen + Mnestik: 0 Aufmerksamkeit: 5 Praxie: 6
Wortliste lernen Total	11	76.6	Er meinte, es sei genug, sich drei Worte zu merken. Nur mit Mühe wollte er sich auf mehr besinnen: „So! Drei reichen!"
Wortliste lernen Durchgang 1	3	85.7	s. o.
Wortliste lernen Durchgang 2	4	80.7	s. o.
Wortliste lernen Durchgang 3	4	73.1	s. o.
Wortliste abrufen	4	85.6	s. o.; zwei der Worte hatte er zuvor in der Lernphase nicht benannt, jedoch erinnert.
Savings Wortliste	100	106.2	normal
Diskriminabilität	100	107.4	alle Worte richtig zugeordnet (implizites Gedächtnis)
Wortliste Intrusionen	0	105.0	keine
Figuren abzeichnen	10	90,0	leichte Probleme mit dem Würfel, konnte er noch weitgehend korrigieren, ohne dass ich etwas gesagt hatte
Figuren abrufen	8	93.2	normal
Savings Figuren	80	95.5	normal
Phonematische Flüssigkeit (S-Wörter)	4	78.6	deutlich verlangsamt, er produzierte nur wenige Worte bei großer Anstrengung
Trail Making Test A	126	46.9	stark verlangsamt
Trail Making Test B	300	38.4	bei starker Verlangsamung nicht bewältigt, brach schließlich ab – „bisschen durcheinander bin ich jetzt"
Trail Making Test B/A	2,38	100.3	nicht verwertbar

Anamnese: Selbst: Herr B. berichtete von einem Hirninfarkt vor fünf Jahren mit rechtsseitigen motorischen Einschränkungen (Arm, Gesicht) und deutlichen Sprachstörungen. Die fasziale Symptomatik sei weitgehend zurückgebildet. Er habe von dem Infarkt zunächst nichts bemerkt, sei in

(Großstadt) „im Krankenhaus“ gewesen, habe nur eine sehr eingeschränkte Erinnerung daran.

Bei der Aufnahme schilderte der Patient „Probleme mit den Ohren“. Mitarbeiter des Altenheims schilderten ihn bei der Aufnahme als „seit mehreren Tagen auffällig“, „unter Druck ... unruhig“. Er sei Argumenten gegenüber nicht zugänglich, verweigere die Einnahme von Medikamenten und die Nahrung, trinke zu wenig. Der Patient meinte: „Ich bin ein Rabauke!“ Ergänzende Informationen des leitenden Arztes: Nicht schriftlich festgehalten war, dass er wohl auch verbal aggressiv reagiert habe. Er wolle wieder nach Hause in seinen Heimatort, die Notwendigkeit einer Heimunterbringung sehe er nicht ein. Es gibt eine Betreuung (Unterbringung, Finanzen).

Biografie: Selbst: Die Eltern seien beide im hohen Alter (90 Jahre) vor langen Jahren verstorben. Er sei ein Einzelkind. Der Vater war Handwerksmeister, die Eltern betrieben eine Nebenerwerbslandwirtschaft, das Versorgen der Kühe inkl. Melken sei als Kind u. a. seine Aufgabe gewesen. Er habe die Mittlere Reife erreicht und eine Ausbildung als Handwerker mit dem Meister abgeschlossen. Schon der Großvater und der Vater hätten denselben Beruf ausgeübt.

Er habe nicht geheiratet: „Ne Gans wollt' ich net!“ Er habe immer nach einer attraktiven Frau mit Bürokenntnissen gesucht, sei aber allein geblieben. Mit 65 Jahren sei er in Rente gegangen. Ein Jahr später erfolgte ein Hirninfarkt, Herr B. kam in ein Heim und hat einen rechtlichen Betreuer.

Unterlagen zum Hirninfarkt 2005 konnten wegen Erkrankung des Hausarztes nicht erlangt werden.

Psychologische Untersuchung II

Fragestellung: Ergänzende Untersuchungen zur Aufmerksamkeit und zu Sprachstörungen.

Zur Anwendung kamen:

- KAP – Kurze Aphasieprüfung KAP
- Untertests aus der Testbatterie zur Aufmerksamkeitsprüfung TAP: Alertness (die vorgesehenen Subtests Geteilte Aufmerksamkeit und Go/No-go konnten bei der Verlangsamung nicht sinnvoll angewandt werden).

Verhalten des Probanden während der Testsituation: Herr B. war nach wie vor für die Testung gut motiviert, fand die Untersuchung sehr anstrengend und war bei Geschwindigkeitsvorgaben stark überfordert.

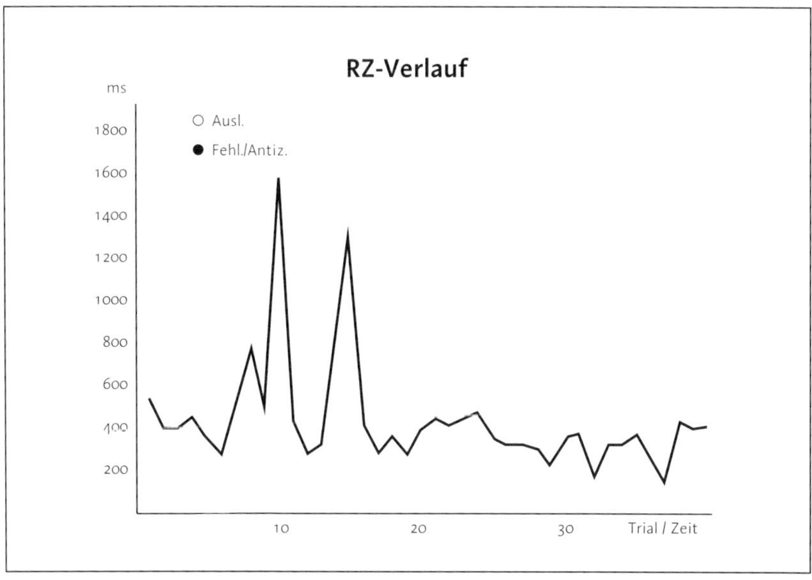

Abb. 9: Reaktionszeiten im Subtest Alertness

TAP – Testbatterie zur Aufmerksamkeitsprüfung: Die Testbatterie dient der Prüfung von Aufmerksamkeitsleistungen. Die Untersuchungsergebnisse sind in Tab. 26 dargestellt.

Tab. 26: Ergebnisse im TAP

Subtest	Beschreibung	Werte/Ergebnisse
Alertness	Erfassung der tonischen Aufmerksamkeitsaktivierung durch Registrieren von Reaktionsgeschwindigkeiten	Median 379 ms (PR 3) S=142 ms (PR 2) tonische Reaktionsbereitschaft deutlich vermindert, d. h. verlangsamt
Go/No-go	Untersucht wird die Fähigkeit, rasch auf relevante Reize zu reagieren, ohne sich von irrelevanten Aspekten ablenken zu lassen; selektive visuelle Aufmerksamkeit	nicht durchführbar, auch nach längerem Üben hoffnungslos überfordert; bei einem Testlauf drückte Herr B. dann unsystematisch die Taste, egal, ob ein Reiz vorgegeben war oder nicht.
geteilte Aufmerksamkeit	visuell-auditive Aufmerksamkeitsverteilung bei gleichzeitiger Beachtung mehrerer Informationskanäle; flexibler Umgang mit konkurrierenden Informationen; kognitive Flexibilität	Instruktion war nicht vermittelbar.

Tab. 27: Ergebnisse im KAP

<table>
<tr><td>Spontansprache</td><td>teilstandardisierte Bewertung eines freien Wechselgespräches nach Sprachfluss, Syntax, Semantik, Phonematik, Sprachverständnis, Sprechstörungen bzw. Iterationsphänomenen</td><td colspan="3">Der Sprachfluss war stockend, gekennzeichnet durch eine Suche nach Worten und Sprachanstrengung. Die Syntax war unvollständig, im Telegrammstil. Bei der Semantik zeigte sich ein eingeschränktes Vokabular, unterstützt von Umschreibungen, gestischen Erläuterungen und einem beständigen Versuch, etwas aufzuschreiben. Manchmal fand er hierdurch treffendere Bezeichnungen. Beeinträchtigungen der Phonematik, Sprechstörungen bzw. Iterationsphänomene wurden kaum beobachtet (beim Zählen statt 8, 9: „vue, naun"). Das Sprachverständnis war für einfache kurze Items gegeben. Auf längere Anweisungen konnte er sich nicht konzentrieren, die Aufmerksamkeit glitt ab.</td></tr>
<tr><th>Subtest</th><th>Untersuchungsgegenstand</th><th>Rohwerte</th><th>T</th><th>Bewertung</th></tr>
<tr><td>Token Test</td><td>Sprachverständnis, Umsetzung von Gehörtem in Handlungen</td><td>4 von 10</td><td>50</td><td>Herr B. ist deutlich verlangsamt und in der Aufmerksamkeit eingeschränkt. Dies führte dazu, dass er, wenn er sich überfordert fühlte, willkürlich auf irgendetwas zeigte. Bei langsamer Vorgabe gelangen ihm doch einige richtige Reaktionen.</td></tr>
<tr><td>Nachsprechen</td><td>D. von Sprechstörungen</td><td>1 von 10</td><td>40</td><td>Nur das A konnte er nachsprechen. Dann: „kann's nicht machen"; (Strumpfband) zeigt er, (Liliputaner) „Karneval", (Eisschnelllaufmeisterschaft) „Fußball ist es ja nicht"</td></tr>
<tr><td>Diktatschreiben</td><td>Umsetzung in Schriftsprache</td><td>4 von 10</td><td>54</td><td>Außer sehr kurzen Reaktionen gelingt das Schreiben nicht. Da er mir seine Leistungen präsentieren wollte, schrieb er dann Worte seiner Wahl auf.</td></tr>
<tr><td>Lautlesen</td><td>Lesen, Lesesinnverständnis</td><td>9 von 10</td><td>61</td><td>Außer der Philharmonie gelang alles. Hier weigerte er sich, das habe er früher auch nicht „gesprochen".</td></tr>
<tr><td>Benennen</td><td>Diagnostik der Benennfunktionen</td><td>6 von 10</td><td>53</td><td>Wenn komplexere verbale Reaktionen gefordert waren, gelang dies auch nicht.</td></tr>
<tr><td>Sprachverständnis</td><td>mit Bezug zu Praxien</td><td>7 von 10</td><td>51</td><td>Verwechselte rechts und links, die Begriffe Lichtquelle und Zungenspitze waren ihm unverständlich.</td></tr>
<tr><td>Lesesinnverständnis</td><td></td><td>8 von 10</td><td>58</td><td></td></tr>
<tr><td colspan="3">Summe 39</td><td>50</td><td>leichte Aphasie, am ehesten Broca- oder Leitungsaphasie</td></tr>
</table>

KAP – Kurze Aphasieprüfung: Der Test dient der effizienten, standardisierten übersichtsartigen Untersuchung von Aphasien und ihrer Unterformen.

Bericht des niedergelassenen Psychiaters: Vom behandelnden niedergelassenen Psychiater war zu erfahren, dass er neben der Sprachsymptomatik nach dem Schlaganfall bei Herrn B. eine psychotische Störung annimmt. Herr B. habe über lange Jahre mit einer Verwandten zusammengelebt, die inzwischen verstorben sei.

Im Heim führe Herr B. ein Gartenprojekt durch: Anbauen – Ernten –

selber Kochen. Er werde wohl bald zurück drängen, wenn jetzt die Gartensaison beginne. Dem Heimpersonal gegenüber reagiere er teilweise aggressiv, äußere Verdächtigungen. Schwierig sei es besonders, wenn weibliche Pflegekräfte ihn zum Waschen, Anziehen oder der Medikamenteneinnahme drängten. Auch führe er ein „Geheimtagebuch“, in dem er verklausuliert alles Mögliche notiere. (Anmerkung: Hier beobachteten wir auch schriftliche Notizen. Vieles, was Herr B. nicht aussprechen kann, sucht er nach Möglichkeit, schriftlich festzuhalten. Manches Wort kann er aufschreiben, wenn er es nicht sprechen kann. Dann ist es manchmal auch wieder sprechbar. Wahrscheinlich handelt er auf Anregung einer logopädischen Behandlung.)

Der Psychiater stimmt mit mir überein, dass es sich nicht um eine mnestische Störung handelt, berichtet, der Patient habe ein exaktes zeitliches Gedächtnis.

Zusammenfassung der Befunde

Herr B. zeigt einen Zustand nach zurückliegendem Hirninfarkt mit Sprachstörungen. Dabei fällt der Telegrammstil mit eingeschränkter Grammatik auf. Satzteile fehlen, die Stellung der Worte zueinander ist oft ungewöhnlich. Daneben deutliche Störung der Benennfunktion. Dabei kann er die Funktion teilweise umschreiben („Fußball … machen die das … Schiedsrichter“ = Trillerpfeife), teilweise pantomimisch darstellen (Mundharmonika), teilweise auch recht pfiffig („in Nürnberg … in den Kopf“ = Trichter).

Einschätzung der Sprachstörung: Durch die mangelnden Vorinformationen und die offenbar durchgeführte logopädische Behandlung ist eine Einschätzung der Störung ausgesprochen schwierig. Für eine Leitungsaphasie spräche das herausragend schlechte Nachsprechen im Zusammenhang mit den relativ besseren anderen Subtests. Jedoch kaum phonematische Paraphasien. Ähnlich ist die Einschätzung bezüglich einer Broca-Aphasie, die Sprachproduktion ist nicht flüssig, die Syntax ist eingeschränkt, jedoch nicht völlig agrammatisch. Das Sprachverständnis und das Lesesinnverständnis sind besser, wenn auch das Sprachverständnis etwas eingeschränkt ist.

Auffällig waren daneben in der klinischen Beobachtung eine erhebliche Verlangsamung, eine Einschränkung in der Aufmerksamkeit und eine reduzierte Belastbarkeit. Daher wurde eine Aufmerksamkeitsprüfung angeschlossen. Herr B. arbeitete sehr bemüht, es zeigten sich in den komplexeren Prüfungen rasch Überforderungseffekte. Bezogen auf seine Altersgruppe ist die basale Informationsverarbeitungsleistung als deutlich unterdurchschnittlich einzustufen. Komplexere Aufgabenstellungen konnte er nicht mehr bewältigen. Bei klarer Überforderung neigte er zu

Tab. 28: Ergebnisse in der CERAD-NP

Normgruppe Frauen	**ab 80**	**Schulbildung bis 12 Jahre**	
Subtest	**Rohwert**	**Standardwert**	**Testverhalten**
verbale (semantische) Flüssigkeit	13	90.2	normal
Boston Naming Test	13	97.1	normal; sie kennt manche Gegenstände nicht auf dem Hintergrund ihres Lebens (Pfeife, Mundharmonika) (Maske, Hängematte – nicht geläufig, jedoch richtig benannt)
Mini Mental Status	28	98.8	Orientierung: 10 Lernen + Mnestik: 4 (verzögert 1) Aufmerksamkeit: 5 Praxie: 9
Wortliste lernen Total	19	97.7	normal, Frau C. ist bekümmert, dass sie nicht alle Worte findet
Wortliste lernen Durchgang 1	4	92.9	normal
Wortliste lernen Durchgang 2	7	102.0	normal
Wortliste lernen Durchgang 3	8	99.4	normal
Wortliste abrufen	7	103.2	normal
Savings Wortliste	87,5	105.5	normal
Diskriminabilität	95	91.6	9 – 10; normal
Wortliste Intrusionen	0	106.7	normal
Figuren abzeichnen	11	112.5	2 – 3 – 2 – 4; überdurchschnittlich
Figuren abrufen	8	106.7	normal
Savings Figuren	72,7	101.8	normal
phonematische Flüssigkeit (S-Wörter)	9	96.6	normal
Trail Making Test A	66	93.9	normal
Trail Making Test B	150	98.0	normal

Angaben zur Vorgeschichte: Frau C. wuchs in einem osteuropäischen Land auf. Der Vater kam bei einer stalinistischen Verschleppung ums Leben, als sie noch ein kleines Kind war. Die Schulbildung blieb in den Kriegswirren unvollständig, die Familie lebte lange unter einfachsten Bedingungen. Nach Umsiedlung, Flucht und Verschleppung fasste die Familie wieder Fuß, bis sie in den 1970er-Jahren nach Deutschland aussiedelte; hier bis zur Berentung Tätigkeit als Arbeiterin. Frau C. ist seit über 60 Jahren glücklich verheiratet; mehrere Kinder, Enkel und Urenkel. Die Daten zur Familie wurden flüssig benannt und vom Ehemann bestätigt.

Angaben zur Symptomatik: Frau C. berichtete, dass ihr Gedächtnis abhängig von der Tagesform sei. Allerdings besteht offenbar ein hohes Anspruchsniveau. Wenn sie nicht alles sofort behalten kann, vermutet sie eine Leistungsminderung, die sie kritisch beäugt. Es zeigte sich jedoch kein Hinweis auf eine Depression.

Zusammenfassung: Normalbefund

Diskussion: Man könnte sagen, Normalbefund ist Normalbefund. Und derzeit sind die Untersuchungswerte im Normalbereich. Auch in den körpermedizinischen Untersuchungen fanden sich keine auffälligen Befunde. Bei einer fraglichen vaskulären Beteiligung sollte man jedoch bei einer Veränderung erneut untersuchen. Ohne besondere Auffälligkeiten würde ich in einem Jahr eine Verlaufsuntersuchung empfehlen.

6.3.4 Fallbericht D. (weiblich, 76 Jahre/bei der Zweituntersuchung 78 Jahre) – Fragestellung: Abgrenzung Depression und Demenz

Psychologische Untersuchung I

Zur Anwendung kamen:

- MMST – Mini Mental Status Test
- SKT – Syndrom-Kurz-Test

Angaben zur Vorgeschichte: Frau D. litt seit mittlerweile 18 Jahren an einer rezidivierenden Depression und Persönlichkeitsstörung mit zuvor insgesamt drei Krankheitsphasen. Während der Behandlung fielen apathisches Verhalten, Klagsamkeit und eine „leere“ Anamnese zu Auslösern auf. Erst einige Jahre später berichtete sie, dass sie ihren Schwiegersohn beim Seitensprung ertappt hatte. Sie schwankte damals zwischen Empörung und dem Versuch, die Tochter zu schonen. In ihrer Scham („dass uns so was passiert“) und dem Gefühl, „alles falsch zu machen“, wie auch immer sie reagiere, schien die Depression ein (untauglicher) „Ausweg“ aus dem Konflikt. Sie forderte klagend Nähe und Fürsorge, gab sich abhängig und anklammernd, betonte ihr Unvermögen, für sich selbst zu sorgen. Ein Jahr vor der ersten Untersuchung war sie zuletzt stationär in unserer Klinik behandelt worden. Am Tag wähnte sie sich im Klinikum der nächstgelegenen Großstadt. Die Station erkannte sie zunächst nicht wieder, wunderte sich, mich „hier“ zu sehen, stellte sich dann aber schnell auf die Situation ein. Sie konnte den Besuch der Tochter am Vortag nicht erinnern. Dabei wirkte sie freundlich, zugänglich, manchmal fröhlich, machte

Tab. 29: Ergebnisse im MMST

Untertest	Inhaltliche Bedeutung	Punkte Datum 9.10.	Punkte Datum 10.10.	Ausprägung Datum 10.10
1. Orientierung		7 von 10	6 von 10	örtlich und zeitlich leicht unscharf orientiert
2. Merkfähigkeit	kurzfristig	3 von 3	3 von 3	normal
3. Aufmerksamkeit und Rechenfähigkeit		0 von 5	4 von 5	normal, tags zuvor war Rechnen unmöglich
4. Erinnerungsfähigkeit	langfristige Merkfähigkeit	2 von 3	2 von 3	normal
5. Sprache und Handlung		6 von 9	8 von 9	normal
GESAMTSCORE		18 von 30	23 von 30	leicht beeinträchtigt (insb. Orientierung)

sich keine Gedanken um ihre Symptomatik: Sie sei schon vergesslich, erstaunlich sei, dass „ich nicht weiß, weshalb ich hier bin“ (mit gleichmütig freundlich gelassenem Affekt).

Die Tochter berichtete, dass Frau D. zu Hause offenbar mehrere Portionen ihrer Medikation (Antidepressiva) in kürzeren Intervallen genommen hatte. Frau D. erinnerte dies nicht. Sie wusste auch nichts davon, dass sie am Vortag bereits von einem Kollegen, der dann abwesend war und keinen Bericht hinterlassen hatte, mit dem MMST untersucht worden war. Jedoch berichtete sie klar von Einzelheiten ihrer häuslichen Probleme und der Behandlung.

Verhalten der Probandin während der Testsituation: Frau D. erschien wach und bewusstseinsklar. In der Orientierung schien sie verunsichert, versuchte sich durch Nachfragen einen Überblick zu verschaffen. Insgesamt wirkte sie bemüht, zugänglich, übersah nicht, wenn sie Fehler machte. Affektiv erschien sie relativ ausgeglichen.

MMST – Mini Mental Status Test

Leichtere Beeinträchtigungen im MMST sind in der Orientierung festzustellen. Am 9.10. war die Rechenfähigkeit (Konzentration) noch deutlich gestört. Am Folgetag verbesserte sich die Leistung. Sie rechnete schnell, als sie einen Fehler machte, versuchte sie, zu raten (falsch).

SKT – Syndrom-Kurz-Test

Tab. 30: Ergebnisse im SKT

Untertest	Inhaltliche Bedeutung	Rohwerte	Erzielte Punkte	Ausprägung
1. Gegenstände benennen		11 sec.	0	normal
2. Gegenstände unmittelbar reproduzieren		8 Fehl.	1	noch normal
3. Zahlen lesen		9 sec.	1	noch normal
4. Zahlen ordnen	kognitive Leistungs-geschwindigkeit	49 sec.	2	z. T. konfus, beginnt wiederholt neu
5. Zahlen zurücklegen		ü. 60 sec.	3	beeinträchtigt
6. Symbole zählen		35 sec.	2	
7. Interferenz	Flexibilität	ü. 60 sec.	3	die Aufgabenstellung kann nicht vermittelt werden
8. Gegenstände reproduzieren	Langzeit-gedächtnis	10 Fehler	2	
9. Gegenstände wiedererkennen	Langzeit-gedächtnis, visuelles Auflösungs-vermögen	6 Fehler	3	beeinträchtigt
GESAMTSCORE			17	deutlicher Leistungs-abfall ab dem 4. Subtest

Während die kurzfristige Merkfähigkeit ungestört erschien, ist die Abfrage von Gedächtnisinhalten deutlich vermindert. Dabei steigert sich die Konfusion und Ratlosigkeit im Laufe der Untersuchung. In Subtest (9) z. B. korrigiert sie mehrfach ihr Antwortverhalten, „erinnert" sich schließlich, nahezu „alles" wiedererkannt zu haben. Wegen des auffälligen Leistungsverhaltens wurde nicht inhaltlich interpretiert. Kurz darauf stellte sich heraus, dass der Lithiumspiegel stark angestiegen war, als Frau D. deutlich zu wenig getrunken hatte (Exsikkose).

Fazit: Wir betrachteten den Zustand zur Zeit der Aufnahme als Folge einer Medikamentenintoxikation, wobei unklar blieb, ob es sich um eine parasuizidale Handlung handelte oder ob eine Merkfähigkeitsstörung auslösend war. Frau D. erholte sich rasch, war dann kognitiv und mnestisch unauffällig. Die Entlassung erfolgte vor der Möglichkeit zu einer Retestung. Im Arztbrief wird von einem „Zustand einer schweren Depression mit Symptomen der psychomotorischen Hemmung und Pseudodemenz“ berichtet.

Psychologische Untersuchung II (zwei Jahre später)

Frau D. war kurz vor der Aufnahme nach einem Sturz kurzzeitig in einem Allgemeinkrankenhaus behandelt worden. Die Tochter war inzwischen mit dem Einverständnis der Probandin zur rechtlichen Betreuerin bestellt worden. Nach der klinischen Behandlung sei sie zu Hause zunehmend unruhiger und verwirrter geworden, habe wenig gegessen und getrunken. Sie wollte nachts kochen und habe den Putzeimer mit Sprudel gefüllt. Ein Jahr zuvor sei M. Parkinson festgestellt und eingestellt worden sein. Hier wur-

Tab. 31: Ergebnisse im RBMT

Subtests	Rohwert wert	Profil-	Testverhalten
1. Vorname	2 von 2	2	sofort richtige Lösung benannt
2. Nachname	2 von 2		
3. Gegenstand (Uhr)	4 von 4	2	auf Hinweisreiz sofort richtige Lösung
4. Verabredung	1 von 2	1	wusste, dass sie etwas fragen sollte, jedoch nicht was
5. Bilder wiedererkennen	10 von 10	2	normal
6. Geschichte – sofortige Wiedergabe Geschichte – verzögerte Wiedergabe	5,5 von 21 3 von 21	1 1	Frau D. verhielt sich nicht ganz instruktionsgemäß, indem sie die Geschichte kurz zusammenfasste, statt Einzelheiten zu benennen.
7. Gesichter	4 von 5	1	
8. Weg (sofort) Weg (verzögert)	4 von 5 4 von 5	1 1	Hatte die Start-Station ausgeblendet, beim verzögerten Durchgang hängte sie eine Station an (das Versteck ihrer Uhr).
9. Mitteilung (s & v)	6 von 6	2	normal
10. Orientierung	7 von 9	0	Frau D. gab an, sie interessiere sich nicht für Politik und konnte die Politikernamen nicht benennen, das kommt bei älteren Frauen häufiger vor.
11. Datum	2 von 2	2	richtig benannt, zwei Tage vorher nicht
St. Profilwert Summe (max. 24) SW 97		**16**	**altersbezogen: Normalbefund** in den Subtests uneinheitliche Befunde
Screeningwert (max. 12) SW 94		**6**	

de eine Lithiumintoxikation festgestellt, es bestand eine akute Harnwegsentzündung. Der MMST (Orientierung: 4 – v. a. zeitlich vollständig desorientiert, Mnestik: 3–0, Rechnen: 1, Praxie: 7 – Abzeichnen und Schreiben mit nicht erkenntlichen Kritzeleien; Gesamt 15) und der Uhrentest (Score: 6, einige unsichere Ringe und Kritzeleien im Kreis) wurden kurz nach der Aufnahme durchgeführt. Während der Behandlung wirkte sie depressiv verstimmt und gequält. Sie meinte, „jetzt bin ich zu allem Überfluss auch noch dement. Mir bleibt auch gar nichts erspart“. Einige Wochen später wurde sie mit dem

RBMT – Rivermead Behavioural Memory Test: getestet. Frau D. arbeitete nach anfänglichem Zögern („kann nicht“) motiviert mit.

Diskussion: Hier kann man über Grunderkrankungen und Komorbidität diskutieren. Wiederholt stand eine Pseudodemenz bei Depression im Raum. Jedoch dürfte zuletzt auch eine hirnorganische Vorschädigung hinsichtlich des akuten Verwirrtheitszustandes zumindest symptomverstärkend gewirkt haben. Auffällig erscheint mir, dass es im Verlauf mehrfach zu einer Medikamentenintoxikation kam. Vor und zu Beginn der zuletzt beschriebenen Behandlungsphase war sie akut verwirrt, erschien mir zumindest zeitweilig delirant. Sicher wirkt auch eine hirnorganische Veränderung moderierend mit (Parkinson, vaskuläre Einflüsse, koronare Herzkrankheit). Es ist andererseits erstaunlich, wie sehr sich die Symptomatik zurückbildete, wie sich dies in den Testbefunden ausdrückte. Zu Hause versorgte sich Frau D. wieder selbstständiger, während die Medikamentenversorgung dann unter der Kontrolle der Tochter stattfand.

6.3.5 Fallbericht E. (weiblich, 85 Jahre) – Fragestellung: Liegt eine beginnende Demenz vor? Demenz vs. Depression

Psychologischer Befund

Zur Anwendung kamen:

- CERAD-NP – Neuropsychologische Testbatterie
- WMS-R – Wechsler Memory Scale – Revised

Verhalten der Probandin während der Testsituation: Frau E. war wach und bewusstseinsklar. Sie wirkte sehr beherrscht, freundlich, schien mitarbeitsbereit. Bei den Instruktionen und der nicht so sorgfältigen Durchführung nebensächlich erscheinender Aufgaben fiel eine gewisse Ungeduld und Handeln „en passant“ auf. Manche Aufgabenstellungen schien sie weniger wichtig zu nehmen, während sie sich sonst sehr bemühte. Sobald sie sonst „Mängel" bei einem gewissen Perfektionsanspruch bemerkte, reagierte sie angespannt und schämte sich offenbar entsetzlich. Am liebsten hätte sie den Test abgebrochen, als sie merkte, dass sie ihren eigenen Ansprüchen nicht genügte. Sie blieb dabei nach außen hin völlig ruhig.

CERAD-NP – Neuropsychologische Testbatterie: Die CERAD-NP wurde als Forschungsinstrument zur Erfassung von Störungen verschiedener Gedächtnisfunktionen (verbal, figural) und zu Arbeitsgedächtnisfunktionen entwickelt.

Tab 32: Ergebnisse in der CERAD-NP

Normgruppe Frauen	**ab 80**	**Schulbildung über 12 Jahre**	
Subtest	**Rohwert**	**Standardwert**	**Testverhalten**
verbale (semantische) Flüssigkeit	21	96.6	normal
Boston Naming Test	15	109.3	oberer Durchschnitt
Mini Mental Status	29	102.5	Orientierung: 10 Lernen + Mnestik: 6 Aufmerksamkeit: 4 Praxie: 9 Normalbefund
Wortliste lernen Total	23	110,3	oberer Durchschnitt
Wortliste lernen Durchgang 1	6	108.0	normal, Frau E. war durchgängig mit der Lern- und Abrufleistung unzufrieden
Wortliste lernen Durchgang 2	8	108.7	normal
Wortliste lernen Durchgang 3	9	112.0	oberer Durchschnitt
Wortliste abrufen	6	99.5	normal
Savings Wortliste	66,7	94.8	normal
Diskriminabilität	90	80.0	hier etwas nachlässig
Wortliste Intrusionen	1	98.3	normal
Figuren abzeichnen	9	72.0	durch rasches oberflächliches Hinmalen und leichte Nachlässigkeit gemindert
Figuren abrufen	11	116.4	überdurchschnittlich
Savings Figuren	133,3	125.2	überdurchschnittlich
Phonematische Flüssigkeit (S-Wörter)	13	100.0	normal
Trail Making Test A	57	98.3	Durchschnitt
Trail Making Test B	156	96.6	Durchschnitt
Trail Making Test B/A	2,7	100.7	Durchschnitt

WMS-R – Wechsler Memory Scale-Revised: Bei der WMS-R handelt es sich um ein klinisches Instrument zur Erfassung von Gedächtnisfunktionen. Es werden verschiedene Sinnes- und Verarbeitungsmodalitäten (visuelle, figural bezogene, logische und verbal geprägte Modalitäten sowie Aufmerksamkeit) geprüft.

Bitte beachten: Der Test ist nur bis 74 Jahre normiert!

Beruflicher Werdegang: Frau E. legte nach dem Krieg ihr Abitur ab. Sie ergriff einen akademischen Beruf und erreichte den Doktorgrad. In ihrem Beruf war sie diszipliniert, sehr erfolgreich und geachtet bis zur Pensio-

Tab. 33: Ergebnisse in der WMS-R

Subtests	Rohwert	Profilwert	Testverhalten
Information und Orientierung	14 von 14		normal
mentale Kontrolle	5 von 6		leicht unaufmerksam
figurales Gedächtnis	5 von 10		Frau E. verzweifelte an der Aufgabe
logisches Gedächtnis I	25 von 50	60	normal
visuelle Paarerkennung I	7 von 18		
verbale Paarerkennung I	19 von 24		
visuelle Wiedergabe I	34 von 41	60	normal
Zahlenspanne	12 von 24	vor 88 rück 05	inkonsistent
Blockspanne	15 von 26	vor 28 rück 67	normal
logisches Gedächtnis II	17 von 50	28	normal
visuelle Paarerkennung II	4 von 6		
verbale Paarerkennung II	8 von 8		
visuelle Wiedergabe II	25 von 41	40	normal
verbales Gedächtnis	69	100	normal
visuelles Gedächtnis	46	93	normal
Allgemeines Gedächtnis	115	96	normal
Aufmerksamkeit/Konzentration	59	97	normal
Verzögerte Wiedergabe	66	96	normal

nierung tätig. Durch den Verlust eines nahen Angehörigen scheint sie schwer getroffen und trauert auf eine stille, kaum merklich Weise. Vorübergehend ist sie deshalb zu Angehörigen gezogen, mit denen sie ein gutes Verhältnis verbindet. Ihnen sei ein Nachlassen ihrer geistigen Kräfte aufgefallen.

Zusammenfassung: Im Gesamtergebnis und in nahezu allen Indizes ist von normalen Gedächtnisfunktionen auszugehen (keine Normierung in der WMS-R für diese Altersgruppe, hier mindestens durchschnittliche Werte). Die Schwankungen im Testverhalten traten durch zeitweilige Abgelenktheit, Nichtzuhören bei der Instruktion und vorschnelles Handeln oder das Nichternstnehmen der Aufgabe auf. Beim Figuren Abzeichnen versuchte sie, die Testung ungeduldig, etwas hastig und nachlässig darüber hinhuschend hinter sich zu bringen. Dagegen arbeitete sie dann bei der verzögerten Aufgabenstellung konzentriert und exakt. Auch unter Belastung und langer Testdauer trat kein Leistungsabfall auf. Die Befürchtungen wurden eher durch Ängste moderiert. Die Mittelwerte für MCI bzw. Depressionen wurden überschritten, die Leistungen im aktiven Abruf sind in den Lernaufgaben der CERAD – Verbale Erinnerung durchschnittlich, visuokonstruktive Erinnerung überdurchschnittlich.

Mein Kommentar: Man könnte sagen, es ist doch alles in Ordnung. Allerdings ist bei Frau E. sicher von einem weit überdurchschnittlichen bisherigen Leistungsniveau auszugehen. Mild Cognitive Impairment wäre nicht unbedingt völlig aus der Luft gegriffen. Zumindest die WMS-R ist andererseits für den Altersbereich nicht mehr normiert (+11 Jahre). Ich würde den Befund als normal werten. Jedoch kann man ein Nachlassen der geistigen Kräfte nicht völlig von der Hand weisen.

7 Anwendungsbereiche

7.1 Klinische Diagnostik

Im klinischen Bereich gibt es mehrere Varianten der psychologischen Diagnostik und unterschiedliche Auftraggeber:

- die reine diagnostische Abklärung mit einer gewissen Distanz zwischen Proband und Untersucher, zu bedenken sind Differentialdiagnosen;
- die Diagnostik und Verlaufsdiagnostik im Rahmen einer therapeutischen Behandlung; hier ist die therapeutische Beziehung zu beachten, die infolge einer diagnostischen Abklärung auch belastet werden kann.
- Für eine (seltene) Einleitung der Kostenklärung zur Rehabilitation im Alter sind auch die Kostenträger Auftraggeber – auch wenn man im Sinne des Patienten handelt, wenn die notwendigen Anträge zu stellen sind.
- Bei einer Begutachtung ist mehr Distanz, Objektivität, vonnöten. Aber auch hier wird man wenig erfahren, wenn man sich nicht auf den Menschen einlässt. Begutachtungen können – wie auch in anderen Fachgebieten – vor verschiedenen Hintergründen stattfinden. Der Gutachter ist hier Sachverständiger. Es kann beispielsweise die Testierfähigkeit infrage stehen. Auch die Frage der Notwendigkeit einer rechtlichen Betreuung in verschiedener Hinsicht ist eine Thematik. Ist der Proband „noch zurechnungsfähig“? Was kann er selbstständig erledigen? Gibt es Hilfebedarf? Gibt es Gefährdungsaspekte?

In der Ambulanz oder Praxis stehen eher folgende Themen im Vordergrund:

- Diagnostik zum Ausschluss einer Demenz bzw. zum Demenzgrad und Differentialdiagnostik der Demenzen,
- Diagnostik bei beginnender Demenz (erhaltene und betroffene psychische Funktionen),
- Abklärung von Mild Cognitive Impairment,
- Abklärung von Pseudodemenzen,
- Abgrenzung von anderen Erkrankungen,
- Therapieverlaufskontrollen.

Demenzdiagnostik im stationären Rahmen:

- Feststellung des Schweregrades einer Demenz und des Funktionsniveaus,
- Untersuchung bei infrage stehender selbstständiger Lebensführung, Zurechnungsfähigkeit, Heimeinweisung u. a. m.,
- Diagnostik bei beginnender Demenz,
- Abklärung von Pseudodemenzen,
- Differentialdiagnostik der Demenzen und Abgrenzung von anderen Erkrankungen.

7.2 Gutachten

Psychologische Gutachtenerstellung ist nicht kurz abzuhandeln. In der Regel gibt es einen ärztlichen Gutachter. In Grenzfällen werden manchmal Psychologen zu speziellen Fragestellungen hinzugezogen (Zusatzgutachten). Wer Gutachten erstellt, hat sich an die Vorgaben und den Untersuchungsauftrag zu halten. Grob unterteilt sind gerichtliche, sozialrechtliche, versorgungsrechtliche Gutachten und Stellungnahmen an Versicherungsträger oder die Krankenkassen zu erwähnen. Interessierte verweise ich an die einschlägige Literatur, z. B.:

Boerner K. (2004): Das Psychologische Gutachten. Ein praktischer Leitfaden. 7. Auflage. Weinheim

Es enthält viele praktische Hinweise zur Gutachtenerstellung. Manchmal liest es sich wie ein Rezeptbuch mit Textbausteinen.

Westhoff, K., Kluck M.L. (2008): Psychologische Gutachten schreiben und beurteilen. 5. Auflage. Heidelberg

Hier wird auch die Rolle des Gutachters und die Untersuchung abgehandelt. Zur Qualifizierung von psychologischen Gutachtern fand ich nur wenig. So schreiben Westhoff/Kluck (2008, 4): „Bei Psychologen, die ein Gutachten erstellen wollen setzen wir das Vordiplomwissen und eine Grundausbildung in psychologisch-diagnostischen Methoden voraus.“ – Sollte das wirklich ausreichen?

Zuschlag, B. (2006): Richtlinien für die Erstellung psychologischer Gutachten. Berlin

Es handelt sich um die Richtlinien der Föderation Deutscher Psychologenvereinigungen.

In strafrechtlichen oder zivilrechtlichen Verfahren erfolgen die Gutachten normalerweise durch Ärzte. Meist wird es sich um die Frage der Zurechnungsfähigkeit handeln. Psychologen werden eher selten in Zweifelsfragen hinzugezogen.

7.2.1 Fahreignungsdiagnostik

Man geht derzeit von einem Anteil von 20% älterer Kraftfahrer in Europa aus. In der S3-Leitlinie wird das Gespräch zur Problematik der Fahrtüchtigkeit bereits in frühen Erkrankungsstadien empfohlen, um einen Verzicht zu erreichen (DGPPN/DGN 2009, 29). Andererseits wird dort von der Erhaltung der Fahrtüchtigkeit auch in leichten Erkrankungsstadien ausgegangen. Die Orientierung, Reaktionsfähigkeit und die Erfassung komplexer Situationen sowie Störungen des räumlichen Sehens werden zur Beurteilung angeführt. Auf die besonderen Einschränkungen der Verhaltenskontrolle, die bei frontotemporalen Demenzen schon früh eintreten, wird gesondert hingewiesen. Einschränkungen infolge von Medikamentenwirkungen werden nicht hervorgehoben. Auf die Aufhebung der Schweigepflicht nach Aufklärung und Gefährdung sowie die Erwägung einer möglichen behördlichen Meldung wird vorsichtig hingewiesen.

Manchmal gibt es Aufträge zur Untersuchung von Behörden, z. B. der Führerscheinstelle. Manchmal stellen Angehörige die Fahrtauglichkeit infrage. Manchmal taucht die Frage auch erst infolge eines Unfalls auf. Bei Fahreignungsdiagnostik ist es wichtig, als „Sachverständiger“ ein außenstehender Beobachter zu bleiben und nicht Partei einer Seite (Fahrer vs. Behörden) zu ergreifen. Grundsätzlich kann man diese Aufgabenstellung auch integriert in einer Ambulanz oder Praxis anbieten. Praktisch ist die Verquickung einer Behandlung mit einer rechtlichen Untersuchung jedoch ein sehr heikles Thema. Es gibt immer wieder Behandlungsabbrüche, wenn das Thema zu forsch angegangen wird. Die Betroffenen verknüpfen mit dem Führerschein ihre Eigenständigkeit und Unabhängigkeit. „Nehmen Sie mir nicht auch das noch weg!“ Andererseits sind Gefährdungstatbestände und Verantwortlichkeiten zu beachten. Die Grenze ist nicht einfach zu ziehen und auch ein Test entbindet den Kliniker im Zweifel nicht von einer Entscheidung. Wegen der Compliance verweisen wir nach Möglichkeit auf externe Untersuchungsmöglichkeiten, um Behandlung und Begutachtung auseinander zu halten.

Forschungsprojekt AGILE

Derzeit läuft ein von der Europäischen Union gefördertes Projekt zur Beurteilung des Fahrverhaltens älterer Kraftfahrer, um einen einheitlichen Standard zu entwickeln. Dabei wird abgestuft untersucht, die Selbsteinschätzung ermittelt, im ersten Schritt ein Papier-und-Bleistift-Verfahren (entsprechend wohl etwa dem d2) benutzt. Bei der Notwendigkeit einer weiteren Untersuchung werden eine eingehende medizinische Untersuchung und eine neuropsychologische Testung durchgeführt (z. B. mit der

TAP-M, die dafür entwickelt wurde). Bei deutlichen Problemen sind Untersuchungen am Fahrsimulator oder eine Fahrprobe zur Prüfung vorgesehen. Es gibt jedoch noch keine validen Kriterien zur Beurteilung der Fahrprobe, wenn auch im AGILE-Projekt ein Protokoll zu verschiedenen Beurteilungskriterien und Operationalisierungen zur Standardisierung entwickelt wird. Dabei kann durch Trainings- und Kompensationsstrategien das Fahrverhalten verbessert und stabilisiert werden (www.agile.iao.fraunhofer.de).

Grundsätzlich kann man die dreigestufte Diagnostik des AGILE-Projektes in Untersuchungen heranziehen. Dabei ist die Demenzabklärung voranzustellen, da bei einer mindestens mittelgradigen Demenz eine Fahrtauglichkeit von vornherein nicht mehr gegeben ist. Es ist jedoch derzeit im praktischen Alltag nicht leicht, Fahrlehrer für eine solche Aufgabe (nach Stufe 3) zu gewinnen.

7.2.2 Waffen

Ähnlich ist die Problematik bei einer waffenrechtlichen Begutachtung. Es sind bei noch einer beträchtlichen Anzahl älterer Menschen Waffen im Besitz. Oft wird das im Zusammenhang mit der Entwicklung einer Demenz nicht bedacht oder nicht thematisiert. Verantwortlich Denkende geben ihre Waffen im Alter eher ab, wenn die Sehfähigkeit oder die Treffsicherheit nachlassen. Aber was ist, wenn jemand dies nicht mehr einschätzen kann? Sein „Sicherheitsbedürfnis“ in den Vordergrund stellt? Was ist, wenn der Überblick bzw. die notwendige Sorgfalt bei Betroffenen verlorengeht? Oder wenn Dritte dadurch an Waffen gelangen können? Hier sollten Experten die Begutachtung übernehmen.

7.2.3 Gutachten zur rechtlichen Betreuung

Gutachten im Bereich des Betreuungsrechts werden häufiger erstellt, jedoch meist durch Ärzte. Selten liefern Psychologen Zusatzgutachten, vielfach grundlegende Befunde für Gutachten. Da wirklich nur in begründeten Ausnahmefällen Zusatzgutachten angefordert werden, sollten diese auch entsprechend sorgfältig mit regelrechten Tests ausgeführt werden und nicht auf der Basis von Screenings. Für die Betroffenen ist eine Unterstützung im Sinne einer Betreuung oft notwendig, jedoch ist es ein einschneidendes Erlebnis, wenn Fremde mitreden, z. B. die Finanzen verwalten, Betroffene gegenüber Behörden oder Dritten vertreten und den Aufenthaltsort oder die Heimeinweisung bestimmen. Daher ist eine gründliche Abklärung und abwägende Befundung notwendig.

8 Fazit und abschließende Wertung

Es gibt keine einfachen Rezepte zur Demenzdiagnostik, selbst dann nicht, wenn eine Demenz offensichtlich ist. Der etwas sarkastische Tipp: „Diagnostizieren Sie eine Alzheimer-Demenz, damit liegen Sie meist richtig", greift nicht. Er verweist aber auf eine verantwortliche Ausschluss- und Differentialdiagnostik, z. B. Leitlinien zur Differentialdiagnose oder die hierarchische Syndromdiagnostik (nach Förstl/Einhäupl, siehe Wallesch/Förstl 2005a, 84, 88).

Leitlinien wurden entwickelt, die ICD-10 ist allgemein anerkannt, aber es gibt keine wirklichen Demenzkonzepte geschweige denn Konventionen in diesem Bereich. Meist sind auch die Differenzierungen der verschiedenen Demenzformen nicht berücksichtigt. Untersuchungen nach neuropsychologischen Gesichtspunkten bieten einen Fortschritt. Auch ist eine regelgemäße Differentialdiagnostik ohne neuropsychologische Erfahrung nicht durchführbar. Testende sollten hinreichende neuropsychologische wie auch gerontopsychologische bzw. gerontopsychiatrische und psychotherapeutische Erfahrungen besitzen. Denn die Erkrankungen unterscheiden sich erheblich, auch wenn sie vielfach einen hirnorganischen Hintergrund haben. In neuropsychologischer Diagnostik werden kognitive Funktionen vor dem Hintergrund physiologischer Korrelate untersucht. Der Alltagsbezug zum Leben von Dementen und den Fragestellungen der Autonomie, des Sich-Zurechtfindens, der Fahrtauglichkeit, aber auch der Notwendigkeit von Betreuungen bzw. Einschränkungen der Selbstbestimmung spielen bei den Tests kaum eine Rolle und manchmal auch nicht in der Diagnostik. Die Abgrenzung von Pseudodemenzen erfordert viel Erfahrung auf diesem Gebiet.

Sowohl in der Praxis der psychologischen und der ärztlichen Demenzdiagnostik wie auch für die Testkonstruktion wären Richtlinien oder Standards sinnvoll. Die American Psychological Association (APA) verabschiedete in den USA eine viel beachtete Qualitätsrichtlinie zur psychologischen Diagnostik, die umgesetzt wird. Dabei gibt es sowohl Qualitätsanforderungen an die Güte der Testverfahren wie auch an die Qualifikation der Testanwender. In Deutschland gibt es zwar die Gütekriterien des Testkuratoriums der Föderation Deutscher Psychologenverbände (und für den Bereich der Arbeits-, Betriebs- und Organisationspsychologie die DIN 33430), jedoch: Wie verbindlich sind diese Kriterien? Auch im Bereich der ABO-Psychologie wird weiter darum gestritten.

Manche Autoren von Demenztests wenden die Grundsätze nicht hinlänglich an. Trotzdem wird nahezu alles gedruckt, verkauft und vielfach genutzt. Eine solche Anhäufung von Einschränkungen bei der Anwendung von Testverfahren habe ich in meiner Arbeit bisher nicht erlebt. Intelligenztests sind dagegen meist recht gut validiert – schon wegen des internationalen Renommees.

Für die psychologische Praxis ist neben der universitären Grundausbildung Einarbeitung und praktische Erfahrung im Fachgebiet erforderlich. Vordiplomswissen der Psychologie ist keinesfalls hinreichend, um Diagnostik durchzuführen oder Begutachtungen zu erstellen, wie dies Westhoff/Kluck (2008, 4) als hinreichend erachten. Zumindest neuropsychologisches Grundwissen und auch praktische Erfahrung in diesem Gebiet sind unabdinglich. Regelmäßige Supervisionen oder gemeinsame kollegiale Fallerörterungen sollten Standard werden. Allerdings ist hier nicht nur die psychologische Diagnostik gemeint. Auch in der ärztlichen Demenzdiagnostik gibt es Bedarf an Qualitätsstandards, die über die Katalogisierung des Vorgehens in der S3-Richtlinie hinausgehen.

Um Standards in der wissenschaftlichen Kriteriumsdefinition und in der Testkonstruktion durchzusetzen, reichen die in die richtige Richtung gehenden Aktivitäten des Testkuratoriums offenbar nicht aus. Aber schnell umsetzbar ist die Forderung nach Datenblättern mit den wichtigsten Angaben zu den Tests, wenn die Testverlage mitspielen. Tests regelgerecht zu normieren, wird dagegen lange dauern, selbst bei bestem Bemühen. Vor allem bei den verbreiteten Screeningverfahren gibt es dringenden Handlungsbedarf. Da die Verfahren jedoch breit eingeführt sind, werden sowohl Testautoren als auch einige Nutzer keinen Bedarf sehen, an dieser Praxis etwas zu ändern.

Erst wenn externe Stellen die Ergebnisse auf dieser Basis nicht mehr akzeptieren und eine fundiertere Untersuchung anfordern, könnte sich wohl etwas ändern?

Für Ärzte gibt es gute Zusammenstellungen der Grundsätze und für Verfahren zur fundierten Diagnostik von Wallesch/Förstl (2005) Man sollte untersuchen, wenn es erforderlich ist, und kein Gießkannenprinzip von Screening-Untersuchungen zulassen, nur weil diese jetzt bezahlt werden. Auch würde ich mir wünschen, dass statt „unabänderlicher Zahlen" differenziertere und auch statistisch fundiertere Verfahren eingesetzt würden. Noch schneller, noch öfter und noch billiger zu „Ergebnissen" zu kommen, wird wohl oft den Menschen nicht mehr gerecht. Und um das Konkurrenzargument zwischen Ärzten und Psychologen zu bedienen: Qualifizierte Psychologen können den Bedarf an fundierter Frühdiagnostik kapazitätsmäßig wohl kaum abdecken. Dennoch ist zur Verständigung eine bessere Kooperation und Vernetzung der ärztlichen und psychologischen Praktiker vonnöten.

Für die Praxis ist also eine verantwortliche Testanwendung, Befundung und Diagnostik anzustreben, die die Güte der Normierungen und die wirklich validierten Einsatzfelder berücksichtigt.

Zum Abschluss noch ein Tipp für Einsteiger: Nach sinnvollen Testrepertoires wird immer wieder gefragt. Es ist jedoch klar, dass die spezifische Auswahl von Verfahren immer auf den konkreten Probanden, seine Fähigkeiten und spezifischen Defizite bezogen sein muss. Daher kann es keine Rezepte geben, sondern nur den Vorschlag, das eigene Repertoire, mit dem der Untersucher arbeitet, an die Erfordernisse der Probanden anzupassen.

9 Anhang

9.1 Glossar

Im Buch werden spezielle Fachworte verwendet, die wissenschaftlich definiert sind, um sich eindeutig zu verständigen. Natürlich kann man alles auch „auf Deutsch" sagen. Im Umgang mit den Patienten ist dies auch unabdinglich. Das, was Spezialisten jedoch über viele Seiten detailliert definierten, kann man nicht hinreichend durch Umschreibungen ersetzen. So ist dieses Glossar eine Möglichkeit, die Lesbarkeit auch für Nichtfachleute zu verbessern.

- Erkrankungsformen sind ausführlich in Kapitel 2 erläutert. Daher habe ich sie hier nicht nochmals aufgeführt.
- Die Tests werden ausführlich in den Kapiteln 4.3 bis 4.6 besprochen. Zudem ist hinter dem Literaturverzeichnis ein Testverzeichnis angeführt, an dem man sich gut orientieren kann.
- Spezielle statistische Kennwerte im Rahmen eines Glossars hinreichend zu definieren oder griffig zu erklären, ist nicht möglich. Hier verweise ich auf die – zugegebenermaßen schwer verständlichen – Fachbücher zur multivariaten Statistik und zur Testkonstruktion.

Aß1-42-Peptid: medizinischer Demenzmarker im Liquor (Hirnwasser).
Adaptation: Anpassung (sich der Umwelt anpassen) → siehe Assimilation.
ätiologisch: ursächlich, betrifft die Ursachen einer Erkrankung.
Affektinkontinenz: Unfähigkeit zur Kontrolle von Affektäußerungen; bei hirnorganisch bedingten Erkrankungen.
Aggravation: betonte, verstärkte Darstellung von Krankheitssymptomen.
Agnosie, agnostisch: Unfähigkeit, etwas zu erkennen; kann die Sinne betreffen (z. B. Seelenblindheit), aber auch die Unfähigkeit zur Krankheitseinsicht – diese ist hier organisch bedingt.
Akinese: relative Bewegungslosigkeit.
Alertness: basale Aufmerksamkeit bzw. Aktivierung der Aufmerksamkeit.
altersassoziiert: mit dem Alter verbunden.
Altersregression: (statistisch) Rückbildung von Fähigkeiten im Alter.
Amnesie, amnestisch: Gedächtnisstörung; Gedächtnisverlust.
Amyloid: pathologische Veränderung von Eiweißkörpern (Proteine), die sich im Gewebe ablagern; inzwischen wird die antimikrobielle Wirkung von Amyloiden untersucht.

anterograd: zeitlich oder örtlich nach vorn gerichtet; anterograde Amnesie bedeutet eine Störung der Neugedächtnisbildung.

Apathie: Teilnahmslosigkeit, energiereduziert.

Aphasie, aphasisch: Sprachstörung aufgrund einer erworbenen Hirnschädigung, meist linksseitig.

Apraxie, apraktisch: aufgrund einer Hirnschädigung nicht mehr adäquat handeln können.

Arbeitsgedächtnis: Teil der Aufmerksamkeit; Umschreibung für einen Kurzzeitspeicher mit vier Unterteilungen: zentrale Exekutive, phonologische Schleife, räumlich-visueller Notizblock, episodischer Puffer; früher Kurzzeitgedächtnis genannt.

Assimilation: Anpassung (sich die Umwelt anpassen), in sich aufnehmen → siehe Adaptation.

assoziativ: durch gedankliche Verbindungen verknüpft.

autosomal dominant: im genetischen Erbgang wird ein Merkmal direkt vererbt.

Basalganglien: Gebiete von „Kernen“ unterhalb der Großhirnrinde; sind in exekutive Leistungen einbezogen; Teil des extrapyramidalmotorischen Systems.

Bradykinese: verlangsamte Bewegungen.

Bradyphrenie: Verlangsamung von Denkabläufen.

Cingulärer Cortex: Vermittlung zwischen kognitiven und emotionalen Funktionen, Aufmerksamkeitssteuerung und -leitung, bei emotionaler Schmerzwahrnehmung u. a. m. (je nach Gebiet); Teil des Limbischen Systems.

Choreatische Hyperkinesien: Formen der Bewegungsunruhe, die bei Chorea Huntington auftritt.

Chunks: kleine „Informationspäckchen“ im Arbeitsgedächtnis; Begrenzung auf 7 ± 2 Einheiten.

Core-Test: immer wieder verwandtes Kernstück einer Untersuchung.

Cortex: Großhirnrinde.

Cut-off-Wert: Ein einfacher Grenzwert zur Unterscheidung zwischen Werten (z. B. „normal“ und „dement“) wird angegeben. Meist wird eine Fehlzuordnung zu den Gruppen nicht bedacht.

Deduktion: Schlussfolgerung, aus einer Theorie ableiten und an der Wirklichkeit überprüfen.

degenerativ: sich zurückentwickeln.

deklaratives Wissen: Wissen, etwas zu wissen.

Diskriminanzanalyse: ein mehrdimensionales Klassifikationsverfahren aus der multivariaten Statistik.

Diskursverständnis: linguistischer Begriff zum Sprechen im Kontakt mit Sequenzen von Rede und Antwort u. a. m.

Distraktion: Einfügung eines Ablenkungsreizes oder einer Fehleralternative in eine Lernaufgabe, um das wirklich Gelernte und nicht nur nebenbei Erschlossene zu prüfen.

divergent: verschiedenartig.

divergentes Denken: spielerische Art des kreativen Denkens, um neue Problemlösungen zu finden, die sich nicht logisch ergeben.

Dysarthrie: Sprechstörungen aufgrund von Hirnschädigungen; genauer Dysarthropneumophonie genannt.

Dysexekutives Syndrom: verschiedene Störungsbilder bei Frontalhirnschädigungen; betreffen oft die Handlungsplanung und geregelte systematische Durchführung, die Umstellungsfähigkeit, die Antriebssteuerung, die Impulskontrolle, Kritikfähigkeit, Soziabilität u. a. m.

Dysfunktion: Funktionsstörung.

Dyskinesie: Bewegungsstörungen, hier bei Morbus Parkinson oder nach Neuroleptikagabe.

Dystonie, dyston: bestimmte hirnbedingte Bewegungsstörungen.

elaboriert: ausgearbeitet.

Encodierung: Einspeicherung, aber auch Verknüpfung von Informationen.

entorhinaler Cortex: Hirngebiet (Broca-Areal 28); dient dem (deklarativen) Lernen, der räumlichen „Navigation", der Zeitplanung; Teil des Limbischen Systems.

Epidemiologie: Lehre vom Auftreten, der Häufigkeit, den Entstehungsursachen von Krankheiten.

episodisches Gedächtnis: Hier geht es um das Gedächtnis für persönlich Wichtiges, z. B. biografische Erlebnisse aus dem eigenen Leben.

exekutive Funktionen: Handlungsplanung und Monitoring, Verhaltenssteuerung; wirken sich auch stark auf unser Sozialverhalten aus.

Extraversion: Persönlichkeitseigenschaft eines eher nach außen gewandten Charakters (Anregung durch äußere Einflüsse).

Faktorenanalyse: multivariates statistisches Verfahren, aus vielen Messwerten (Punktwolken) auf zugrundeliegende latente Faktoren zu schließen, sie zu berechnen; beispielsweise Intelligenzfaktoren, Persönlichkeitsfaktoren.

kognitive Funktionen: geistige Leistungen im Zusammenhang mit „Denken"; Aufmerksamkeit, Wahrnehmungsfähigkeit, Sprache, abstraktes Denkvermögen, Gedächtnis, Handlungsplanung sowie exekutive Funktionen gehören dazu.

Glukoseutilisation: Glukoseausnutzung, Glukoseverwertung.

Hemisphäre: hier: Gehirnhälfte.

Hippocampus: Teil des Limbischen Systems; u. a. mit Langzeitgedächtnisaufgaben und räumlicher Navigation beschäftigt.

Hypertonie: Bluthochdruck.

ideatorische Apraxie: Störungen des Handlungsentwurfs (Handlungsabfolge, z. B. Brief versandfertig machen).

ideomotorische Apraxie: Störungen der Handlungs- bzw. Bewegungssteuerung („Pfeifen Sie!", „Zeigen Sie zuerst auf die Decke, dann auf den Boden.")

IGeL: individuelle Gesundheitsleistungen; Ärzte dürfen diese gesetzlich versicherten Patienten als selbst zu bezahlende Zusatzleistung anbieten.

implizites Gedächtnis, implizites Lernen: alles, was nicht bewusst gespeichert, aber doch erlebt wurde; Fertigkeiten, die durch Übung erworben werden, gehören z. B. dazu – wie etwa Tanzen. Gedächtnisinhalte, die am Arbeitsgedächtnis (der bewussten Aufmerksamkeit) vorbei sozusagen direkt gespeichert wurden.

Infantilisieren: unselbstständig machen, verkindlichen.
Inhibition: neuronale Hemmung.
Instruktion: Anweisung, wie man etwas durchführen soll; bei Tests sind die Testinstruktionen meist wortwörtlich festgelegt, damit alle die gleichen Testbedingungen haben.
insulärer Cortex: Wahrnehmung von Körpergefühlen; in der perisylvischen Falte (seitliche Großhirnrinde).
Interferenzanfälligkeit: Überlagerung von Gedächtnisinhalten durch andere Informationen; führt zu Verwechslungen.
intermediär: dazwischen liegend; vermittelnd.
intermediäres Gedächtnis: Merken für Stunden; diese Gedächtnisform wird zwischen dem Arbeitsgedächtnis und dem Langzeitgedächtnis angesiedelt.
Intonation: linguistisch: Sprachmelodie.
inzidentell: unbeabsichtigtes implizites Lernen im Handeln.
Inzidenz: Maßzahl der Epidemiologie; Anzahl der Neuerkrankungen in einem Jahr.
Ischämie: Schädigung von Zellen durch eine Minderdurchblutung, hier Hirnischämie, tritt die Ischämie nur kurzzeitig auf, ist sie reversibel. Hält sie an, stirbt das betroffene Gewebe ab.
Kausalattribution: Man schreibt einer Leistung oder einem Verhalten Ursachen zu, die meist zu kurz gegriffen, zu stark vereinfachend sind.
kognitiv: das Denken, Denkvorgänge betreffend.
Komorbidität: Doppel- oder Mehrfacherkrankungen.
Konkordanz: Übereinstimmung; statistische Kenngröße.
Konsolidierung: Festigung von Gedächtnisinhalten; die Kategorisierung und Einordnung von Informationen.
Konstrukt, hypothetisches: Theorien, Erklärungen oder Annahmen zu beobachtbarem Verhalten.
Korrelat: mehrere gleichsinnige Befunde bei einer Erkrankung; z. B. können ein Laborwert und ein körperlicher Untersuchungsbefund in dieselbe Diagnoserichtung weisen.
korreliert: miteinander verbunden (statistisch)
kristalline Funktion: durch Lernen oder die Umwelt erworben.
Läsion: Verletzung.
larviert: versteckt (hinter einer Larve, einer Maske).
lexikalisches Gedächtnis: erlerntes Wissen, „Weltwissen" genannt, auch semantisches Gedächtnis.
limbisches System: wird als emotionales Gehirn mit instinktiv wirksamen Reaktionen bezeichnet; es ist auch für die Motivation zuständig. Die Verbindung läuft vom Hirnstamm über den Hypothalamus zum Limbischen System und über den Thalamus zur Großhirnrinde. Dabei läuft die emotionale Verarbeitung parallel und verknüpft zur bewussten kognitiven Verarbeitung.
Liquor: Hirnflüssigkeit (umgibt das Gehirn und das Rückenmark).
luzid(e): eindeutig, klar; „ein lichter Moment".
Marker: ein Merkmal, das auf etwas anderes hinweist.
Mikroglia: körpereigene Immunzellen, deren Beteiligung am Nervenzelluntergang bei Alzheimer (im Tierversuch) diskutiert wird.

Mild Cognitive Impairment (MCI): eine Zwischenform zwischen normalen Leistungen im Alter und einer leichten Demenz. Fachleute streiten darum, ob es eine Vorstufe einer demenziellen Entwicklung ist.

Mind Map: eine Arbeitstechnik zur assoziativen Erschließung und übersichtlichen Darstellung eines Arbeitsgebietes; „Gedankenkarte".

Mnestik, mnestisch: Gedächtnis, auf das Gedächtnis bezogen.

Modalität: Sinnesformen; hier werden die verschiedenen Sinnesmodalitäten wie das Sehen, Hören, Tasten, Riechen usw. angesprochen.

Monitoring: Beobachtung oder Erfassung von Vorgängen, um diese im Bedarfsfall in eine gewünschte Richtung zu lenken; Monitoring gehört zu den exekutiven Funktionen.

Morphem: linguistisch: Worteinheit.

multimorbid: an verschiedenen Krankheiten gleichzeitig leiden; mit zunehmendem Alter kommt dies öfter vor.

Mutismus: Gehemmtheit, Zurückgezogenheit, Schweigen, Kontaktaufnahme stark reduziert, oft mit Ängsten verbunden; gibt es auch bei Depressionen.

neurofibrillär: eine Bezeichnung für spezielle pathologische Ablagerungen von Proteinen (Eiweißkörpern, Neurofibrillen) in bestimmten Hirnregionen.

nicht deklarativ: Gedächtnisformen, die nicht direkt dem Bewusstsein zugänglich sind; das prozedurale Gedächtnis gehört dazu.

Nivellierung: Abbau von Unterschieden, etwas gleichmachen (gleich erscheinen lassen).

Objektivität: in der Testtheorie die Forderung, dass verschiedene Untersucher nach gleichen Vorgaben handeln, die Auswertungen zu den gleichen Ergebnissen führen.

Operationalisierung: eine Ableitung aus einer Theorie oder aus theoretischen Konstrukten, um etwas messbar zu machen; so kann man z. B. nicht rückwirkend messen, wie intelligent ein dementer Mensch einmal war. Man benutzt den beruflichen Erfolg (höchste erreichte Stufe) als Indikator, Hinweis.

orthostatisch: betrifft die Kreislaufregulation.

Paradigma: ein aus verschiedenen Theorien hervorgehendes konsensfähiges Modell in der Psychologie; es geht um modellhafte Vorstellungen, die der Anschauung dienen und auf neue Situationen angewandt werden können.

Parameter: Rahmenbedingungen, Grundvoraussetzungen.

Paraphasien, phonematische: lautliche Veränderung von Worten, etwa durch Umstellung von Wortteilen, Auslassungen.

Paraphasien, semantische: sinnentstellte, fehlerhafte Benutzung von Worten.

parenteral: direkte Gabe von Medikamenten, Nährlösungen und Ähnlichem unter Umgehung des Magen-Darm-Traktes, z. B. per Infusion.

Performance, Performanz: Leistungsniveau bzw. Verhalten, das durch Lernen erreicht bzw. erworben wird.

perisylvisch: um die seitliche Hirnfurche herum.

Perseveration: beständige Wiederholung von Silben, Worten oder Bedeutungsinhalten.

perzeptuell: durch Wahrnehmung; hier: perzeptuelles Gedächtnis: (Wieder-) Erkennen von Reizen, Aha-Effekt.

PET: Positronen-Emissions-Tomographie; bildgebendes nuklearmedizinisches Untersuchungsverfahren in der Hirnforschung.
pharmakosensibel: hier: Tests, deren Ergebnisse sich unter bestimmter Medikation verändern; vor allem bei Aufmerksamkeitstests und beruhigender Medikation.
Phonem: linguistisch: Sprachlaut, Buchstabe.
phonologische Schleife: Teil des Arbeitsgedächtnisses; kurzfristige Speicherung verbaler Informationen.
Phospho-Tau: medizinischer Demenzmarker im Liquor (Hirnwasser).
Phrase: linguistisch: Satzeinheit.
post mortem: lateinisch: nach dem Tode.
postulieren: eine These aufstellen oder vertreten.
Prämisse: eine Annahme voraussetzen.
prämorbid: Veränderungen, die schon vor einer Erkrankung beim Patienten sichtbar werden.
Prävalenz: Anzahl der zu einem Zeitpunkt Erkrankten; Maßzahl der Epidemiologie.
Priming: Vieles wird nicht bewusst wahrgenommen, jedoch gemerkt. Es bewirkt u. a., dass man später andere, ähnliche Reize leichter wahrnehmen kann.
probabilistisch: statistisch wahrscheinlich.
Proband: Der Mensch, der von Psychologen getestet oder untersucht wird, wird auch Testperson genannt.
prodromal: einer Erkrankung vorausgehend.
progredient: fortschreitend (im Krankheitsverlauf).
Proposition: linguistische Bedeutungseinheit.
Prosodie: linguistisch: Sprachakzent.
prospektives Gedächtnis: Planung und spätere Durchführung von beabsichtigten Handlungen (z. B. Termine oder die Einnahme von Medikamenten einhalten).
prozedurales Gedächtnis: Gedächtnis für Abläufe; Radfahren gehört z. B. dazu, aber auch, sich geografisch zurechtzufinden.
Psychometrie: Methodik und Theorie des Messens psychischer Vorgänge.
Quellengedächtnis: u. a., dass man weiß, woher man etwas weiß.
räumlich-visueller Notizblock: Teil des Arbeitsgedächtnisses, kurzfristige Speicherung visueller Informationen.
randomisiert: nach dem Zufallsprinzip zusammengesetzt.
regressiv: sich zurückbildend.
Reliabilität: Zuverlässigkeit einer Messung, Reproduzierbarkeit.
REM, REM-Schlaf: rapid eye movement; Schlafphasen, in denen die geschlossenen Augen heftig bewegt werden, oft mit Träumen verbunden.
repräsentative Stichprobe: Die Zusammenstellung einer Stichprobe soll ein maßgebliches, wirklichkeitsgetreues Abbild der Grundgesamtheit darstellen.
Resilienz, Resilienzfaktoren: (inner-)psychische Schutzfaktoren (nach Antonovsky); diese werden bei Menschen angenommen, die sich trotz äußerer Bedrohungen sehr positiv entwickeln; Gegenbegriff: Vulnerabilität.

retrograd: rückwärts, zurückliegend.
retrograde Amnesie: Ereignisse vor einem bestimmten Zeitpunkt (oft: Unfall) können nicht mehr erinnert werden.
retrospektives Gedächtnis: Erinnerungen abrufen können.
Rigidität: starrer, zwanghafter Persönlichkeitszug.
Rigor: Muskelstarre, passive Beweglichkeitseinschränkung mit Zahnradphänomen.
Score: ein diagnostischer Zahlenwert.
Screening: Übersichtsartige Untersuchung.
semantisches Gedächtnis: siehe lexikalisches Gedächtnis, lexikalisches Wissen, Wissen von der „Welt".
semistandardisiert: halbstandardisiert.
Sensomotorik: Zusammenspiel von Wahrnehmung und motorischer Leistung.
sequenziell: in verschiedene Abfolgen unterteilt, hintereinander wie Perlen auf einer Kette.
Somnolenz, somnolent: Benommenheit, leichte Bewusstseinseintrübung.
Soziabilität: eine Eigenschaft, gesellig und umgänglich im Kontakt zu sein, mit anderen wirkungsvoll zusammenzuarbeiten, sich in eine Gemeinschaft einpassen.
Speed-Faktoren: Geschwindigkeit einer Bearbeitung, Ausdruck einer Komponente von Intelligenz.
Speed-Test: Leistungstest mit Zeitfaktor, die Aufgaben sollen möglichst schnell gelöst werden; z. B. die Informationsverarbeitungsgeschwindigkeit.
Standardabweichung: statistischer Begriff für den mittleren Fehler.
Standardmessfehler: ein fachlich statistischer Kennwert zur Messgenauigkeit (Reliabilität): die positive Wurzel aus der Fehlervarianz (Fehlerabweichung).
Standardnormalverteilung: statistische Annahme über die Verteilung von Testwerten in einer Stichprobe; sie setzt ein hohes Skalenniveau voraus und eine symmetrische Verteilung der Testwerte um einen Mittelpunkt.
Stigma: soziologisch für unerwünschte Andersartigkeit von Menschen, die dann mit Vorurteilen und Benachteiligungen zu kämpfen haben.
Stigmatisierung: Abwertung, soziale Benachteiligung bis hin zur Ächtung durch negativ bewertete Merkmale einer Gruppe.
Stimulusexposition: jemanden einem Reiz aussetzen, z. B. jemanden mit seiner Angst konfrontieren; neutral: die Reaktion auf einen Hinweisreiz messen.
Stupor: verlangsamte Reaktionen bei wachem Bewusstseinsgrad; die Betroffenen wirken unbeweglich.
Subtest: Untertest.
supranukleäre Blickparese: neurodegenerative Erkrankung, bei der vor allem Nervenzellen der Basalganglien vorzeitig altern; dadurch ist u. a. die Koordination und Initiierung von Bewegungen beeinträchtigt.
Syndrom: Bild von charakteristischen Symptomen für eine Erkrankung.
Syntax: linguistisch: Reihenfolge von Worten.
Tau-Protein: medizinischer Demenzmarker im Liquor (Hirnwasser).
Testfairness: Alle Testpersonen sollen eine gleiche Chance bekommen; bestimmte Gruppen sollen nicht benachteiligt werden.

Thiamin: Vitamin B1, ein „Stimmungsvitamin".
Transfer: Übertragbarkeit von Leistungen auf neue Aufgaben, gilt als Indikator für erfolgreiches Lernen.
Tremor: unwillkürliches Muskelzittern.
Trennschärfe: Unterscheidbarkeit (von Gruppen); mit welcher Wahrscheinlichkeit kann man jemanden mittels eines Tests richtig zuordnen (z. B. gesund – krank, dement – nicht dement); Eindeutigkeit von Diagnosen.
Validität: Feststellung, ob man das misst, was man messen will.
Varianz, interindividuelle: messbare Unterschiede zwischen Menschen, z. B. in Leistungen; statistischer Begriff für die mittlere Abweichung.
vaskulär: die Blutgefäße betreffend.
Vigilanz: Daueraufmerksamkeit.
visuokonstruktiv: etwa „räumlich-handlungsbezogen".
visuospatial: visuell-räumlich.
Vulnerabilität: Verletzbarkeit; Gegenbegriff: Resilienz.
Zeitgitter: Zeitempfinden, Zuordnung der Zeit zu Ereignissen; bei Dementen ist oft die zeitliche Zuordnung von Ereignissen nicht mehr möglich. Dabei wird Neues zuerst vergessen. Ereignisse aus der Kindheit dagegen können oft noch lange erinnert werden.
zentrale Exekutive: zur Steuerung und Organisation der Aufmerksamkeit bzw. Informationsverarbeitung.

9.2 Literatur

Aebi, C. (2002): Validierung der neuropsychologischen Testbatterie CERAD-NP. Eine Multi-Center Studie. Dissertation,, Basel, http://edoc.unibas.ch/diss/DissB_6279, 30.4.10

Amelang, M., Schmidt-Atzert, L. (2006): Psychologische Diagnostik und Intervention. 4. Aufl. Springer, Heidelberg, Berlin

American Psychiatric Association (1996): Diagnostisches und Statistisches Manual Psychischer Störungen (DSM-IV), Hogrefe, Göttingen

Arroll B. et al. (2005): Effect of the addition of a "help" question to two screening questions on specificity for diagnosis of depression in general practice: diagnostic validity study. BMJ, doi: 10.1136/bmj.38607.464537.7C (published 15 September 2005)

Baumann, T. (2008): Voraussage einer Alzheimer Demenz: Erhöhtes Phospho-Tau als Konversionsmarker bei MCI. Info Neurologie & Psychiatrie 6/2, 25–26.

– (2008a): Parkinson-Demenz und Demenz mit Lewy-Körperchen: Zwillinge mit Besonderheiten. Info Neurologie & Psychiatrie 6/3, 11–13

–, Tolnay, M., Monsch, A. U. (2009): Primär progressive Aphasie: Erinnern ohne Sprache. Schweizerisches Medizin Forum 9/37, 646–649

Benke, Th. (2007): Kognitive Leistungen bei vaskulären Demenzen. Focus Neurogeriatrie 1, 22

Berres, M., Zehnder, A., Bläsi, S., Monsch, A. U. (2009): Evaluation of diagnostic scores with adjustment for covariates. Statistics in Medicine 2008, 27/10, 1777–90

Bickel, H. (2001): Demenzen im höheren Lebensalter: Schätzungen des Vorkommens und der Versorgungskosten. Zeitschrift für Gerontologie und Geriatrie 34/2, 108–114

– (2003): Epidemiologie psychischer Störungen im Alter. In: Förstl, H. (Hrsg.), (2003), 11–26

–, Förstl, H. (2009): Verwirrtheitszustände. In: Förstl, H. (Hrsg.), (2009), 155–170

Birbaumer, N., Schmidt, R. F. (1996): Biologische Psychologie. 3. Aufl. Springer, Berlin

Bläsi, S., Zehnder, A. E., Berres, M., Taylor, K. I., Spiegel, R., Monsch, A. U. (2009): Norms for Change in Episodic Memory as a Prerequisite for the Diagnosis of Mild Cognitive Impairment (MCI). Neuropsychology 23/2, 189–200

Boerner, K. (2004): Das psychologische Gutachten. Ein praktischer Leitfaden. Psychologie Verlags Union, Weinheim

Boldt, H.-J. (2008): Das idiopathische Parkinson-Syndrom ist nicht nur eine Bewegungsstörung. KV-Blatt der KV Berlin 12, 34–37

Bohlken, J. (2007): Versorgung von Demenzkranken – Kognitives Training in der Schwerpunktpraxis. Neurotransmitter 11, 18–20

Brand, M., Markowitsch, H. J. (2004): Lernen und Gedächtnis. http://www.uni-duesseldorf.de/MathNat/Biologie/Didaktik/de/forschung/gehirn/doc/markowits.pdf, 30.4.10

Braun, S. (2002): Erfassung depressiver Störungen in der Primärversorgung: Validität des Brief Patient Health Questionnaire (B-PHQ) und des General Health Questionnaire (GHQ-12). Dissertation, LMU München: Medizinische Fakultät

Bronisch, Th. (2003): Persönlichkeitsstörungen. In: Förstl, H. (Hrsg.), (2003), 476–483

Brüne-Cohrs, U., Juckel, G., Schröder, S. G. (2007): Qualität der Demenzdiagnostik im Seniorenheim. Zeitschrift für ärztliche Fortbildung u. Qualität im Gesundheitswesen 101/9, 611–615

Calabrese, P., Förstl, H. (2009): Gedächtnisfunktionen und Gedächtnisstrukturen. In: Förstl, H. (Hrsg.), (2009), 9–22

–, Förstl, H. (2009a): Wernicke-Korsakow-Syndrom und anderer amnestische Syndrome. In: Förstl, H. (Hrsg.), (2009), 141–154

von Cramon, D. Y., Mai, N., Ziegler, W. (Hrsg.) (1995): Neuropsychologische Diagnostik. Chapman & Hall, London

Csoti, I., Fornadi, F. (2006): Demenz bei Morbus Parkinson. Parkinson.web.de (Gertrudis-Klinik Biskirchen und Deutsche Parkinson-Vereinigung)

Danek, A., Wekerle, G., Neumann, M. (2009): Pick-Komplex und andere fokale Hirnatrophien. In: Förstl, H. (Hrsg.), (2009), 123–139

Daseking, M., Petermann, F. (2006): Anamnese und Exploration. In: Petermann, F., Eid, M. (Hrsg.). Hogrefe, Göttingen, 242–250

Davidson, J. E., Irizarry, M. C., Bray, B. C., Wetten, S., Galwey, N., Gibson, R., Borrie, M., Delisle, R., Feldman, H. H., Hsiung, G. Y., Fornazzari, L., Gauthier, S., Guzman, D., Loy-English, I., Keren, R., Kertesz, A., St. George-Hyslop, P., Wherrett, J., Monsch, A. U. (2009): An exploration of cognitive subgroups in Alzheimer's disease. Journal of the International Neuropsychological Society 4, 1–11

Dellenbach, M., Assal, F., Bopp, I., Büla, Ch., Monsch, A. U., Müri, R., Mustovic, H., Wollmer, A. (2008): Mild Cognitive Impairment – Früherkennung und Therapieoptionen. Leading Opinions. Neurologie & Psychiatrie 4, 32–34

DGPPN, DGN (Hrsg.) (2009): S3-Leitlinie „Demenzen“. www.dgn.org/images/stories/dgn/pdf/s3_leitlinie_demenzen.pdf, 23.11.2009

Diener, H.-C., Putzki, N. (Hrsg.) (2008): Leitlinien für Diagnostik und Therapie in der Neurologie. Thieme Verlag, Stuttgart

Dittrich, B. (2008): Wenn Demenztests nicht das messen, was sie sollten. Focus Neurogeriatrie 2/1, 13–15

Dodel, R. (2009): Bei Parkinson Psychopathologie nicht vergessen. In: Neuro-online, Ausgabe vom 24.09.2009

Drabben-Thiemann, G., Hedwig, D., Kenklies, M., von Blomberg, A., Marahrens, A., Hager, K. (2005): Kognitive Leistungssteigerung bei Alzheimer-Erkrankten durch die Anwendung von Brain Gym. CO Med 3, 118–122

Ehrensperger, M. M., Monsch, A. U. (2010): Demenz und Delirium. Therapeutische Umschau 67/2, 84–86

Eichler, K. (nach Aroll, B.): Zwei einfache Fragen zum Depressions-Screening in der Grundversorgung, www.evimed.ch, 30.4.10

Eid, M., Petermann, F.(2006): Aufgaben, Zielsetzungen und Strategien der Psychologischen Diagnostik. In: Petermann, F., Eid, M. (Hrsg.), 15–25

–, Nussbeck, F. W., Lischetzke, T. (2006): Mulitrait-Multimethod-Analsye. In: Petermann, F., Eid, M. (Hrsg.), 332–345

Engel, R., Fast, K. (2007): Klinisch-psychologische und neuropsychologische Testdiagnostik. In: Möller, H. J., Laux, G., Kapfhammer, H. P. (Hrsg.): Psychiatrie und Psychotherapie. Springer, Berlin, 483–501

Fahrenberg, J., Klein, Ch., Peper, M. (1998): Makroskopische und funktionelle Neuroanatomie. Freiburg. www.jochen-fahrenberg.de\Neurobiologische_Grundlagen.pdf, 30.4.10

Fleischmann, U. M. (2000): Gerontoneuropsychologie – Diagnostik, Therapie und Intervention. In: Sturm, W., Herrmann, W., Wallesch, C.-W. (Hrsg.), 663–673

Förstl, H. (Hrsg.) (2003): Lehrbuch der Gerontopsychiatrie und –psychotherapie. Georg Thieme Verlag, Stuttgart

– (Hrsg.) (2009): Demenzen in Theorie und Praxis. Verlag, Heidelberg

– (2009a): Rationelle Diagnostik. In: Förstl, H. (Hrsg.), (2009), 223–232

–, Burns, A., Zerfaß, R. (2003): Alzheimer-Demenz: Diagnose, Symptome und Verlauf. In: Förstl, H. (Hrsg.), (2003), 324–345

–, Kurz, A. Hartmann T. (2009): Alzheimer-Demenz. In: Förstl, H. (Hrsg.), (2009), 43–63

Fooken, I., Zinnecker, J. (Hrsg.) (2007): Trauma und Resilienz. Chancen und Risiken lebensgeschichtlicher Bewältigung von belasteten Kindheiten. Juventa, Weinheim/München

Funke, J., Vaterrodt, B. (2009): Was ist Intelligenz? Verlag C. H. Beck, München

Gatterer, G. (2007): Multiprofessionelles Geriatrisches Assessment. Zeitschrift für Gerontopsychologie & -psychiatrie 20, 2/3, 125–134

Gazzaniga, M. S., Ivry, R., & Mangun, G. R. (2008): Cognitive Neuroscience: The Biology of the Mind. 3., überarbeitete Auflage. W. W. Norton, New York

Geiser, C., Eid, M. (2006): Profilanalyse. In: Petermann, F., Eid, M. (Hrsg.), Hogrefe, Göttingen, 319–331

Gerschlager, W. (2006): Parkinsondemenz. Symptomatik, Diagnostik und Therapie. In: Jatros Neurologie 1, 40–41

Grässlin, Y. (2004): Validierung der deutschen Version des Inventory of Depressive Symptoms (IDS) in einem Selbstbeurteilungsverfahren. Dissertation., Freiburg; http://www.freidok.uni-freiburg.de/volltexte/1322/pdf/FinalDocBib.pdf, 30.4.10

Grimm, C. (2008): Kurztest zur Erfassung kognitiver Leistungen (KKL): Erste Normierung und Validierung. Dissertation., München, http://edoc.ub.uni-muenchen.de/9020/1/Grimm_Corinne.pdf, 30.4.10

Gunzelmann, T., Oswald, W. D. (2002): Gerontopsychologische Diagnostik. In: Maecker (Hrsg.), (2002), 111–123

Gustafson, L., Brun, A. (2003): Frontotemporale Demenzen. In: Förstl, H. (Hrsg.), (2003), 360–371

Gutzmann, H., Frölich, L. (2003): Klinische Untersuchung und Psychometrie. In: Förstl, H. (Hrsg.), (2003), 88–106

Haberl, R. L., Schreiber, A. K. (2009): Morbus Binswanger und andere vaskuläre Demenzen. In: Förstl, H. (Hrsg.), (2009), 65–84

Hartje, W., Poeck, K. (Hrsg.) (2006): Klinische Neuropsychologie. Thieme Verlag, Stuttgart

–, Sturm, W. (2006): Amnesie. In: Hartje, W. Poeck, K. (Hrsg.), 248–295

Hartmann, T., Beyreuther, K. (2003): Therapeutische Perspektiven der Alzheimer-Demenz. In: Förstl, H. (Hrsg.), (2003), 273-278

Hebben, N., Milberg, W. (2009): Essentials of neuropsychological assessment. John Wiley & Sons, Hoboken, New Jersey

Herrmann, M., Wilhelm, H. (2000): Neuropsychologische Begutachtung. In: Sturm, W., Herrmann, W., Wallesch, C.-W. (Hrsg.) 277–288

Herzberg, P. Y., Goldschmidt, S., Heinrichs, N. (2008): TBS-TK Rezension. Beck Depressions-Inventar (BDI-II). Revision. Report Psychologie 33/6, 302–303

Heuft, G., Kruse, A., Radebold, H. (2006): Lehrbuch der Gerontopsychosomatik und Alterspsychotherapie. Ernst Reinhardt Verlag, München

Hock, C., Hüll, M. & Schecker, M. (Hrsg.) (2000): Die Alzheimer Krankheit. Narr, Tübingen

Hornke, L. F. (2006): Testökonomie. In: Petermann, F., Eid, M. (Hrsg.) 434–446

Huber, W., Ziegler, W. (2000): Störungen von Sprache und Sprechen. In: Sturm, W., Herrmann, W., Wallesch, C.-W. (Hrsg.), 462–511

–, Poeck, K., Weniger, D. (2006): Aphasie. In: Hartje, W. Poeck, K. (Hrsg.): Klinische Neuropsychologie. Thieme Verlag, Stuttgart, 93–173

ICD-10 (2008): Internationale Klassifikation psychischer Störungen ICD-10. Kapitel V (F); hrsg. v. Dilling, H., Mombour, W., Schmidt, M. H., Verlag Hans Huber, 2006

Ihl, R. (2003): Tests und Skalen. In Förstl, H. (Hrsg.) (2003), 542–583

Ivemeyer, D., Zerfaß, R. (2006): Demenztests in der Praxis. Ein Wegweiser. 2. Aufl. Urban und Fischer, München

Jäger, R. S. (2006): Diagnostischer Prozess. In: Petermann, F., Eid, M. (Hrsg.), 84–96

–, Petermann, F. (1992): Psychologische Diagnostik. Ein Lehrbuch. 2. Aufl. Psychologie Verlags Union, Weinheim

Jahn, T. (2005): Neuropsychologische Diagnostik. In: Wallesch, C.-W., Förstl, H. (Hrsg.), 91–106

Jens, I. (2009): „Sie können es auch Liebe nennen." Interview mit Mark Olbert, Frankfurter Rundschau am 08.08.2009, 65. Jahrgang, Nr.182, 23–26

Kalbe, E., Kessler, J., Calabrese, P. (2005): Parkinson Neuropsychometric Dementia Assessment (PANDA): Ökonomische Erfassung kognitiver und affektiver Beeinträchtigungen bei dementen Parkinson-Patienten. Aktuelle Neurologie 32, 223

Karnath, H.-O., Sturm, W. (2006): Störungen der Planungs- und Kontrollfunktion. In: Hartje, W. Poeck, K. (Hrsg.), 393–411

Kaufer, D. I., Cummings, J. L., Christine, D., Bray, T., Castellon, S., Masterman, D., MacMillan, A., Ketchel, P., DeKosky, S. T. (1998): Assessing the impact of neuropsychiatric symptoms in Alzheimer's disease: the Neuropsychiatric Inventory Caregiver Distress Scale. J Am Geriatr Soc 46, 210–215

Keller, I., Grömminger, O. (1995): Aufmerksamkeit. In: von Cramon, D. Y., Mai, N., Ziegler, W. (Hrsg.), 65–90

Kerkhoff, G. (2002): Räumlich-perzeptive, räumlich-kognitive, räumlich-konstruktive und räumlich-topographische Störungen. In: Hartje, W., Poeck, K. (Hrsg.), 411–429

Kessler, J., Calabrese,P., Kalbe, E., Berger, F. (2000): DemTect: Ein neues Screening-Verfahren zur Unterstützung der Demenzdiagnostik. Psycho 26, 243–247

–, Kalbe, E. (2000): Gerontoneuropsychologie – Grundlagen und Pathologie. In: Sturm, W., Herrmann, W., Wallesch, C.-W. (Hrsg.), 648–662

Kitwood, T. (2004): Demenz. Der person-zentrierte Ansatz im Umgang mit verwirrten Menschen. 3. Aufl. Verlag Hans Huber, Bern

Knecht, S., Berger, K. (2004): Einfluss vaskulärer Faktoren auf die Entwicklung einer Demenz. Deutsches Ärzteblatt Jg. 101, 31/32, 2185–2189

Krauth, J. (2000): Experimental Design. Elsevier Science, Amsterdam, zitiert nach Wikipedia: de.wikipedia.org/wiki/Validität, 30.4.10

Kressig, R. W., Eyer, S., Gold, G., Henzen, R., Monsch, A. U., Pertoldi, W., Schaefer, J. E., von Gunten, A., Wolf, H. (2009): Empfehlungen zur Diagnose-Eröffnung eines Mild Cognitive Impairment. Hausarzt Praxis 15, 2–3

Krohne, H. W., Hock, M. (2007): Psychologische Diagnostik. Grundlagen und Anwendungsfelder. Kohlhammer, Stuttgart

Kunz, M. (2006): Veränderungen der Schmerzverarbeitung bei Demenzpatienten: subjektive, mimische, motorische und vegetative Indikatoren. Dissertation., Bamberg, http://www.opus-bayern.de/uni-bamberg/volltexte/2006/93/pdf/Diss_doc.pdf, 30.4.10

Laufer, M. E., Godolowski, A. S. (2000): Der neuropsychologische Bericht. in: Sturm, W., Herrmann, W., Wallesch, C.-W. (Hrsg.), 289–299

Lautenschläger, N. T., Kurz, A. (2009): Gedächtnissprechstunden (Memory-Kliniken). In: Förstl, H. (Hrsg.), (2009), 311–325

Lawton, M. P., Brody, E. M. (1969): Assessment of older people: self-maintaining and instrumental activities of daily living. Gerontologist 9, 179–186

Lehfeld, H., Erzigkeit, H. (2005): Die Störungsgradsensitivität des SKT. Ein Literaturüberblick. Zeitschrift für Gerontopsychologie und -psychiatrie 18/3, 131–141

Lehrner, J., Pusswald, G., Fertl, E., Kryspin-Exner, I., Stubreither, W. (Hrsg.) (2006): Klinische Neuropsychologie. Grundlagen – Diagnostik – Rehabilitation. Thieme Verlag, Wien/New York

–, Bodner, Th., Bal-Bianco, P., Schmidt, R. (2006): Demenzsyndrome. In: Lehrner et al. (Hrsg.), 327–346

–, Brenner-Walter, B. (2006): Gedächtnisstörungen. In: Lehrner et al. (Hrsg.), 455–474

Lezak, M. D. (1995/2004): Neuropsychological Assessment. Oxford Classical Texts, New York/Oxford. Neuauflage (2004) bearb. v. Howieson, D. B., Lezak, M. D., Loring, D. W.

Lienert, G. A., Raatz, U.(1998): Testaufbau und Testanalyse. Psychologie Verlags Union, Weinheim

Maercker, A. (2002, Hrsg.): Alterspsychotherapie und klinische Gerontopsychologie. Springer, Berlin

Markowitsch, H. J., Calabrese, P. (2003): Neuropsychologie des Gedächtnisses. In: Förstl, H. (Hrsg.), (2003), 75–86

– (2009): Das Gedächtnis. Entwicklung, Funktionen, Störungen. Verlag C. H. Beck, München

Marneros, A. (2004): Das Neue Handbuch der Bipolaren und Depressiven Erkrankungen. Springer, Stuttgart

Matthes-von Cramon, G., von Cramon, D. Y. (2000): Störungen exekutiver Funktionen. In: Sturm, W., Herrmann, W., Wallesch, C.-W. (Hrsg.), 392–410

Mc Shane, R., Gedling, K., Keene, J., Fairburn, C., Jacoby, R., Hope, T. (1998): Getting Lost in Dementia: A Longitudinal Study of a Behavioral Symptom. International Psychogeriatrics 10/3, 253–260

Meißner, Th. (2007): Halluzinationen bei M. Parkinson? Dann ist das Demenzrisiko hoch. Ärzte Zeitung 12.01.2007

Mielke, R., Heiss, W. D. (2003): Vaskuläre Demenzen. In: Förstl, H. (Hrsg.), (2003), 346–359

Möller, H. J., Engel, R. & Hoff, P.(Hrsg.) (1996): Befunderhebung in der Psychiatrie. Negative Symptomatik, Lebensqualität und andere neue Entwicklungen. Springer, Wien

Mohs, R. C., Rosen, W. G., Davis, K. L. (1983): The Alzheimer Disease Assessment Scale: An instrument for assessing treatment efficacy. Psychopharmacology Bulletin 19, 448–450

Monsch, A. U., Kressig, R. W. (2010): Specific care program for the older adults: Memory Clinics. European Geriatric Medicine; 1(2): 128–131

Moosbrugger, H., Schermelleh-Engel, K. (2006): Faktorenanalyse. In: Petermann, F., Eid, M. (Hrsg.), 304–317

–, Höfling, V. (2006): Teststandards. In: Petermann, F., Eid, M. (Hrsg.), 407–419

–, – (2006): Testdurchführung und -auswertung. In: Petermann, F., Eid, M. (Hrsg.), 449–456

Mühlig, S., Petermann, F. (2006): Grundprinzipien multimethodaler Diagnostik. In: Petermann, F., Eid, M. (Hrsg.), 99–108

Paulsen, S. (2009): Gedächtnis aus neurowissenschaftlicher Sicht. In: http://www.gedaechtnismanagement.de/Images/Ged%E4chtnis%20aus%20neurowissen schaftlicher%20Sicht%20Alter.pdf, 1–10

Pausch, J. Wolfram, H. (1997): Vergleich psychodiagnostischer Verfahren zur Demenz- und Abbaudiagnostik. In: Der Nervenarzt 68/8, 538–546

Perels, F., Löb, M., Schmitz, B. (2006): Einzelfalldiagnostische und -analytische Ansätze. In: Petermann, F., Eid, M. (Hrsg.), 358–368

Perneczky, R. G. (2004): Kurze kognitive Tests: Validierung dreier neuropsychologischer Werkzeuge in der Diagnostik der leichten kognitiven Beeinträchtigung und der leicht- bis mittelgradigen Demenz bei Alzheimer-Krankheit. Dissertation, München

Petermann, F., Eid, M. (Hrsg.) (2006): Handbuch der Psychologischen Diagnostik. Hogrefe Verlag, Göttingen

Poeck, K., Hartje, W. (2006): Demenz. In: Hartje, W. Poeck, K. (Hrsg.), 423–434

Prosiegel, M. (2006): Neuropsychologische Störungen und ihre Rehabilitation. Pflaum Verlag München

PSYNDEX – Zentrum für Psychologische Information und Dokumentation der Universität Trier (2009): Verzeichnis Testverfahren. 16., aktualisierte Aufl. In: http://www.zpid.de/pub/tests/verz_teil1.pdf, 30.4.10

Radebold, H. (Hrsg.) (2003): Kindheit im 2. Weltkrieg und ihre Folgen. Psychosozial, 26:92; 1–104

Ransmayr, G., McKeith, I. (2003): Demenzen mit Lewy-Körperchen und andere neurodegenerative Basalganglienerkrankungen. In: Förstl, H. (Hrsg.), (2003), 372–384

Rehm, M. M. (2004): Die Huntigtonsche Krankheit. Eine epidemiologische Studie im süddeutschen Raum. Dissertation, München

Reischies, F. M. (2003): Leichte kognitive Störung. In: Förstl, H. (Hrsg.), (2003), 312–323

Ricker, J. H. (2008): Textbook of clinical neuropsychology. Taylor & Francis, New York, London

Rost, J.(2006): Latent-Class-Analyse. In: Petermann, F., Eid, M. (Hrsg.), 275–287

Russ, M. O. (2003): Klinische Diagnostik mit dem Frankfurter Neuropsychologischen Testprofil (FNTP). In: http://www.kqu.de/znn/neurologie, 30.4.10

Sattler, W. (2006): Visuoperzeptive Störungen. In: Lehrner et al. (Hrsg.), 475–490

Schacter, D. L. (2001): Wir sind Erinnerung – Gedächtnis und Persönlichkeit. Rowohlt, Reinbek

Schecker, M. (2000): Die Alzheimer Krankheit – ein Desynchronisationssyndrom? In: Hock, C., Hüll, M. & Schecker, M. (Hrsg.), 91–104
Schellig, D., Drechsler, R., Heinemann, D., Sturm, W. (Hrsg.) (2009): Handbuch neuropsychologischer Testverfahren 1: Aufmerksamkeit, Gedächtnis und exekutive Funktionen. Hogrefe Verlag, Göttingen
Schermelleh-Engel, K., Kelava, A., Moosbrugger, H. (2006): Gütekriterien. In: Petermann, F., Eid, M. (Hrsg.), 420–433
Schmitt, M., Gschwendner, T. (2006): Regeln der Datenintegration. In: Petermann, F., Eid, M. (Hrsg.), 383–395
Schneider, G., Driesch, G., Kruse, A., Nehen, H. G., Heuft, G. (2007) : ELDERMEN-Studien: Alt und krank und trotzdem zufrieden? Zur Resilienz im Prozess des Alterns. In: Fooken, I., Zinnecker, J. (Hrsg.), 121–130
Schröder, G. (2006): Psychopathologie der Demenz. Symptomatologie und Verlauf dementieller Syndrome. Schattauer, Stuttgart
Schuler, M., Oster, P. (2008): Geriatrie von A–Z. Der Praxisleitfaden. Schattauer, Stuttgart
Schuri, U. (1995): Gedächtnis. In: von Cramon, D. Y., Mai, N., Ziegler, W. (Hrsg.) (1995), 91–122
– (2000): Gedächtnisstörungen. In: Sturm, W., Herrmann, W., Wallesch, C.-W. (Hrsg.), 375–391
Spiegel, R., Brunner, C., Ermini-Fünfschilling, D., Monsch, A., Notter, M., Paxty, J., Tremmel, L. (1991): A new behavioral assessment scale for geriatric out- and inpatients: The NOSGER (Nurses' Observation Scale for Geriatric Patients). Journal of the American Geriatric Society 39, 339–347
Steinhagen-Thiessen, E., Hanke, B. (2003): Neurogeriatrie. Blackwell Verlag, Stuttgart
Stieglitz, R.-D. (2006): Klinische Diagnostik. In: Petermann, F., Eid, M. (Hrsg.), 654–663
Stoppe, G. (2007): Demenz. Ernst Reinhardt Verlag, München, Basel
Strauss, E. Sherman, E. M. S., Spreen, O. (2006): A compendium of neuropsychological tests: administration, norms, and commentary. 3., überarbeitete Aufl. Oxford University Press, New York, Oxford
Sturm, W., Herrmann, W., Wallesch, C.-W. (Hrsg.) (2000): Lehrbuch der klinischen Neuropsychologie. Swets & Zeitlinger, Lisse (NL)
– (2000): Aufgaben und Strategien neuropsychologischer Diagnostik. In: Sturm, W., Herrmann, W., Wallesch, C.-W. (Hrsg.), 265–276
–, Zimmermann, P. (2000): Aufmerksamkeitsstörungen. In: Sturm, W., Herrmann, W., Wallesch, C.-W. (Hrsg.), 345–365
– (2006): Aufmerksamkeitsstörungen. In: Hartje, W. Poeck, K. (Hrsg.), 372–392
– (2006): Neuropsychologische Diagnostik. In: Petermann, F., Eid, M. (Hrsg.), 645–653
Supprian, T., Kessler, H., Retz, W., Rösler, M., Grunwald, I., Reith, W., Falkai, P. (2003): Marklagerveränderungen bei neurodegenerativen und vaskulären Demenzerkrankungen. Der Radiologe, 24.06.2003 (online-Publikation)
Thalmann, B., Spiegel, R., Staehelin, H. B., Brubacher, D., Ermini-Fuenfschilling, D., Blaesi, S., Monsch, A.U. (2002). Dementia screening in general practice: Optimized scoring for the Clock Drawing Test. Brain Aging 2/2, 36–43
Theml, T., Jahn, T. (2009): Neuropsychologische Untersuchung. In: Förstl, H. (Hrsg.), (2009), 263–276

Treitz, F. H., Brüninghaus, T., Daum, I., Suchan, B. (2006): Alterseffekte bei der erweiterten Form des Rivermead Behavioural Memory Test (RBMT-E). Zeitschrift für Gerontopsychologie und –psychiatrie 19/2, 103–114

Wagener, R., Winkelhausen, E.(1999): Psychologische Tests in der Psychiatrie. Eine Auswahl für den Psychiater. II: Störungsspezifische klinische Tests. Spektrum 28/2, 30–42

Wahl, H.-W., Zank, S. (2006): Diagnostik in der Psychologischen Gerontologie. In: Petermann, F., Eid, M. (Hrsg.), 685–698

Wallesch, C.-W., Förstl, H. (Hrsg.) (2005): Demenzen. Thieme, Stuttgart

–, Förstl, H. (2005a): Klinische Diagnostik. In: Wallesch, C.-W., Förstl, H. (Hrsg.), 82–90

Wechsler, D. (1956): Die Messung der Intelligenz Erwachsener. Verlag Hans Huber, Bern

Weindl, A. (2009): „Parkinson Plus"/Lewy-Körperchen-Demenz, Chorea Huntington und andere Demenzen bei Basalganglienerkrankungen. In: Förstl, H. (Hrsg.), (2009), 85–114

Werth, L., Strack, F. (2006): Kognitionspsychologische Grundlagen der Psychologischen Diagnostik. In: Petermann, F., Eid, M. (Hrsg.), 78–88

Wiedemann, G., Linden, M. (2002): Angst-, Zwangskrankheiten. In Förstl, H. (Hrsg.) (2002), 466–475

Wilbertz, A. (2009): AKT. In: Schellig et al. (Hrsg.), 174–180

Willmes, K.(2000): Kognitive Modelle in der Neuropsychologie. In: Sturm, W., Herrmann, W., Wallesch, C.-W. (Hrsg.), 82–95

Westhoff, K., Hagemeister, C., Strobel, A. (2006): Psychologische Begutachtung. In: Petermann, F., Eid, M. (Hrsg.), 396–406

–, Kluck, M.-L. (2008): Psychologische Gutachten schreiben und beurteilen. 5. Aufl. Springer, Heidelberg

Wurzer, W. (1992): Das posttraumatische organische Psychosyndrom. Psychologische Diagnostik, Begutachtung und Behandlung. Universitätsverlag, Wien

Yousfi, S., Steyer, R. (2006): Messtheoretische Grundlagen der Psychologischen Diagnostik. In: Petermann, F., Eid, M. (Hrsg.), 46–56

–, Steyer, R. (2006): Klassische Testtheorie. In: Petermann, F., Eid, M. (Hrsg.), 288–303

Zaudig, M. (2009): „Leichte kognitive Beeinträchtigung" im Alter. In: Förstl, H. (Hrsg.), (2009), 23–42

Ziegler, U., Doblhammer, G. (2009): Prävalenz und Inzidenz von Demenz in Deutschland – Eine Studie auf Basis von Daten der gesetzlichen Krankenversicherungen von 2002. Rostocker Zentrum – Diskussionspapier, Januar 2009. Rostocker Zentrum zur Erforschung des Demografischen Wandels. In: http://www.rostockerzentrum.de/publikationen/rz_ diskussionpapier_24.pdf, 30.4.10

Zihl, J. (2006): Funktionen frontaler Strukturen – Exekutivfunktionen. In: Lehrner et al. (Hrsg.), 431–448

– (2000): Visuoperzeptive und visuokognitive Störungen. In: Sturm, W., Herrmann, W., Wallesch, C.-W. (Hrsg.), 430–443

Zimmer, R., Förstl, H. (2009): Depression und Dissoziation: Ganser-Syndrom und andere. In: Förstl, H. (Hrsg.), (2009), 193–198

Zuschlag, B. (2006): Richtlinien für die Erstellung psychologischer Gutachten. Deutscher Psychologen Verlag, Berlin

9.3 Testverzeichnis

Kurz-bezeichnung		Name	Autoren, Erscheinungsort
AAT	Test	Aachener Aphasietest	W. Huber, K. Poeck, D. Weniger, K. Willmes; Hogrefe. Göttingen 1983
ADAS	Test Interview Rating-Skala, Experten-Rating	Alzheimer's Disease Assessment Scale	R. C. Mohs, W. G. Rosen, K. L. Davis: (1983) The Alzheimer Disease Assessment Scale: An instrument for assessing treatment efficacy. Psychopharmacology Bulletin, 1983, 19, 448–450
ADS bzw. ADS-L	Fragebogen	Allgemeine Depressions-skala	M. Hautzinger, M. Bailer; Hogrefe Göttingen 1993
AKT	Test	Alters-Konzentrations-Test	G. Gatterer; Hogrefe Göttingen 1990/2008
BADS	Test	Behavioural Assessment of the Dysexecutive Syndrome	B. A. Wilson, N. Alderman, P. W. Burgess, H. Emslie, J. J. Evans, Bury St Edmunds, 2000, Pearson Assessment Übersetzung: K. Ufer
Barthel	Rating-Skala, Experten-Rating	Barthel-Index	F. I. Mahoney, D. W. Barthel: Functional evaluation: The Barthel Functional evaluation: The Barthel Index. Maryland. State Medical Journal, 1965,14, 61–65
BAT	Test	Berliner Amnesietest	P. Metzler, J. Voshage, P. Rösler, Hogrefe Göttingen 1992/1997
BCRS	Rating-Skala, Experten-Rating	Brief Cognitive Rating Scale → siehe Reisberg-Skalen	
BDI **BDI II**	Fragebogen	Beck-Depressions-Inventar	M. Hautzinger, M. Bailer, F. Keller, H. Worall; Verlag Hans Huber Bern 1995 BDI II Pearson Asessment Frankfurt
Bf-S	Fragebogen	Befindlichkeitsskala	D. v. Zerssen; Hogrefe Göttingen seit 1975
BNT	Test	Boston Naming Test, 60 Items (als Kurzversion in der CERAD)	E. Kaplan, H. Goodglass, S. Weintraub. Philadelphia 1983, 2001 Lippincott Williams & Wilkins
(BTT)	Test	Block-Tapping-Test	D. Schellig; Göttingen; in der Schweiz über Verlag Hans Huber als eigenständiger Test, aber auch als Teil der WMS-R, siehe dort
BZF	Test	Buchstaben-Zahlen-Folgen	Subtest aus dem WIE
CERAD	Testbatterie, Zusammen-stellung Screening	Consortium to Establish a Registry for Alzheimer's Disease	National Institute on Aging; deutschsprachige Adaptation: C. Aebi. Zugang über: http://www.memoryclinic.ch /index.php?option=com_ wrapper&Itemid=28

CDR	Fragebogen	The clinical dementia rating (CDR): Current version and scoring rules.	Morris, J. C., MAPI Research Institute; Neurology, (1993) 43(11), 2412–2414. download über: http://alzheimer.wustl.edu/cdr/PDFs/Translations/Germany%20German.pdf
CDT	Screening	Clock Drawing Test; siehe: Uhrentest	
d2	Test	Aufmerksamkeits-belastungstest	R. Brickenkamp; Hogrefe Göttingen 2002 (1962) 9. überarbeitete & neu normierte Auflage
DCS	Test	Diagnosticum für Cerebralschädigung. Ein visueller Lern- und Gedächtnistest. Nach F. Hillers	S. Weidlich, G. Lamberti, Verlag Hans Huber Bern 2001, 4. erweiterte u. ergänzte Auflage (1969/1972)
CFT1-3 **CFT20-R**	Testbatterie, Zusammen-stellung	Grundintelligenztest, Skalen 1–3 und Grundintelligenztest Skala 2 – Revision (CFT 20-R) mit Wortschatztest und Zahlenfolgentest – Revision (WS/ZF-R)	R. H. Weiß; Hogrefe Göttingen 2008
DemTect	Screening	Demenz-Detektion Formen A + B	E. Kalbe, P. Calabrese, J. Kessler, 2000; Vertrieb über Pharmafirmen
Depressions-Screening	Fragebogen	Zwei (später: drei) einfache Fragen zum Depressions-Screening in der Grundversorgung	K. Eichler, siehe www.evimed.ch ohne Jahr
D-KEFS	Test	Delis-Kaplan Executive Function System	D. C. Delis, E. Kaplan, J. H. Kramer; Pearson Assessment, Bury St. Edmunds 2001
DT	Screening	Demenztest	K. Kessler, P. Denzler, H. J. Markowitsch; Beltz Test Göttingen 1999 (2. überarb. Auflage)
FAIR	Test	Frankfurter Aufmerksamkeitsinventar	H. Moosbrugger, J. Oehlschlägel; Verlag Hans Huber Bern 1996
FAST	Rating	Functional Assessment Staging → siehe Reisberg-Skalen	
FNPT	Testbatterie, Zusammen-stellung	Frankfurter Neuro-psychologische Testbatterie	M. Russ; Frankfurt 2003 (den Autor über die Uniklinik – Neurologie – anschreiben)
FRT	Test	Figure Reasoning Test. A nonverbal intelligence test	J. C. Daniels, Nottingham Stapleford 1993 (1. Aufl. 1949) seit 2007 über Pearson Assessment Bury St. Edmunds
FWIT		→ siehe Stroop-Test	

Testverzeichnis – Fortsetzung auf Seite 228

Kurz-bezeichnung		Name	Autoren, Erscheinungsort
GDS	Fragebogen	Geriatrische Depressions-skala (nach Yasavage)	Gauggel, B. Birkner, 1998; Zeit-schrift für Gerontopsychologie und -psychiatrie 11, 159–171
(GDS)		Global Deterioration Scale → siehe Reisberg-Skalen	
HAMD	Rating-Skala, Experten-Rating	Hamilton Depressions-Skala Skala	M. Hamilton; British Journal of Social & Clinical Psychology, 1967, 6, 278–296
HAWIE HAWIE-R	Testbatterie, Zusammen-stellung	(inzwischen veraltete) Versionen des WIE, siehe dort	
HOTAP	Test	Handlungsorganisation und Tagesplanung. Testverfahren zur Erfassung der Planungs-fähigkeit im Alltag	A. Menzel-Begemann; Hogrefe Göttingen 2010
HTS	PC-gesteuerte Testbatterie, Zusammen-stellung	Hogrefe Testsystem	Hogrefe Verlag, Göttingen
IADL bzw. B-ADL	Screening	Instrumental Activities of Daily Live	M. P. Lawton, E. M. Brody: Assessment of older people: self-maintaining and instrumental activities of daily living. Geron-tologist 1969 (9) 179–186 B-ADL über Pearson Assessment, Frankfurt
IDS	Fragebogen	Inventar depressiver Symptome	M. Hautzinger, M. Bailer (2000) in: M. Hautzinger: Depression im Alter. Beltz PVU
IGD	Testbatterie, Zusammen-stellung	Inventar zur Gedächtnis-diagnostik	G. Baller, M. Brand, E. Kalbe, J. Kessler; Hogrefe Göttingen 2006
IST, IST-R IST 2000 IST 2000-R	Testbatterie, Zusammen-stellung	Intelligenz-Struktur-Test 2000 R	D. Liepmann, A. Beauducel, B. Brocke, R. Amthauer; Hogrefe Göttingen, verschiedene Auflagen, aktuell 2007
KAP	Test	Kurze Aphasieprüfung	Ch. Lang, A. Dehm, B. Dehm, T. Leuschner; 1999 Pearson Asessment Frankfurt
LPS 50+	Test Testbatterie, Zusammen-stellung	Leistungsprüfsystem für 50- bis 90-Jährige	W. Sturm, K. Willmes, W. Horn; Hogrefe Göttingen 1993
Memo-Test	Test	Memo-Test	Schaaf, A., Kessler, J., Grond, M. Fink, G.R.; Beltz Test Weinheim 1992
MLDL-GI	Interview	Münchner Lebensqualitäts-dimensionsliste/struktu-riertes Lebensqualitäts-Interview für psychiatrische Patienten	Franz, M., Plüddermann, K., Gruppe, H., Gallhofer, B.: Modifikation und Anwendung der Münchner Lebens-qualitäts-Dimensions-Liste bei schizophrenen Patienten. In: Möller, H.J., Engel, R. & Hoff, P. (Hrsg.), 1996, 103–111

MMST	Screening	Mini Mental Status Test	modifiziert nach Folstein
NAI	Testbatterie, Zusammen-stellung	Nürnberger Altersinventar	W. D. Oswald, U. M. Fleischmann, Göttingen 1997
NOSGER	Rating-Skala, Experten-Rating	Nurse's Observation Scale for Geriatric Patients	
PANDA	Screening	Parkinson Neuropsycho-metric Dementia Assessment	P. Calabrese, E. Kalbe, J. Kessler; Vertrieb über Pharmafirmen
PMA	Test	Prädiktives Monitoring bei Morbus Alzheimer	G. Kochendörfer: Sprachverarbei-tung bei Alzheimer Demenz: Hypothesen aus neuronalen Modellen. Tübingen 1998
Raven	Test	Raven-Test	C. C. Raven, J. Raven, J. H. Court, Bury St. Edmunds (Großbritannien) Neuauflage 2009, seit 1947
RBMT **RBMT II** **RBMT III**	Test	Rivermead Behavioural Memory Test auch in Version II und III (auf Englisch) mit Ergänzungs-bänden I–III (Standardi-sierung I: englisch, II: deutsch, III: elderly people)	B. Wilson, A. Baddeley, J., Cockburn, R. Hiorns, Pearson Asessment Bury St. Edmunds (Großbritannien); RBMT 1992 (deutsch) RBMT II 2003 (englisch) RBMT III 2008 (englisch)
RBMT-E	Test	Rivermead Behavioural Memory Test – Extended Version	B. A. Wilson, L. Clare, J. M. Cockburn, A. D. Baddeley, Pearson Asessment Bury St. Edmunds (Großbritannien) 1998
Reisberg-Skalen	Screening	GDS, BCRS, FAST – Die Reisberg-Skalen von Barry Reisberg et al.	Reisberg, B. (1991): Die Reisberg-Skalen. Mit Global Deterioration Scale (GDS), Brief Cognitive Rating Scale (BCRS) und Functional Assessment Staging (FAST). Dt. Bearb. v. R. Ihl und L. Frölich. Beltz Test, Weinheim
SASKO	Fragebogen	Fragebogen zu sozialer Angst und sozialen Kompetenzdefiziten	S. Kolbeck, R. Maß, Hogrefe Göttingen 2009
SIDAM	Interview Rating-Skala, Experten-Rating	Strukturiertes Interview für die Diagnose einer Demenz vom Alzheimer-Typ, der Multiinfarkt- (oder vaskulären) Demenz und Demenzen anderer Ätiologie	M. Zaudig, W. Hiller u. a. Bern 1995/2002
SKT	Test	Syndrom-Kurztest zur Erfassung von Gedächtnis- und Aufmerksamkeits-störungen	H. Erzigkeit; Weinheim 1996 Pearson Asessment Frankfurt

Testverzeichnis – Fortsetzung auf Seite 230

Testverzeichnis – Fortsetzung von Seite 229

Kurz-bezeichnung		Name	Autoren, Erscheinungsort
SPM	Test	Standard Progressive Matrices	K. A. Heller, H. Kratzmeier, A. Lengfelder, Göttingen 1998 oder J. C. Raven, J. Raven, J. H. Court, Bury St. Edmunds (Großbritannien) Neuauflage 2009, seit 1947
Stroop-Test	Test	Farbe-Wort-Interferenz-Test nach J.R. Stroop	G. Bäumler; Hogrefe Göttingen 1985
Symbol-suche		aus: WIE – siehe dort	
TAP **TAP-M**	Testbatterie, Zusammen-stellung	Testbatterie zur Aufmerk-samkeitsprüfung, Version 2.2 bzw. Version Mobilität	P. Zimmermann, B. Fimm, Psytest, Herzogenrath 2009
TBS-TK		Testbeurteilungssystem des Testkuratoriums der Föderation Deutscher Psychologenvereinigungen (Kommentar: Testung der Tests) kein Test im eigent-lichen Sinne	H. Moosbrugger, C. (Vorsitz), Hagemeister, L., Hellfritsch, L., Hornke, M. Kersting, K. Kubinger, F. Lang, G. Reimann, K. Westhoff; Informationen über den BDP
TBWB	Testbatterie, Zusammen-stellung	Testbatterie zur waffen-rechtlichen Begutachtung	A. S. Dobat, E. Prinz, D. Heubrock; Hogrefe Göttingen 2009
TÜLUC	Test	Tübinger Luria-Christensen Neuropsychologische Untersuchungsreihe	Hamster, W.; Beltz Test Weinheim 1980, jetzt Göttingen
Uhrentest	Screening	Uhrentest	(Autorenangaben schwanken: nach Watson, nach Shulman) von Pharmafirmen vertrieben; Herkunft meist nicht angegeben; siehe Thalmann et al.
VABIA	Screening Rating-Skala, Experten-Rating	Test kognitiver und kommunikativer Fähig-keiten (VABIA). Bedürfnisse alter Menschen einschät-zen und bewerten (Test VA.BI.A – Valutazione dei Bisogni dell' Anziano)	A. Baretter, F. Gaio; Urban und Fischer München 2009
VLMT	Test	Verbaler Lern- und Merkfähigkeitstest	Ch. Helmstaedter, M. Lendt, S. Lux; Hogrefe Göttingen 2001
WCST	Test	Wisconsin Card Sorting Test. Revised and expanded.	R. K. Heaton, G. J. Chelune, J. L. Talley, G. G. Kay, G. Curtiss, PAR Psychological Assessment Resouces,Odessa/Florida, USA (1981) 1993
WIE	Testbatterie, Zusammen-stellung	Wechsler-Intelligenztest für Erwachsene (Adaptation der WAIS-III von David Wechsler)	M. von Aster, A. Neubauer, R. Horn (Hrsg.), Pearson Asessment Frankfurt 2006

WMS-R	Testbatterie, Zusammenstellung	Wechsler Gedächtnistest – Revidierte Fassung; deutsche Adaptation der Wechsler Memory Scale – Revised	Ch. Härting, H. J. Markowitsch, H. Neufeld, P. Calabrese, K. Deisinger, J. Kessler (Hrsg.) Verlag Hans Huber Bern 2000/2004
WTS	PC-gesteuerte Testbatterie, Zusammenstellung	Wiener Testsystem Neuro	Schuhfried Verlag, Wien
ZN	Test	Zahlen Nachsprechen	aus dem WIE
ZST	Test siehe: WIE	Zahlensymboltest	
ZVT	Test	Zahlen-Verbindungs-Test	W. D. Oswald, E. Roth; Hogrefe Göttingen 1987 (2. erw. Aufl.)
ZVT-G	Test	Zahlen-Verbindungs-Test im Rahmen des NAI (veränderte Testvorlagen, normiert für ältere Menschen)	siehe NAI
20-Fragen Test	Test	Subtest des D-KEFS	

9.5 Abkürzungsverzeichnis

AAT	Aachener Aphasietest
ADAS	Alzheimer's Disease Assessment Scale
ADS bzw. ADS-L	Allgemeine Depressionsskala
ADL / ATL	Activities of Daily Life / Aktivitäten des täglichen Lebens
AKT	Alters-Konzentrations-Test
APA	American Psychological Association
APM	Advanced Progressive Matrices
BADS	Behavioural Assessment of the Dysexecutive Syndrome
Barthel	Barthel-Index
BASEL	Basel Study for the Elderly
BAT	Berliner Amnesietest
BCRS	Brief Cognitive Rating Scale → siehe Reisberg-Skalen
BDI	Beck-Depressions-Inventar
BfS	Befindlichkeitsskala
BIVV	Belgisch Instituut voor de Verkeersveiligheid
BTT	Block-Tapping-Test
BZF	Buchstaben-Zahlen-Folgen
CADASIL	cerebral autosomal dominante Arteriopathie mit subkortikalen Infarkten und Leukenzephalopathie
CAMDEC	Cambridge Mental Disorders of the Elderly Examination
CDR	The clinical dementia rating (CDR): Current version and scoring rules
CDT	Clock Drawing Test → siehe Uhrentest
CERAD	Consortium to Establish a Registry for Alzheimer's Disease
CFT1-3, CFT20-R	Grundintelligenztest, Skalen 1–3 und Grundintelligenztest Skala 2 – Revision (CFT 20-R)
CGI	Clinical Global Impression
CPM	Coloured Progressive Matrices
CT	Computertomographie
CVLT	California Verbal Learning Test
d2	Aufmerksamkeitsbelastungstest
DAT	Alzheimer-Demenz (disease of the alzheimer type)
DCS	Diagnosticum für Cerebralschädigung. Ein visueller Lern- und Gedächtnistest.
DEGAM	Deutsche Gesellschaft für Allgemeinmedizin und Familienmedizin
DES	Dysexekutives Syndrom
DemTect	Demenz-Detektion, Formen A + B
DGN	Deutsche Gesellschaft für Neurologie
D-KEFS	Delis-Kaplan Executive Function System
DSM-IV	Diagnostisches und Statistisches Manual Psychischer Störungen (DSM-IV)
DT	Demenztest
FAIR	Frankfurter Aufmerksamkeitsinventar
FAST	Functional Assessment Staging → siehe Reisberg-Skalen

FBT	Fragmentierter Bilder-Tes
FIM	Functional Independence Measurement
FNPT	Frankfurter Neuropsychologisches Testprofil
FRT	Figure Reasoning Test. A nonverbal intelligence test
FWIT	Farbe-Wort-Interferenz-Test
GDS	Geriatrische Depressionsskala
(GDS)	Global Deterioration Scale → siehe Reisberg-Skalen
GEPAD	German Study on Parkinson's Disease with Dementia
GNP	Deutsche Gesellschaft für Neuropsychologie
GOÄ	Gebührenordnung für Ärzte
HAMD	Hamilton-Depressions-Skala
HAWIE, HAWIE-R	(inzwischen veraltete) Versionen des WIE
HOTAP	Handlungsorganisation und Tagesplanung. Testverfahren zur Erfassung der Planungsfähigkeit im Alltag
HTS	Hogrefe Testsystem
IADL, B-ADL	Instrumental Activities of Daily Live
ICD-10	Internationale Klassifikation psychischer Störungen
IDS	Inventar depressiver Symptome
IGD	Inventar zur Gedächtnisdiagnostik
IP	Idiopathisches Parkinson-Syndrom
IST	Intelligenz-Struktur-Test
IST-R	Intelligenz-Struktur-Test – revidiert
IST 2000	Intelligenz-Struktur-Test 2000
IST 2000-R	Intelligenz-Struktur-Test 2000 – revidiert
KAI-MWT-Methode	Kombinationsuntersuchung mit den Verfahren Kurztest für allgemeine Basisgrößen der Informationsverarbeitung **(KAI)** und Mehrfachwahl-Wortschatz-Intelligenz-Test **(MWT)**
KAP	Kurze Aphasieprüfung
KHK	koronare Herzkrankheit
LK, LKD	Lewy-Körperchen-Demenz
LMT	Leistungs-Motivations-Test
LPS 50+	Leistungsprüfsystem für 50- bis 90-Jährige
MCI	Mild Cognitive Impairment (= leichte kognitive Beeinträchtigung)
MLDL-GI	Münchner Lebensqualitätsdimensionsliste/strukturiertes Lebensqualitäts-Interview für psychiatrische Patienten
MMST	Mini Mental Status Test
MRT	Magnet-Resonanz-Tomographie
NAI	Nürnberger Altersinventar
NGF	Nerv Growth Factor
NOSGER	Nurse's Observation Scale for Geriatric Patients
PANDA	Parkinson Neuropsychometric Dementia Assessment
PASAT	Progressiver Auditiver Serieller Additions-Test
PET	Positronen-Emissions-Tomographie
PMA	Prädiktives Monitoring bei Morbus Alzheimer
PPA	Primär Progressive Aphasie
RBMT	Rivermead Behavioural Memory Test (deutsch)

RBMT-E	Rivermead Behavioural Memory Test – Extended Version (englisch)
RGT	Reproduktions-Gedächtnis-Test
SAE	Subkortikale arteriosklerotische Enzephalopathie
SASKO	Fragebogen zu sozialer Angst und sozialen Kompetenzdefiziten
SIDAM	Strukturiertes Interview für die Diagnose einer Demenz vom Alzheimer-Typ, der Multiinfarkt- (oder vaskulären) Demenz und Demenzen anderer Ätiologie
SKT	Syndrom-Kurztest zur Erfassung von Gedächtnis- und Aufmerksamkeitsstörungen
SLP	Standardisierte Link'sche Probe
SoS	Erfassung der sozialen Situation
SPM	Standard Progressive Matrices
SRT	Selective Reminding-Technik
Stroop-Test	Farbe-Wort-Interferenz-Test
TAP, TAP-M	Testbatterie zur Aufmerksamkeitsprüfung, Version 2.2 bzw. Version Mobilität
TBS-TK	Testbeurteilungssystem des Testkuratoriums der Föderation Deutscher Psychologenvereinigungen
TBWB	Testbatterie zur waffenrechtlichen Begutachtung
TFDD	Test zur Früherkennung von Demenzen mit Depressionsabgrenzung
TMT	Trail-Making-Test
TPHA	Treponema-pallidum-Hamagglutinations-Assay (Kurztest auf Infektion mit Syphilis)
TSH	thyreotropes Hormon (Schilddrüse)
TÜLUC	Tübinger Luria-Christensen Neuropsychologische Untersuchungsreihe
VABIA	Test kognitiver und kommunikativer Fähigkeiten (VABIA). Bedürfnisse alter Menschen einschätzen und bewerten (Test VA.BI.A – Valutazione dei Bisogni dell' Anziano)
VD, VCI	Vaskuläre Demenz, s. a. SAE
VLMT	Verbaler Lern- und Merkfähigkeitstest
WCST	Wisconsin Card Sorting Test. Revised and expanded.
WIE	Wechsler–Intelligenztest für Erwachsene (Adaptation der WAIS-III von David Wechsler)
WMS-R	Wechsler Gedächtnistest – Revidierte Fassung; deutsche Adaptation der Wechsler Memory Scale – Revised
WTS	Wiener Testsystem Neuro
ZN	Zahlen Nachsprechen
ZNS	Zentrales Nervensystem
ZSG	Zahlen-Symbol-Test im Gerontobereich
ZST	Zahlensymboltest siehe: WIE
ZVT	Zahlen-Verbindungs-Test
ZVT-G	Zahlen-Verbindungs-Test im Rahmen des NAI (veränderte Testvorlagen, normiert für ältere Menschen)

Sachverzeichnis